indayi edition

Das ganze Wissen über die Vagina in einem Buch.

Dieses Buch hilft dir, deine Vagina und deinen Uterus besser kennenzulernen und zu verstehen.

Auf seine **afrikanisch inspirierte** und **wissenschaftlich fundierte** Weise schafft Dantse Dantse mit diesem Buch einen Ratgeber für Frau und Mann, der dem Organ, welches uns das Leben schenkt, die Aufmerksamkeit widmet, die es verdient.

Für Frauen und Männer!

Besuche uns im Internet:
www.indayi.de

indayi
i
edition

Bibliografische Information der Deutschen Nationalbibliothek:

Die Deutsche Nationalbibliothek verzeichnet diese Publikation in der Deutschen Nationalbibliografie; detaillierte bibliografische Daten sind im Internet über http://dnb.d-nb.de abrufbar.

1. Auflage April 2022

Gesamtleitung, Lektorat und Satz: Dinah Jacobi

Umschlaggestaltung: Dinah Jacobi, Amelie Grigutsch

Co-Lektorat: Amelie Grigutsch

Dantse Dantse

Make Love To Your Vagina

Das Wunderwerk der Vagina- und Uterus-Flora: Das wichtige unbekannte dritte Gehirn und Zentrum der Gesundheit der Frau Mehr als nur Lust- und Gebärmaschine

Sie bringen nicht nur Leben und Lust,
sondern können vieles mehr!
Vagina-, Uterus- und Darmflora
entscheiden über die gesamte Gesundheit,
Gefühle, Verhalten, Persönlichkeit,
Denken, Intelligenz, Partnerwahl -
und Frauen wissen es nicht,

afrikanisch inspiriert

indayi edition

WARNUNG

Das Lesen der Bücher von Dantse Dantse kann
deine Augen öffnen, die Ohren sensibilisieren,
die Zunge schärfen, dein Herz berühren,
dein Leben beeinflussen, deinen Horizont erweitern,
deine Sorgen beseitigen, dich heilen,
dein Schicksal verändern, dich glücklich machen.
Du erfährst immer etwas Neues.

Befolge zur Unterstützung und zum Schutz
deiner Gesundheit das in diesem Buch enthaltene Wissen
sowie die vorhandenen Tipps und Tricks.

Dieses Buch wird nur Personen empfohlen,
die wirklich gesund sein wollen.

*Aus der Erfolgsreihe von Dantse**LOGIK***
Meistere deine Gesundheit
Bücher nicht nur für Laien
Ernährungslogik, die heilt

Das sagt dir kein Arzt

gesund essen, gesund leben, glücklich sein

DantseLOGIK™ Meistere dein Leben

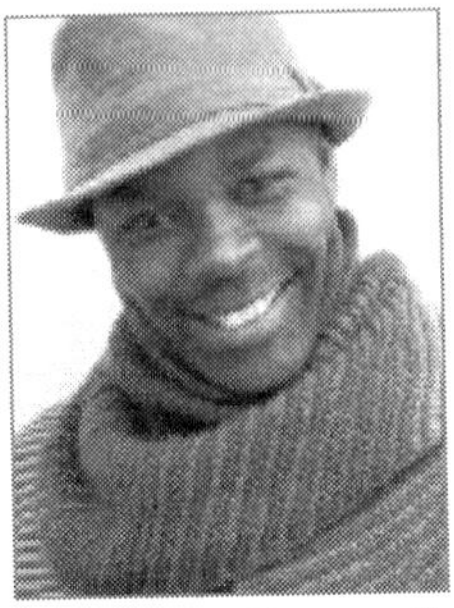

Über den Autor

Dantse Dantse stammt aus Kamerun und ist Wissenslehrer, Wissenscoach, Unternehmer und mehrfacher Bestsellerautor mit über 120 Büchern auf Deutsch in weiteren Weltsprachen. Er schreibt Ratgeber, Sachbücher zu den Themen Gesundheit, Psychologie, Kindererziehung und Romane. Er ist Verleger, Gründer, Experte für Ernährung, menschliche Verhaltens- und Persönlichkeitsentwicklung sowie sehr erfolgreicher Lebens- und Gesundheitscoach. Dantse Dantse arbeitet und lebt in Darmstadt.

Als Kind lebte er mit insgesamt 25 Kindern zusammen. Sein Vater hatte drei amtlich verheiratete Frauen gleichzeitig, alle lebten in einer Anlage zusammen. Da bekommen Werte wie Geben, Teilen, Gefühle, Liebe, Eifersucht, Geduld, Verständnis andere Akzente, als in einer sogenannten „normalen" Familie. Diese Kindheitserlebnisse, seine afrikanischen Wurzeln, der europäische Kultureinfluss auf ihn und seine jahrelangen Coachingerfahrungen lassen ihn manches anders sehen, anders handeln und anders sein. Das hat etwas Erfrischendes und Inspirierendes und Bereicherndes.

Als unkonventioneller Autor schreibt und veröffentlicht er gerne Bücher, die seine interkulturellen Erfahrungen widerspiegeln. Bücher über Werte und über Themen, die die Gesellschaft nicht gerne anspricht und am liebsten unter den Teppich kehrt, die aber Millionen von Menschen betreffen, wie beispielsweise Familie Energievampirismus, Homosexualität, Sexualität, Organhandel, Rassismus, psychische Störungen, sexueller Missbrauch in der Familie usw. Er schreibt und publiziert Bücher, die das Ziel haben, etwas zu erklären, zu verändern und zu verbessern – seien es seine Ratgeber, Sachbücher, Romane, Kinderbücher oder politische Blog-Kommentare.

Die Bücher von Dantse Dantse, die alle afrikanisch inspiriert sind, verändern das Leben. Sie sollen zum Nach- und Umdenken helfen, den Horizont zu erweitern, die Welt ein Stück zusammen zu bringen und Afrika zu ehren. Der charmante Verleger von indayi edition, http://www.indayi.de, dem Verlag für besondere Bücher, sagt: „Mein Traum ist es, noch mehr Bücher afrikanischer AutorInnen zu verlegen". Afrika steht für Dantse Dantse im Zentrum seiner Arbeit.

Mit seiner innovativen und unnachahmlichen afrikanisch inspirierten Wissens- und Lebenslehre „DantseLogik", www.dantse-logik.com, die ihn zu einem begehrten Wissenslehrer und gefragten Erfolgscoach gemacht hat, hilft er Menschen, ihre Ziele zu erreichen und nachhaltig ganzheitlich erfolgreich und glücklich zu sein und Krankheiten zu bekämpfen ohne Medikamente.

Abgesehen davon ist er auch Gründer des Online-Portals KLICKLAC, einer Online-Plattform für den An- und Verkauf von digitalen Ratgebern, http://www.klicklac.de. Dieser Online-Marktplatz ermöglicht es AutorInnen und BeraterInnen sowie Menschen anderer Berufsgruppen weltweit Ihr Wissen oder auch ihre Bücher kapitelweise in Text-, Audio- oder Videoform zu verkaufen. Die UserInnen sollen ebenfalls davon profitieren: Sie können für wenig Geld den Rat kaufen, den sie wirklich brauchen und müssen nicht das ganze Buch erwerben.

Sein Motto ist Aktion und gleichzeitig Programm „Allein dein Erfolg ist meine Messlatte, dafür stehe ich mit meinem guten Namen und Ruf."

Sein unverwechselbarer Schreibstil, geprägt von seiner afrikanischen Muttersprache, ist sein Erkennungsmerkmal und wurde im Text erhalten und nur behutsam lektoriert. Seine Bücher werden nun in vielen Sprachen der Welt übersetzt und veröffentlicht, damit mehr Menschen von seinem Wissensschatz profitieren können.

Dantse Dantsc:

Email: leser@dantse-dantse.com

Schriftsteller und Verleger: www.indayi.de

Wissenslehrer: www.dantse-logik.com

Gründer: www.klicklac.de

DantseLOGIK™
Meistere deine Gesundheit

Mein Versprechen: Meine Bücher und die Wissenslehre **DantseLOGIK** helfen dir.

DAFÜR STEHE ICH MIT MEINEM GUTEN NAMEN UND EXZELLENTEN RUF

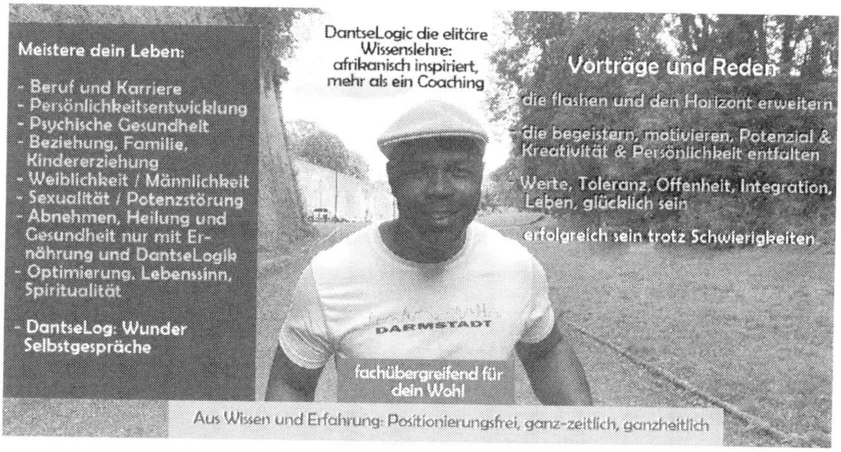

Warum schreibe ich?

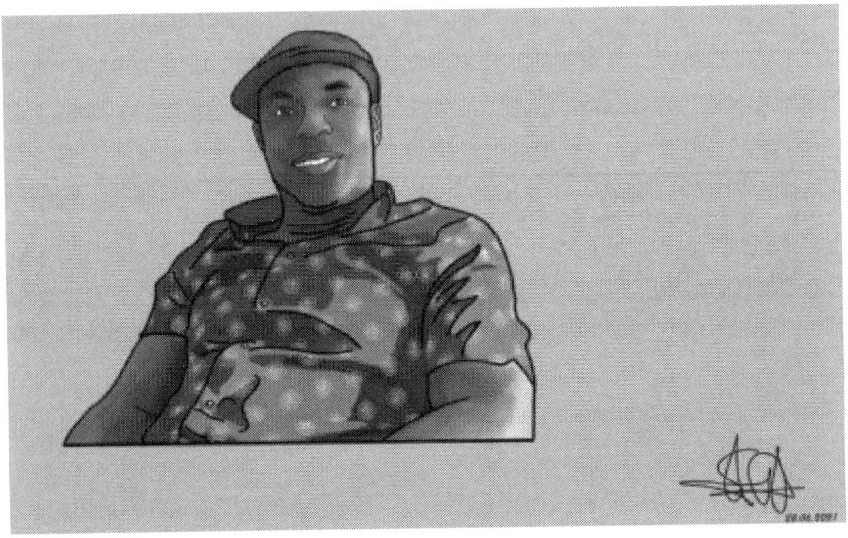

Denke vielfältig,
denn du kannst alles sein

Warum schreibe ich?

Ich schreibe für die Vielfalt
Ich schreibe für die Vielfalt des Denkens
Ich schreibe für die Vielfalt des Wissens

- Wir müssen die Macht und das Recht haben, vielfältig zu denken.
- Wir müssen immer in der Lage sein, Fragen stellen zu dürfen/können.
- Wir müssen uns die Macht nehmen, Dinge in Fragen zu stellen - egal von wem sie kommen, sei es von der Präsidentin, vom Papst, von Prof, Dr. Dr. oder von der Nobelpreisträgerin … Wir müssen uns die Macht nehmen, alles, was sie tun oder sagen, in Frage zu stellen.
- Wenn man dir sagt, dass Rechts richtig ist, dann frage dich, warum Links falsch ist.

In einer Welt, die beherrscht ist von Geld, Manipulation, Interesse und Vitamin Beziehung, ist es legitim bzw. ist es sogar eine Fahrlässigkeit, wenn man es nicht tut, wenn man nicht alles in Frage stellt. Es ist eine Sünde, wenn man nicht alles überprüft, was Menschen sagen und tun, auch wenn du ihnen glaubst.

Dem Menschen sollte man sogar laut der Bibel nicht trauen. Sogar dir selbst solltest du nicht vertrauen. **Überprüfe** immer ständig, was auch aus dir herauskommt, was du denkst, was du willst, worauf du Lust hast. Überprüfe dich und stelle auch dich in Frage. Du wirst erstaunt sein, welche Erkenntnisse du sammelst und warum du vielfältig denken solltest.

Deswegen schreibe ich, damit wir unseren Horizont erweitern, anstatt ihn zu begrenzen und uns zu beschränken.

- Ich schreibe für die **Vielfalt der Möglichkeiten**, die in Menschen schlummern.
- Ich schreibe, um den Menschen zu sagen, dass sie noch viel mehr erreichen können und werden, wenn sie **vielfältig denken** und wenn sie ihre **Vielfalt erkennen**.

- Ich schreibe für die Vielfalt, damit wir nicht nur in eine Richtung sehen.
- Ich schreibe, damit wir ein Ding in **möglichst vielen seiner Facetten** sehen.
- Sie sagen dir, du kannst entweder nur links, rechts oder geradeaus denken und sein.
- Ich sage euch, dass all das nicht richtig ist. Du schränkst dich auf diese Weise ein – **denn du kannst alles sein**.
- Ich schreibe, damit du weißt, dass du in einer Person links, rechts, geradeaus denken und sein darfst und es sogar musst.
- Ich schreibe für die **Vielfalt in den Menschen**. Du kannst gleichzeitig Fleischliebhaber, Veganerin und Vegetarier sein. All das kannst du und darfst du sein.
- Ich schreibe für die **Polygamie**, die Polygamie als Vielfalt in der Liebe, Polygamie im Denken, Polygamie in der politischen Überzeugung, Polyagamie im Wissen, Polygamie in der Kultur, Polygamie in der Religion.
- Ich schreibe für die **Vielfalt des Wissens** und im Wissen. Es gibt neben der Schulwissenschaft auch enormes noch nicht erschöpftes Wissen in der Natur, das viel mächtiger ist.

Viele Journalisten fragten mich nach meiner Positionierung, nach meinen Zielgruppen, warum ich in vielen Bereichen lehre und schreibe, anstatt mich zu spezialisieren. Ich antwortete ihnen:
Ist der Körper spezialisiert auf nur eine Sache?

- Können deine Augen ohne deinen Darm gut funktionieren?
- Kann ein Unterbewusstsein ohne das Bewusstsein gut funktionieren?
- Kann deine Sexualität ohne deine Ernährung und deine Psyche gut funktionieren?
- Kannst du in deinem Job glücklich sein, wenn du in deiner Familie unglücklich bist?

Alles ist in einem.
Es ist nicht Unwissen, wenn man **vielfältig und global** vorgeht, es ist aber ein Mangel, wenn man nur in einem Fach spezialisiert ist.

- Ein Burnout auf der Arbeit kann mehr mit einer falschen Ernährung zu tun haben, als der Job.
- Eine Impotenz kann mit dem zu tun haben, was du trinkst.
- Schmerzen in deinen Augen können mit deinem kranken Darm zu tun haben.
- Wie kannst du einen Menschen behandeln wollen, ohne spirituell zu sein? Ohne Werte in ihm zu installieren?
- Wie kann man einen Persönlichkeitsentwicklungskurs anbieten, ohne gleichzeitig alles in einem zu sein? usw.
- Ein Coach, eine Lehrerin, der bzw. die sich nicht gut in vielen Bereichen auskennt, kann Menschen nur Beruhigungsmittel geben.
- Ich gebe Lösungen, die das Problem endgültig beseitigen können.
- Ein Psychologe, der nicht gleichzeitig ein Sexualtherapeut ist, eine Ernährungsberaterin, ein Biologe, eine Mathematikerin, ein spiritueller Mensch, der kaum Verbindung mit der Natur und ihren Gesetzen hat, kann kaum nachhaltig PatientInnen helfen.

Darum bin ich **Vielfalt** und **positionierungsfrei**.
Wird es nicht, wer will, sondern wer es kann - und ich kann es. Ich bin sehr fit in vielen Fächern und darum schaffe ich Dinge, die viele Magie nennen - nur durch meine **Wissenslehre**, die **Dantselogik**.
Menschen sehen überall nur Grenzen, Hürden. Sie wollen immer ausschließen, obwohl Gott alle Menschen gemeinsam will. Gut oder böse, reich oder arm, ehrlich oder Betrüger, Verbrecher oder Rechtstreue:

Es regnet über den Köpfen aller Menschen, die Sonne scheint für alle.

So ist Gott.

Wir sind Vielfalt und ich schreibe, damit wir in alle Richtungen sehen können und sehen dürfen. Wir dürfen das.

Wir haben Augen, um zu sehen und nicht um blind zu sein.

Wir haben Ohren, um zu hören und nicht um taub zu sein.

Wir haben den Mund, um zu reden und nicht um still zu sein.

Wenn Jesus nicht geredet hatte, wäre er nicht heute das, was er heute ist und die Welt wäre auch nicht so, wie sie heute ist.

Darum schreibe ich.

Interview mit Dantse Dantse

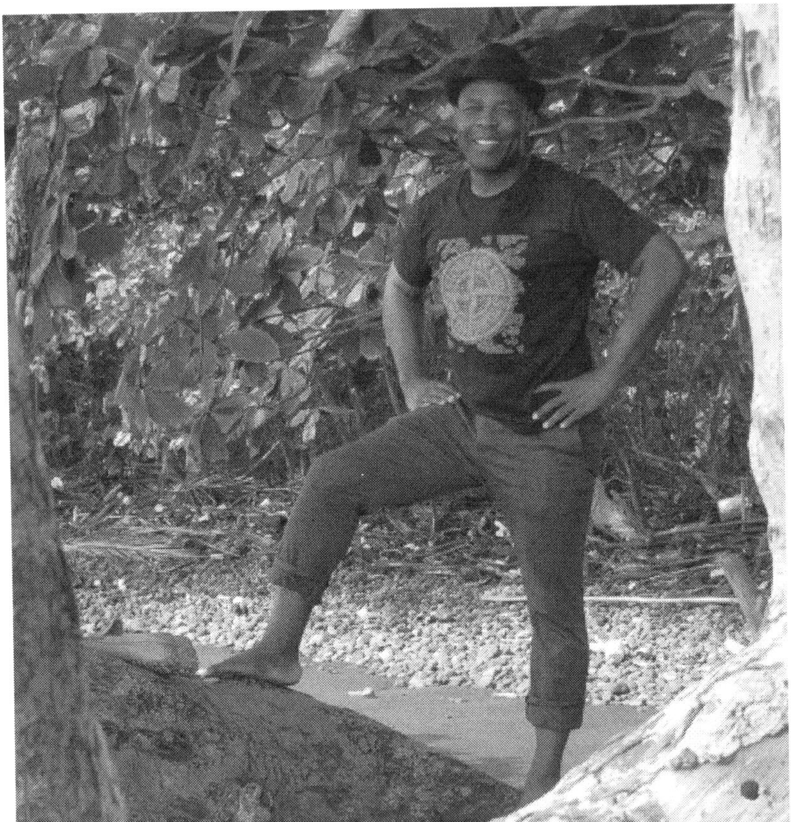

„Nutze die Unterstützung der Natur. Sie ist da, um zu helfen."

Wissenslehrer Dantse Dantse, wann und in welchem Jahr hast du angefangen, deine Lehre DantseLogik zu entwickeln?

Diese Frage kann man nicht mit einem Jahr oder einem Zeitpunkt beantworten. Es kam allmählich.

Es begann schon, als ich 12 Jahre alt war, nachdem ich einen weisen, alten Mann in Kamerun kennengelernt hatte, den uns mein Vater vorstellte; ein Mann, der im Wald lebte und keinerlei

Kontakt zur Zivilisation hatte und auch noch nie einen weißen Menschen gesehen hatte.

Dieser Mann hat uns von Sachen erzählt, die erstaunlich für mich waren, weil es in diesem Moment all das überragte, was ich in der Schule gelernt hatte. Er hatte Wissen von manchen Dingen, die erst 40 Jahre später in der Wissenschaft erkannt wurden. Ich hatte zwar schon von meinem Vater sehr viel gelernt und in der Wissensschule in Afrika, aber nachdem ich diesen Mann getroffen hatte, der über Mathematik, Physik, Astronomie, Biologie und Chemie viel präziser gesprochen hatte, als ich es aus der Schule kannte, entschied ich, mich mehr mit dem Wissen über die Logik zu beschäftigen.

Das war der erste Moment, in welchem ich wusste, dass man mit der Logik und mit einer anderen Art zu denken, in Zusammenhang mit dem Verständnis der Naturgesetze, sehr viel bewegen kann. Sachen, die man Magie nennen kann, die aber auf Logik basieren. Das war der erste Moment, in dem ich angefangen habe, die Kraft der Logik in Zusammenhang mit den Gesetzen der Natur zu verstehen.

So ging es im Laufe der Jahre weiter und ich habe mich immer weiter verbessert; ich habe geforscht für mich und auch mit anderen Leuten aller Glaubensrichtungen.

Ich war bei Buddhisten, um ihre Logik zu verstehen;

ich war bei Muslimen, um deren Logik zu verstehen;

ich war bei den Hinduisten, um die Logik zu verstehen.

Ich habe viele Logen, Gemeinschaften und Bünde kennengelernt, wie Rosa Kreuz, Rotary Club und die Freimaurer und die Philosophie dahinter studiert, um die Logik zu verstehen.

Ich habe mich viel mit den Naturgesetzen auseinandergesetzt; mit der Wissenschaft von Mathematik, Biologie und Physik und habe dann erkannt, dass alles eine Logik hat.

Nachdem ich jahrelang diese Untersuchungen gemacht habe, war in meinem Kopf klar, dass nichts Magie ist.

Es gibt nur Phänomene, deren Ablauf wir nicht verstehen; aber alle haben immer eine Erklärung und alles hat immer eine Logik.

Langsam habe ich erkannt; wenn man die Logik hinter einer Sache kennt, dann hat man die Macht über diese Sachen und kann damit umgehen, wie man will. Wenn es ein Problem ist, kann man die Lösung finden.

Deswegen war es für mich ein Prozess, in dem ich sehr viel gelernt habe. Dieser Prozess hat Jahre lang gedauert und geht immer noch weiter. Ich bin noch nicht angekommen. Ich bin immer dabei, zu lernen; ich bin sehr neugierig; ich lese sehr viel; ich studiere alle Dinge, die neu sind auf allen Gebieten, von der Wissenschaft bis zu den Sachen, die man Esoterik nennt; ich studiere alles. Und deswegen gab es keinen besonderen Zeitpunkt, wo ich entschieden habe, meine Lehre zu entwickeln. Es war ein harter Arbeits- und Lernprozess.

Dieser dauert an bis heute, weil ich immer den Eindruck habe, dass ich noch nicht alles weiß und dass noch viel bevorsteht. Das motiviert mich weiter und immer weiter zu lernen.

In den letzten 15 bis 20 Jahren konnte ich dann mit dieser Logik richtig viel bewegen, vielen Menschen helfen und mir selbst auch.

Dadurch habe ich schon ein paar Sachen vor 20 Jahren gemacht, die meine Umgebung **als unmöglich deklariert hat**, die ich aber geschafft habe und die bis jetzt, wenn ich es Leuten erzähle, kaum jemand glauben kann.

Diese Entwicklung war ein Prozess und eine sehr harte Arbeit; manchmal auch sehr deprimierend am Anfang. Nach vielen Enttäuschungen habe ich **Zugang zu dieser Logik** erhalten. Es ging immer besser. Ich bin noch nicht zufrieden und ich werde nie in meinem Leben zufrieden sein, weil wenn ich das eine weiß, dann steht fest, dass es auch noch anderes Besseres gibt. Dieses Bessere ist immer das, was ich suche, ohne dabei ein Perfektionist zu sein. Ich mag Perfektion nicht. Sie bremst mich nur.

In welchem Zeitraum wurden die mehr als 120 Bücher von dir geschrieben?

Sie wurden in den letzten 25 Jahren geschrieben; aber sie wurden zuerst in meinem Kopf geschrieben. Das war die größte und schwierigste Arbeit. Jetzt das Umsetzen auf Papier oder mit einem Computer fand in den letzten 10 Jahren statt. 120 Bücher, sogar mehr, das klingt sehr viel; fast unmöglich für diesen Zeitraum, aber das ist gerade mit dieser Logik normal, die ich erfunden habe. Diese Lehre, die ich verstanden habe, ist das, was mir geholfen hat, diese große Anzahl von Büchern in so wenigen Jahren zu schreiben und diese Leistung, die man als unmöglich erachtet, auch zu erbringen. Das ist wieder der Beweis, dass meine Lehre wirkt.

Ich selbst bin der Beweis, denn viele meiner Bücher sind über 300 und 400 Seiten lang, manche über 1000 Seiten. Man kann sich sicher vorstellen, wie schwer es ist, nur 10 solche Bücher zu schreiben. Dabei ist das Bücherschreiben nicht meine einzige Tätigkeit am Tag. Ich berate Menschen, arbeite an anderen Projekten, wie z.B. klicklac.de; ich bin ein Familienmensch und kümmere mich täglich um meine Kinder und Familie, treffe Freunde, gehe gern spazieren, ja ich schließe mich nicht ein, ich lebe ganz normal, auch wenn sehr unkonventionell.

Ja, dieses zu schaffen in den letzten 10 Jahren und die nächsten 40 Bücher, die im nächsten Jahr dazu kommen werden, würde man als unmöglich nennen. Aber, was ich selbst tue (weil es immer gut ist, dass man das, was man tut, an sich selbst übt und zeigt), ist der Beweis, dass es keine Unmöglichkeit gibt, wenn man **mit der Natur zusammenarbeitet** und die Logik verstanden hat.

Man sieht nur meine 10 Finger, die arbeiten und tippen. Wenn ich nur diese nutzen würde, würde ich nicht einmal zwei oder drei Bücher in einem Jahr schreiben. Das heißt, ich wäre jetzt umgerechnet vielleicht bei 20 bis 30 Büchern. Wenn ich nur meinen Kopf nutzen würde, würde ich nicht mehr kreativ sein und wäre schon heute müde.

Seitdem ich angefangen habe, die Dinge, die schon in meinem Kopf geschrieben wurden, in den Computer für die anderen Menschen umzusetzen, ist die Natur da und hilft mir.

Das ist auch das, was ich meinen LeserInnen, meinen KundInnen und meinen SchülerInnen sage:

„Nutze die Unterstützung der Natur. Sie ist da, um zu helfen.“ Das ist ein wichtiges Element in der DantseLogik.

Von Anfang an gab es nur das Gute. Gott hat in die Natur so viel Kraft gesteckt, damit das Leben seiner Kinder vereinfacht wird. Aber die Menschen nutzen diese Möglichkeit nicht, weil sie glauben, sie sind so stark, dass sie allein alles schaffen können. Es mangelt den Menschen an Demut und Stärke, zu erkennen, dass sie Nichts sind, dass sie nicht so wichtig sind, dass sie nicht so stark sind und Hilfe brauchen.

Vielleicht lag mein Problem darin, dass ich schwach bin und war. Ich wollte etwas erreichen, das ich aus eigener Kraft nicht erreichen konnte. Das war der Grund, warum ich entschieden habe, einen anderen Weg zu nehmen, um es leichter zu haben. Ich wollte viel erreichen, viel für die Welt und Menschen machen. Ich wollte viel machen, damit Gott zufrieden ist, weil ich dazu beitrage, dass es uns gut geht, aber es war zu viel für mich. Ich stand davor und musste erkennen, dass ich das nur aus eigener Kraft niemals schaffen würde. Es tat mir weh, zu erkennen, wie ich doch so klein und limitiert bin. Ich musste Unterstützung suchen. Denn meine Ziele nicht zu erreichen, weil ich schwach bin, stand nie zur Debatte. Da half mir mein Studium in der Wissensschule in Kamerun, die ich seit meiner Kindheit besucht habe.

Die Natur ist stärker als der Mensch und braucht den Menschen nicht. Aber sie hat alles, was der Mensch braucht und in ihr steckt die Kraft Gottes, der die Natur so gestaltet hat, dass sie zu unserem Dienst steht, nicht als Dienerin, sondern als Meisterin.

Auf diesem Weg habe ich die Kraft der Natur nun richtig wahrgenommen und studiert, wie Gesetze darin wirklich funktionieren. Du kannst mit 2 Händen, mit 10 Fingern schreiben und die Natur gibt dir noch 40 dazu, wenn du sie darum bittest. Das Problem ist, dass du nicht siehst, was die Natur dir gibt. Deswegen glaubst du, die Natur hilft dir nicht.

Ich habe manchmal angefangen, Bücher zu schreiben und dann war ich erstaunt, dass ich sie innerhalb kürzester Zeit fertiggestellt hatte. Ich konnte mir das nicht erklären, aber ich wusste und ich habe gespürt, die **Natur schreibt mit mir**. Ich kann das nicht genau in Worte fassen, aber meine KundInnen, die mich aufsuchen für ihre Probleme, können solche Effekte auch ein bisschen erklären. Manche haben 20 Stunden die Woche gearbeitet und waren überfordert, müde, fertig. Nun arbeiten sie 40 Stunden in der Woche und haben mehr Energie, sind viel munterer. Sie verdienen somit mehr Geld mit viel weniger Anstrengung. Die Natur hilft ihnen.

Ein deutscher Kunde kam mit seinen Geldproblemen zu mir und jetzt verdient er ein paar Hundert Euro mehr, ohne viel mehr zu machen; ohne dafür eine Gehaltsverhandlung gemacht zu haben. Wie erklärt man sich so etwas?

Wir sind untereinander verbunden mit der Logik und über uns ist die Natur; und über der Natur ist Gott.

Was genau hat dich bewegt, diese Lehre zu entwickeln?

Ich habe es getan, um Menschen zu helfen und etwas auf der Erde zu hinterlassen, was Menschen auch ohne mich weiterhelfen kann. Meistens gehen solchen grundlegenden Entscheidungen besondere Erlebnisse voraus. Ich erlebte Höhen und Tiefen in meinem Leben, die mich dazu veranlasst haben.

Was mich bewegt hat, war mein Wunsch, etwas Großes für die Menschen zu erreichen, mit dem afrikanischen Naturwissen, das ich mir in vielen Jahren angeeignet habe. Ja, und damit etwas Nützliches zu erreichen, was den Menschen hilft, ein glückliches und besseres Leben zu haben. Etwas, was das Leben vereinfacht. Vor dieser Mammutaufgabe fühlte ich mich klein und schwach. **Demütig** zu erkennen, dass ich das von mir selbst aus und mit meinen menschlichen Möglichkeiten nicht schaffen kann, ebnete mir den Weg, etwas zu finden, das mir helfen sollte, dieses Ziel zu erreichen. Wie hätte ich über 120 solche schwierigen Bücher schreiben können, die wirklich auch helfen? Vielleicht, wenn Gott mir 200 oder 300 Jahre Zeit dafür geben würde. Ich würde das auch dann nicht schaffen.

Aber ich habe besonders in Afrika gelernt, was möglich ist. Was grenzenlos möglich ist. Ich wollte so viel tun, erkannte aber, dass es für einen Menschen allein unmöglich ist. Ich fand mich so schwach gegenüber dieser Mammutaufgabe, die ich bewältigen wollte; deshalb habe ich angefangen, eine Alternative zu suchen. Das ist ein Grund, warum ich das getan habe und außerdem mein

Wunsch, etwas der Welt und den Menschen zu geben und das afrikanische Wissen zu verbreiten. Meine Erkenntnis, dass ich schwach bin. Meine Demut hat mich dazu gebracht, das zu sein, was ich bin und was ich tue.

Ein anderer wichtiger Grund war die **Dankbarkeit.**

Dazu erzähle ich eine Geschichte aus meiner Familie. Ich bin allgemein in einer gut vermögenden Familie aufgewachsen, die in einer Villa gelebt hat, mit Chauffeur, Dienstmädchen, Gärtner usw. Mit 16 durfte ich schon mit einer Ausnahmegenehmigung Autos fahren und fuhr selbst zur Schule damit. Es mangelte mir an nichts, obwohl mein Vater drei Frauen und über 30 Kinder hatte.

Mein Vater hat es geschafft, Wohlstand zu erreichen; Wohlstand nicht nur für sich, sondern für die ganze große afrikanische Familie und seine zahlreichen Geschwister, die sein Vater hinterlassen hatte. Er hat Wohlstand erreicht für seine Kinder; die Kinder seiner Schwester und seiner Brüder; Halbbrüder; alle haben bei uns gelebt. Für alle hat er bezahlt bis zur Unterhose. D.h. die Familie kam, lies die Kinder dort und ging wieder weg, ohne einen einzigen Cent zu geben. Er musste das alles allein bezahlen. Er hat sich nie darüber beklagt. Er hat immer gesagt, man muss dankbar sein für das, was wir haben. **Wenn du ein Stück hast, kannst du es so teilen, dass jeder ein Stück davon haben kann.**
Er sagte mir immer, das ist seine Aufgabe in dieser Welt, so vielen Menschen wie möglich etwas zu geben. Das hat mich sehr beeindruckt. Schon vor meinem Abi habe ich geschworen, dass ich mehr tun werde als mein Vater. Nicht bezüglich der Menge des Geldes, die er hatte, nicht bezüglich der Menge der Häuser, die er hatte. Aber noch mehr Menschen zu helfen als mein Vater. Das war ein Knackpunkt in meinem Leben. Ich habe mir immer gesagt: „Ich habe nie gelitten; ich bin aufgewacht und alles war schon da. Gott war einfach für uns da. Und jedes Mal, wenn ich hörte, wie mein Vater gelitten hat, um dort anzukommen, wo er war, habe ich

geweint und mich geschämt, dass ich fast alles habe und doch so wenig geschafft habe, anders als er. Ich war damals nicht mal 14.

Ich dachte, wenn einer aus einem Dorf und ohne Vater das schafft, was er geschafft hat, habe ich überhaupt keinen Grund, nicht noch viel mehr Menschen zu helfen, als mein Vater es getan hat. Das war meine Entscheidung. Das war mir klar. Ich, der dieses Glück hatte, in einer guten Familie in Wohlstand zu leben, muss, wenn mein Vater so vielen Menschen geholfen hat, obwohl er aus einer armen Familie kam, zigfach mehr Menschen helfen als mein Vater.

Ich wollte Gott und meinem Vater dankbar sein. Ich glaube, er ist sehr stolz auf mich. Ich weiß und ich bin sehr glücklich, dass ich diesem „Eid" treu geblieben bin. Ich sollte ihm meine Dankbarkeit zeigen; ihm, der immer für andere da war, ihm, der immer den Menschen helfen wollte. Ein Mann, der nur mit und nach Werten gelebt hat. Das fortzuführen, was er gemacht hat und auch ohne seine Hilfe - fast allein, so wie er- ist eine Geste der **Dankbarkeit.**

Wann habe ich genau angefangen, meine Lehre zu praktizieren?

Wann genau ich entschieden habe, dass ich das zu meinem Beruf mache, das war ein weiterer tiefer, schwerer Moment in meinem Leben. Es war die Trennung und Scheidung von meiner deutschen Frau, mit der ich zwei Kinder habe. Ein absoluter Tiefpunkt in meinem Leben. Es war traurig, es war hart. Das war auch ein Moment, wo alle Freunde mich verlassen haben.

Bis dahin war ich ständig im Geschäft mit Afrika; fast alle zwei Monate war ich unterwegs. Wenn ich da war, war ich sehr intensiv mit den Kindern zusammen. Damals hat Geld meine Gedanken beherrscht. Geld, Geld, Geld…

Ich dachte, ich kann Menschen helfen mit Geld. Wenn ich viel mehr Geld habe, als mein Vater, dann kann ich noch mehr Menschen helfen, so dachte ich. Ich habe bei allem nie an mich selbst gedacht. In meinem Kopf war immer: „Wenn ich so viel Geld habe, dann baue ich die Schule; wenn ich so viel Geld habe, mache ich dies oder das." Ich hatte noch nie den Gedanken, wenn ich so viel Geld habe, baue ich mir ein Schloss oder dann kaufe ich mir ein tolles Auto. Das wird irgendwann mal kommen müssen, dass ich auch an mich denke; aber bisher gab es das nicht. Ich habe Geld verdient und vielen Menschen mit Geld geholfen. Habe vielen sozialen Einrichtungen in Kamerun geholfen und ich wollte nie, dass man dies öffentlich bekannt macht. Ich habe Straßenkindern geholfen, Startkapital an viele Menschen gegeben, die ich nicht wirklich kannte. Es passierte oft, dass ich auf der Straße von einer Person angesprochen wurde, der ich irgendwann geholfen hatte. Ich war dann immer überrascht, dass sie sich bedankte, denn ich kannte sie gar nicht mehr. Ja, Geld stand immer im Zentrum, aber ich war nicht glücklich. Ich hatte Ruhm, war der bekannteste Mensch in Bafoussam (Westkamerun), aber ich war unglücklich.

Und nach dieser Trennung und Scheidung, die mir im ersten Moment wegen den Kindern weh tat (ich schämte mich sehr und sah mich wie einen Versager, der es nicht geschafft hatte, seinen Kindern eine richtige Familie zu sichern, wie mein Vater es getan hat), kam die plötzliche Entscheidung, dass ich nicht mehr nach Afrika reisen würde. Das war meine beste Entscheidung. Ich bin von einer Reise aus Afrika gekommen, die Sache (Trennung) ist passiert und ich entschied, ich bleibe bei meinen Kindern. Das Geschäft und das Geld sind vorbei. Punkt. Schluss. Aus. Das würde ich definitiv hinter mir lassen. Man kann sich vorstellen, was danach kam. Sehr viel Schmerz, sehr viele Probleme - auch mit Geld. Auf einmal hatte ich meinen alten Beruf gecancelt. Ich stand mit Nichts da.

Ich hatte eine Firma, eine GmbH, hier mit zwei Deutschen, die Freunde meiner Frau waren. Als sie hörten, dass wir uns trennten, sind sie sofort ausgestiegen. Ich war überfordert. Ich ließ alles fallen und stand da ohne Geld. Ich fing wieder an, Jobs auf Baustellen zu machen. Es gab sogar ein Weihnachten, an dem ich kein Geld hatte und betteln musste. Schließlich bekam ich von einer Frau 10 € und von einer katholischen Gemeinde 25€. Damit verbrachte ich mit meinen Kindern Weihnachten und das neue Jahr. Davon kaufte ich auch die Geschenke.
Ich ging einmal mit meinem Sohn zum Fußball im Winter zu Fuß und musste am leeren Dorf-Bahnhof stundenlang auf den Zug warten. Es war kalt, aber wir saßen da und sangen und waren glücklich. Ich erzählte ihm Geschichten, die stark machten und Hoffnung gaben. Ich hatte kein Auto mehr.
Eines Tages kamen wir vom Training und ich musste ihn fast drei Kilometer weit tragen (er war 12), weil seine Füße wehtaten und ich kein Geld hatte, um den Bus zu bezahlen. Es war niemand mehr da für mich. Alle, die geholfen hatten, waren weg. Niemand wollte mich sehen. So arm war ich noch nie in meinem Leben gewesen, seitdem ich geboren wurde. Diese Erfahrungen hat meine Vater-Kinder-Beziehung sehr gestärkt und wir waren nie unglücklich. Ich war sicher, ich schaffe es. Ich dachte in dieser

Zeit manchmal an meinem verstorbenen Vater und seinen Reichtum. Aber ich blieb hart, dass ich nichts von seinem Erbe will.

Erstaunlicherweise war ich glücklicher ohne Geld. Ich war positiver. Ich schlief oft, ohne etwas zu essen, aber ich arbeitete viel an mir. Ich ahnte, ich bin auf dem richtigen Weg, obwohl ich von allen belächelt und beschimpft wurde. Aber gerade das war der Moment, in dem ich in meinem Leben am stärksten meine innere Stimme gehört habe, um das zu machen, was ich immer machen wollte. Du musst jetzt Menschen helfen und dazu brauchst du kein Geld. Das bedeutete, alle Lehre, die ich gelernt hatte, musste ich jetzt auch auf Papier bringen. Ich musste eine Therapie erstellen. Dieses Versprechen gab ich mir. Alles kam in diesem Moment. Ich muss daraus eine Lehre machen, die Menschen helfen kann und die Menschen lesen können, um Lösungen für ihr Problem zu finden, so sagte ich mir. Das war der gleiche Moment, indem ich entschieden habe, Bücher zu schreiben. So ungefähr war es.

Die Menschen waren damals mir gegenüber sehr hart, null Mitleid, so wie ich sicher auch zu ihnen war und es aber nicht wahrnahm. Das, was sie mir zeigten, war nur die Antwort auf den Menschen, der ich war. Ich war nicht der Beste, nicht der Gerechteste, nicht der, der immer die Wahrheit gesagt hat. Nein, ich war anders. Ich dachte, ich wäre ein guter Mensch. Die Reaktion der Menschen in dieser schwachen Phase ließ mich erkennen, wie schlimm ich teilweise gewesen bin. Ich hatte bis dahin nicht verstanden, wie diese Menschen mich liebten und alles für mich getan haben. Ich war nie richtig dankbar. Alles lief gut und so wie ich wollte. Ja, ich bekam, was ich verdiente und es war gut so. Ich verstand da, was und wie Menschen sind. Aber es gab mir **Mut** und die Fähigkeit, **das Gute in** diesen **Menschen zu sehen**. Ich behielt immer nur das Beste. Ich entschied, dass Menschen so nicht leiden müssen, wie ich es damals musste. Ich beschloss, dass ich das, was ich erlebte und was andere mir antaten, ich niemals anderen antun würde. Wir können Gutes tun. Der Mensch ist gut. Gott ist wahr, das Gute ist gut. Ich werde mein Bestes tun, damit Menschen es guthaben. So entschied ich. Die Armut bekräftigte meine Entscheidung, alles zu tun, damit es Menschen gut ergeht. Es wurde zu einer festen Vokation. Ich hatte meine **Lebensaufgabe** gefunden.

Das waren die schwierigen Momente und der letzte Schritt, den ich gebraucht habe und der zu meinem größten Glück wurde. Ich kann immer nur Gott danken, dass diese Entscheidung gekommen ist, obwohl wir kein Problem gehabt haben. Meine Ex-Frau und ich; wir verstanden und verstehen uns prima. Wir haben uns gut um die Kinder gekümmert. Alles lief gut; aber Gott, oder sagen wir die Natur, hatte entschieden, dass es so kommt, wie es kommen sollte, damit ich das tue, was ich Gott und meinem Vater versprochen habe. Diese Scheidung von meiner Frau hat einen Weg geebnet, der mich hierhergebracht hat. Auch ihr bin ich sehr dankbar.

Ich muss noch etwas erwähnen: Nach der Trennung fand ich das Leben, für das ich gemacht worden bin. Ich hatte mich sehr **verbogen, um konventionell zu leben**, obwohl ich anders bin. Ich wurde immer missverstanden. Ich hatte so viele Qualitäten, so viel Energie, ich träumte immer groß, aber meine Umgebung sah mich wie einen Spinner. Da ich mir keine Sorgen machte, keine Angst hatte, sagten sie, ich wäre verantwortungslos. Meine Mitmenschen machten mich zu dem, was ich nicht war. Die Trennung kam und führte mich aus diesem Gefängnis heraus. Das war mein größtes Glück. Ich verstand es später und ich verstand meine Ex-Frau auch erst später. Sie konnte mich damals nicht verstehen. Diese Scheidung wurde auch noch viel besser für mich, als ich ausgezogen war. Als würde ein Vorhang vor meinen Augen aufgehen. Ich habe sehr viel gelernt und ich wollte sehr viel erreichen, aber ich hatte mich bis dahin immer nur angepasst. Ich habe ein Leben gelebt - nicht für mich. Ich habe ein Leben gelebt, damit es den Menschen um mich herum in meiner Familie gut geht. Und nicht mir. Und jedes Mal, wenn ich das machen wollte, was ich wollte, wurde sehr viel Kritik an mir geübt und ich durch viel Angst und Sorgen ausgebremst: „Denkst du an die Zukunft? Denkst du an unsere Rente? Warum bist du so? Du bist verantwortungslos. Du lebst zu sorgenfrei."

Ich war doch **verantwortungsvoll.** Aber das habe ich erst später gemerkt. Die Menschen um mich herum, meine Familie, sie haben Mainstream gelebt und alles andere, was nicht Mainstream war, hat ihnen Angst gemacht. Sie wollten mich so haben und zu dem machen, wie die meisten Menschen sind. Und ich habe irgendwann nicht mehr mitgemacht.

Ich wollte etwas anderes. Ich wollte einfach nicht mehr wie alle anderen sein. Meine Entscheidung war schon sehr früh: Ich will und muss anders leben, um das zu erreichen, was ich erreichen möchte. Ich kann ein sehr guter Vater sein; ein sehr guter Mensch sein, der auch die Struktur der anderen Menschen akzeptieren kann, und dennoch **unkonventionell sein**. Ich muss nicht die gleiche Wohnung mit einer Frau teilen, das gleiche Bett, die gleichen Freunde usw.

Ich **denke anders**,

ich **bin anders**.

Ich **sehe die Grenzen nicht**, die andere Menschen sehen;

ich habe **keine Angst** und ich habe **Wissen**.

Mein Wissen haben die Menschen um mich herum nicht. Und deshalb haben sie mich auch unterschätzt. Manche hielten mich vielleicht für verrückt oder für einen Spieler, aber nach dieser Trennung habe ich zu mir selbst gefunden und entschieden: Nie wieder. Ein paar Wochen, nachdem ich ausgezogen war, habe ich mir gesagt: „**Nie wieder lebe ich konventionell**. Nie wieder in meinem Leben." Das war der Anfang. Ich kann nur Menschen wirklich sagen:

**„Lebt euer Leben.
Wenn du unglücklich bist
mit deinem Leben,
dann verändere es.“**

Nur du kannst es anders machen.

DantseLOGIK™
Meistere dein Leben

DantseLOGIK™
Meistere deine Beziehung

DantseLOGIK™
Meistere deine Familie

DantseLOGIK™
Meistere dein Gewicht

DantseLOGIK™
Meistere deine Gesundheit

DantseLOGIK™
Meistere deine Karriere

DantseLOGIK™
Meistere deine Kommunikation

DantseLOGIK™
Meistere deine Krise

DantseLOGIK™
Meistere deinen Stress

DantseLOGIK™
Meistere deine Männlichkeit

DantseLOGIK™
Meistere deine Weiblichkeit

Coaching, das wie Magie wirkt – das ist das Motto der

DantseLOGIK™
Meistere dein Leben

Dantse**LOGIK** - Logik, die Wunder wirkt.
Dantse**LOGIK** - Logik, die bewegt.
Dantse**LOGIK** - Logik, die glücklich macht.
Dantse**LOGIK** - Die Kraft zum Erfolg.
Dantse**LOGIK** - Heilt. Wirkt. Garantiert.

www.dantse-logik.com
www.dantse-dantse.com
www.indayi.de
www.klicklac.de

Wichtiges Alleinstellungsmerkmal:
Innovative Bücher außerhalb des Mainstreams

Meine Bücher sind nicht konventionell wissenschaftlich, sondern natürlich.

Meine Bücher berühren Herzen, öffnen Augen, erweitern den Horizont, beeinflussen das Leben, heilen, lösen Probleme, beseitigen Sorgen und Ängste und machen glücklich.

Manche Tipps von mir können dir komisch vorkommen, weil du sie so noch nie gehört hast.
Du wirst aber überrascht sein, wenn du sie umgesetzt hast, dass sie doch wirken.

Bücher außerhalb des Mainstreams

Der Autor und Wissenslehrer Dantse Dantse ist dafür bekannt, den Menschen erstaunliches, erfrischendes, exklusives und innovatives Wissen zu vermitteln. Damit möchte er Menschen dazu bringen, die Macht über ihre Gesundheit zurückzuerlangen.

Dantse Dantses Ziel ist Gesundheit ohne Chemie, ohne Medikamente. Eine Logik wonach, der erste Kampf gegen Krankheiten ist es, zu vermeiden, dass die Krankheiten entstehen. Damit stellt er die Vorbeugung im Mittelpunkt seiner Arbeit. Wer die Krankheit vorbeugen will, soll zuerst genauere Information und Wissen sammeln und dann sich gut ernähren, gut denken, sich bewegen. Eine Kombination davon ist die Grundlage seiner Lehre Dantse**LOGIK**, die manchen das Leben gerettet hat.

Sein afrikanischer Wissensschatz über die Natur, die Biologie, die physischen und spirituellen Gesetze in der Natur, sein Glaube an Gott und an das Gute und die Wahrheit, der er in einer geheimer Wissensschule in Kamerun gelernt hat, bringt Dantse Dantse dazu der Menschheit unschätzbares Wissen zur Verfügung zu stellen. Vieles davon wird neu und komisch vorkommen. Vieles wird erst Jahre später wissenschaftlich bewiesen. Wichtig ist, dass sie heute und jetzt helfen.

„Zig Tausend Menschen haben durch meine Bücher und meine Lehre ein gesundes, erfolgreiches und glückliches Leben erreicht, viele davon ohne Medikamente, auch in Fällen, wo alles verloren schien.“

Du hast die Macht: Information schützt und heilt

Information macht frei, mutig, stark und gesund

Meine Buchreihe über Gesundheit ist eine Kampagne. Eine Kampagne für die Gesundheit und einen besseren Umgang mit Stoffen, die uns umgeben. Diese Kampagne soll bei Frauen, Männern, Schwangeren, Jungen und Mädchen keine Panik erzeugen, sondern das Bewusstsein für die Gesundheit ohne Chemie sensibilisieren.

Nach der Lektüre meiner Bücher wirst du erkennen, dass es für viele ungesunde Dinge Alternativen gibt und Angst und Sorge überflüssig sind. Du hast die Macht: Die Macht, deine Gesundheit in den Griff zu bekommen und das Leben glücklich zu genießen.

Wir können den Kampf gegen viele Krankheiten ohne Tabletten gewinnen!

Ein natürlicher und gesunder Lebensstil basiert auf einer gesunden Ernährung - es reicht oft, um glücklich und ohne Schmerzen, ohne Angst vor Krankheit zu leben. Dazu musst du wissen, wer du bist, was dein Körper ist, wie er funktioniert, was er braucht, welche Ernährungsarten ihm schaden.

**Es ist ein Kampf, nein,
es ist mehr meine Vision,
den Menschen dazu zu bringen,
Gott, den Arzt und die Medizin
in sich selbst zu sehen und
nicht die Macht über seine
Gesundheit
zu delegieren.**

**Gott hat gesagt, ich bin in dir.
Deine Gesundheit ist in dir selbst.
Du musst sie nur nutzen!**

Ich bin Dantse Dantse und das ist mein Versprechen

„Meine Bücher werden dir helfen. Dafür unterschreibe ich mit meinem guten Namen und exzellenten Ruf.“

Ich bin der Wahrheit verpflichtet und nicht der Suche nach Gewinn und Ruhm. Alles, was ich schreibe ist in diesem Moment für mich wahr. Diese Wahrheit kann sich verändern, wenn die Kenntnisse sich ändern. In diesem Fall ergänze ich auch meine Wahrheit.

Ich gebe immer mein Bestes.

- Ich habe in einer geheimen Wissensschule in Afrika gelernt. Diese Lehre dient als Basis meines Wissens und meiner Orientierung.
- Ich habe mich mit aufwendigen Recherchen, gewissenhaftem Studieren und Analysieren von tausenden von schulwissenschaftlichen und alternativen naturwissenschaftlichen Veröffentlichungen gewidmet
- Ich habe Gespräche mit Fachleuten aus Schul- und Naturmedizin weltweit geführt, die mich mit Informationen versorgen, die sie aus politischen, wirtschaftlichen oder sozialen Gründen nicht veröffentlichen dürfen

- Ich stelle anderen mit meinem Coaching, Eigenstudien und Eigenexperimenten Wissen und Informationen zur Verfügung, die näher an die Wahrheit kommen als jegliches andere Wissen. Ganz egal, ob diese Wahrheiten gegen den Mainstream und die allgemeine herrschende Meinung gehen.
- Heute berate ich zahlreiche Ärzte und Psychologen, die immer mehr durch Menschen, durch ihre Patient:innen, die sich durch meine Lehre selbst geholfen haben, den Weg zu mir gefunden haben und erkennen, dass meine Informationen helfen.
- Ich bin kein Arzt, kein Heiler, kein Naturmediziner, kein Medizinmann, kein Esoteriker. Ich bin kein Voodo-Priester oder Marabut, dennoch wirken meine Informationen wie Magie. Ich stelle Menschen nur gute Informationen zur Verfügung, die ihnen helfen sollen, sich selbst zu heilen oder andere Heilungstherapien zu nutzen. Das nenne ich DantseLogik. Das Wichtigste, was ich den Menschen vermitteln möchte, ist, dass sie die Macht haben. Sie haben die Macht über ihre Gesundheit und können aus ihrem Körper ein Eigenklinikum, eine Pharmaindustrie und Apotheke machen. Ich möchte zeigen, und es gelingt mir immer besser, dass jede Person ihr eigener Heiler sein kann, egal, ob sie von einer Ärztin, einem Medizinmann, Medium oder Priester betreut wird. Wenn Menschen diese Macht erkennen und behalten, sind sie in der Lage, den meisten Krankheiten zu entgehen und wenn sie krank sind, schnell wieder gesund zu werden oder sie in Schach zu halten und glücklich zu leben. Wenn du nur 50% der Lehre in diesem Buch anwendest, wirst du eine signifikante positive Veränderung spüren: Du wirst gesünder werden. Du wirst dich anders fühlen und dich mehr lieben.

**„Gib dir diese Chance und lebe gesünder und glücklicher.
Du wirst gesund, ob du es willst oder nicht, sobald du anfängst, dieses Buch zu lesen. Meine Lehre wird in dir wirken.
Meine Bücher verändern - ganzheitlich.“**

Das ist mein Versprechen, dafür unterschreibe ich mit meinem guten Namen und exzellenten Ruf.

ACHTUNG:

Die in diesem Buch und in allen meinen Büchern für dich bereitgestellten Gesundheits- und Medizininformationen ersetzen keine ärztliche Beratung oder Behandlung.

Der größte Teil meiner Quellen ist aus meinen Lehren aus Afrika, meinen eigenen Forschungen, Erfahrungen und Studien. Aber ich habe auch in vielen wissenschaftlichen Büchern und Studien weltweit recherchiert, die viele meiner Kenntnisse und Erkenntnisse bestätigten und neue Erkenntnisse beitragen. Ich habe Kontakte mit Experten weltweit, die mich versorgen mit Informationen, und Forschungsergebnissen, die sie manchmal nicht veröffentlichen dürfen.

(Quellen aus meiner Wissenslehre, aus meiner Wissensschule sind nicht belegbar, aber bis jetzt noch nie widerlegt worden)

Dieses Buch dient Informationszwecken. Das Bereitstellen von Informationen ersetzt keine Diagnose oder Behandlung durch eine Ärztin oder einen Arzt. Wir übernehmen keine Haftung für Schäden irgendeiner Art, die direkt oder indirekt aus der Verwendung der Angaben aus diesem Buch entstehen.

Vor oder nach einer natürlichen, integrativen, alternativen oder unkonventionellen Therapie oder Diät ist es ratsam, den Rat eines medizinischen Fachpersonals einzuholen. Ich tue es selbst nicht für mich, weil ich 100% an mich glaube und die

Verantwortung für meine Gesundheit liegt bei mir und nicht bei Ärzt:innen.

Inhalt

Vorwort: Mein Kampf für Gesundheit ohne Chemie

Dieses Buch soll Frauen helfen, mehr für Ihre Gesundheit zu tun, ohne Medikamente. Um dieses Ziel zu erreichen, müssen sie ihren Körper und vor allem auch ihre Lust- und Fortpflanzungsorgane genau kennen. Die konventionellen Informationen darüber reichen nicht aus, damit sie erkennen, was für ein wunderbares Zentrum Gott in ihren Körper gesteckt hat. Die Kenntnisse und das Wissen, die in diesem Buch stecken, können das Leben radikal verändern und eine eiserne Gesundheit garantieren, ohne Medikamente.

Seit Jahren beschäftige ich mich mit dem Zusammenhang zwischen Gesundheit, Psyche, Seele, Natur und Lebensmitteln. Meine Bücher und mein Coaching helfen tausenden von Menschen, Krankheiten vorzubeugen und sie zu bekämpfen. Viele Menschen haben es durch meine Bücher oder mein Coaching geschafft, chronische Krankheiten erfolgreich zu bekämpfen, in dem sie ihren Lebensstil nach der Dantse**LOGIK** änderten. Diese Erfolge wurden zudem wiederholt von konventionellen Ärzt:innen anerkannt. Es ist erstaunlich, wie viel wir selbst zu unserer Gesundheit beitragen können – ohne Ärzt:innen, ohne Apotheke, ohne Medikamente. Umso erstaunlicher, dass Mainstream, Medien und die Politik nicht diesen Weg für die Gesundheitsprävention des Volkes zeigen.

Ich habe mich, als ich noch ein Kind war, dafür entschieden, während ich meine Naturlehre in Afrika machte, auf meine Art für unsere Gesundheit zu kämpfen. Mir ist es wichtig, den Menschen zu zeigen, wie sehr Gott uns liebt und wie er der Natur alles gegeben hat, damit sie uns pflegen, heilen und schützen kann.

Für mich ist es stets von Bedeutung gewesen, nicht nur Konsument zu sein, sondern auch einen aktiven Beitrag zu leisten, damit es den Menschen und ihrer Umwelt ein Stückchen besser geht. Es ist ein Kampf für die Gesundheit, denn ich bin sicher, dass wir uns so ernähren können, dass wir die Macht der Krankheiten ohne Chemie stark verringern.

Meine Bücher werden mit manchen Erkenntnissen und Informationen überraschen. Sie werden Staunen hervorrufen. Und immer wieder wird die Frage aufkommen, wie eine andere Denklogik und eine Ernährungsumstellung Beschwerden beseitigen, gesund und glücklich machen können. Dieses Buch wird überraschen, wie viel man abnehmen kann, wie viele Muskeln man aufbaut und wie viel vitaler und glücklicher man sein kann, wenn man den eigenen Körper kennenlernt.
Das ist fast magisch.

Dieses Buch ist gleichzeitig ein Ernährungs- und Gesundheitshandbuch zur Selbsthilfe. Es ist sowohl eine Orientierung wie ein Ideengeber. Viele Lebensmittel haben vorbeugende und vor allem nachhaltige Wirkungen. Entscheidend ist, verschiedene und vielfältige Lebensmittel gleichzeitig zu sich zu nehmen und eine gesunde Ernährung als Basis für die eigenen Essgewohnheiten zu übernehmen.

In diesem Handbuch erhältst du Hinweise zu Selbsthilfemaßnahmen, um deinen Körper ganzheitlich mit natürlichen Lebensmitteln zu stärken und zu schützen und deine Gesundheit zu bewahren oder wieder zu erlangen.

Sich mit natürlichen Lebensmitteln und anderen natürlichen Mitteln auseinanderzusetzen heißt, sich besser zu verstehen. Wer sich gut kennt und sich gut versteht, lebt gesünder, glücklicher und friedlicher, so sagt ein afrikanisches Sprichwort.

In der modernen Schulmedizin und Fachwelt werden Krankheiten, deren Ursachen und Behandlungen oft verschieden erklärt, gehandhabt und anders betrachtet, als man dies aus ganzheitlicher Sicht tut. Die Fachwelt versucht, Krankheiten lokal aufzufassen. Aus ganzheitlicher und natürlicher Sicht betrachtet man den gesamten Organismus und selten nur einzelne Symptome.

Die Schulmedizin versucht beispielsweise, eine schwache Potenz mit Medikamenten (die noch weitere Nebenwirkungen mit sich bringen) zu stärken, ohne dem Patienten davon abzuraten, sich weiterhin schlecht zu ernähren und ungesund zu leben (Alkohol, Milchprodukte, Fertigprodukte, Limonaden, Zigaretten, Sportmangel). Die natürliche Methode zielt hingegen darauf ab, den natürlichen Organismus wieder in ein gesundes Gleichgewicht zu bringen. Im Fall einer Person, die an schwacher Potenz leidet, würde nicht nur die Potenz angeschaut werden, sondern die ganze Lebensführung. Vielleicht würde nur das Abstellen der schlechten Ernährung ausreichen, um wieder eine Erektion zu bekommen.

Man kann den Menschen nicht in seine einzelnen Teile trennen, nicht von der Gesellschaft abtrennen, in der er lebt und auch nicht von der Natur, denn er ist ein Teil von ihr und das bedeutet, dass man ihn nicht von dem trennen kann, wo er lebt, was er denkt, was er isst und trinkt und atmet. Daher wirken viele natürliche Methoden manchmal schon lange bevor es entsprechende schulmedizinische Alternativen gibt.

Ich erweitere dein Wissen und bereichere dich mit vielen neuen Informationen und exklusiven Erkenntnissen über neue Stoffe und

Lebensmittel. Dies ist möglich, weil ich das Wissen aus Afrika mitbringe und Lebensmittel mit erstaunlichen Heilkräften kennenlernen durfte, die der Pharmaindustrie zwar bekannt sind, aber den meisten anderen Menschen noch nicht.

Das Buch ist absichtlich frei von komplizierten Fachwörtern und Fachdefinitionen, die niemand richtig versteht, damit du direkt, ohne viel zu überlegen, handeln kannst und verstehst, was dir schadet und guttut.

Ein Handbuch für jede Frau, um selbst weiterzusuchen und zu verstehen, wie sehr das, was man denkt und isst, die Gesundheit bestimmt. Aber auch für jeden Mann, um Frauen besser zu verstehen, ihr Verhalten deuten und sie sexuell befriedigen zu können.

Die Mischung aus eigener Erfahrung, Wissenschaft und Kenntnissen aus Afrika macht dieses Buch zu einem Wissensschatz für ein gesundes Leben.

Dieses Buch ersetzt keine ärztlichen Konsultationen und Arztbesuche, aber es hilft, die Gesundheit zu stärken, Krankheiten vorzubeugen und medizinische Therapien zu unterstützen. Es gibt dir ein schönes Gefühl, stärkt dein Selbstvertrauen und fördert einen besseren Kontakt zu dir selbst.

Denn die Natur bist du
und du bist die Natur und Gott.
Das bedeutet,
die Heilung steckt in dir selbst.

Dantse Dantse

Der Autor und Wissenslehrer Dantse Dantse ist dafür bekannt dafür, dass er Menschen erstaunliches, erfrischendes, exklusives und innovatives Wissen bringt, das sie so noch nicht erfahren haben und dies zum Zweck, Menschen dazu zu bringen, die Macht über Ihre Gesundheut zurückzuerlangen. Dantse Dantses Ziel ist eine Gesundheit ohne Chemie und ohne Medikamente. Eine Logik, wonach es beim ersten Schritt im Kampf gegen Krankheiten darum geht, es zu vermeiden, dass die Krankheiten erst entstehen. Damit stellt er die Vorbeugung in den Mittelpunkt seiner Arbeit. Wer Krankheiten vorbeugen will, soll zuerst genauere Informationen und Wissen sammeln und sich dann gut ernähren, konstruktiv denken und sich bewegen. Eine Kombination davon ist die Grundlage seiner Lehre, der Dantselogik, die schon manche Leben gerettet hat.

Sein afrikanischer Wissensschatz über die Natur, die Biologie, die physischen und spirituellen Gesetze der Natur, sein Glaube an Gott und an das Gute und die Wahrheit, all das, was er in einer geheimen Wissensschule in Kamerun gelernt hat, bringt Dantse Dantse dazu, der Menschheit unschätzbares Wissen zur Verfügung zu stellen. Vieles davon wird neu und komisch vorkommen. Vieles wird erst Jahre später wissenschaftlich bewiesen werden. Wichtig ist, dass diese Erkenntnisse heute, hier und jetzt helfen.

„Zig Tausend Menschen haben durch seine Bücher und seine Lehre ein gesundes, erfolgreiches und glückliches Leben erreicht oft auch ohne Medikament und auch in Fällen, wo alles verloren erschien.“

Das unbekannte dritte Gehirnzentrum und vernachlässigte Gesundheits-zentrum der Frau

Nach dem Gehirn, dem Darm, ist die Lust- und Fortpflanzungsregion das bisher völlig unbekannte dritte Gehirn und ein wichtiges vernachlässigtes Gesundheitszentrum der Frau.

Die Vagina- und Uterusfloren sind bisher vernachlässigt worden, spielen aber eine massive und wichtige Rolle in der Gesundheit der Frau (körperlich, geistig, mental und seelisch).

Darum muss eine Frau ihre Vagina lieben!

Die mikrobielle Ökologie der Vagina ist ein integraler Aspekt der Gesundheit einschließlich der Resistenz gegen Infektionen und Entzündungen.

Die meisten kennen die sexuellen Organe der Frau nur als sexuelle Lust- und Fortpflanzungsorgane. Nur sehr wenige Menschen und auch ausgerechnet viele Fachleute wie Gynäkolog:innen, mit denen ich geredet habe, wissen wenig über die Geschlechtsorgan-Floren der Frau als spirituelle und Gesundheitszentren. Viele Frauen (und auch Männer) leiden unter zahlreichen Krankheiten und würden aber niemals vermuten, dass die Ursache der Beschwerden darin bestehen könnte, dass ihre Vagina- und Uterus-Flora krank ist und ihr Gleichgewicht an guten und schlechten

Bakterien verloren hat, weil die Beschwerden nicht in der vaginalen Region lokalisiert sind. Viele Frauen, die ich betreue, sahen, wie ihre Gesundheit sich wie magisch verbesserte, als sie anfingen, ihre Vagina endlich die Pflege zu geben, die sie verdient.

Tatsächlich können destabilisierte Uterus- und Vagina-Mikrobiota Ursache sein für Depression, Krebs, Diabetes, schmerzhafte Menopause und Menstruation, Infektionen, Blasenentzündung, Übergewicht, hormonelle Störungen, Essstörungen, Magendarm-Erkrankungen, negative und schlechte Laune, Aggressivität, Hass, Ablehnung, negative Ausstrahlung, Müdigkeit, Depression, Stress, Unfruchtbarkeit, Schwächung des Immunsystems, Karies, Augenprobleme und für viele andere Krankheiten. Leider erkennen sehr wenig Mediziner:innen diesen Zusammenhang.

Das menschliche Mikrobiom hat in letzter Zeit viel Aufmerksamkeit für seine Rolle bei Gesundheit und Krankheit gewonnen. Angesichts des Einflusses, den das Mikrobiom in praktisch jedem Organsystem hat, ist es nicht verwunderlich, dass subtile Veränderungen im Mikrobiom mit sinnvollen Veränderungen der Gesundheitsqualität verbunden sind.

Daten aus dem vaginalen Mikrobiom deuten jedoch darauf hin, dass viele Organismen nicht mit dem jetzigen Stand der Wissenschaft identifiziert werden können, was dazu führt, dass die Vielfalt dieses Ökosystems unterschätzt wird und potenziell wichtige Organismen bei der Beschreibung ihres Zusammenhangs zu Gesundheit und Krankheit nicht identifiziert werden. Daher ist viel Wissen, dass ich theoretisch durch meine Wissenslehre in Kamerun erfahren habe, noch nicht wissenschaftlich belegbar. Die Wissenschaft braucht oft Jahrhunderte, um Wissen zu beweisen und bestätigen, die die Natur schon lange besitzt.

Du wirst hier erfahren, wie wichtig die Flora der Vagina, des Uterus und sogar der Eileiter für dic Gesundheit einer Frau sind, viel wichtiger, als bis hier angenommen wurde. Dem Wissen nach, dass in der der afrikanischen Wissensmedizin seit Jahrtausenden bekannt ist und genutzt wird, funktioniert die Flora wie ein Gehirn mit zahlreichen Nervenverbindungen zum Darm-Gehirn, Kopf - Gehirn und alle teilen und Organen des Körpers.

Eine gesunde Flora fördert massiv die Gesundheit, schützt vor Entzündungen, Infektionen, stärkt den Aufbau der Muskel und Knochen, schützt und bekämpft chronische Krankheiten wie Krebs und Diabetes, Depression, Kopfschmerzen, Migräne, Blasenentzündung, fördert die Fruchtbarkeit, stärkt den Orgasmus, bekämpft Lust und Potenzstörungen, stärkt das Immunsystem, fördert einen guten Stoffwechsel und einen ausgeglichenen Hormonhaushalt, fördert die psychische Gesundheit u.v.m.

Die Vagina-Flora ist ein wichtiger Faktor für den Schutz der Frau vor verschiedenen bakteriellen und viralen Erregern sowie Pilzinfektionen.

Weiter wirst du erfahren, warum ausgerechnet Tampons und Damenbinden in der Menstruation mehr Beschwerden bringen als ohne diese Hygieneartikel und schmerzen sich verstärken. Warum es wichtig ist, während der Menstruation nachts keine Tampons zu tragen. Du erfährst, warum Frauen, die keinen Slip tragen und für ihre Fortpflanzungsorgane zur Pflege nur Naturprodukte benutzen und auf duftende Unterwäschen verzichten, weniger Gesundheitsprobleme haben. Warum Kondome eine Gefahr sind für das Gleichgewicht der Vagina-Flora und somit für die Gesundheit der Frau.

Du erfährst, warum eine ungesunde Uterus- und Vagina-Flora Ursache von viele Krankheiten bei Neugeboren ist, die sogar

Ärzt:innen nicht damit assoziieren. Neugeborene bekommen, wenn sie zur Welt kommen, diese Mikrobiota in ihren Körper und es bleibt ein Teil von diesem auch als Erwachsene. Das vaginale Mikrobiota spielt eine wesentliche Rolle bei der anfänglichen bakteriellen Kolonisierung von Neugeborenen und damit der Entwicklung einer gesunden gastrointestinal- (Darm-) und Haut-Mikrobiota.

Du wirst mit den Tipps in diesem Buch, in dem du nun anders und liebevoll mit deinen Geschlechtsorganen umgeht, spontan merken, wie es dir besser geht und wie viele Beschwerden, die du seit Jahren mit dir trägst einfach so allein verschwinden, wie Magie, wie z. B. dein Problem mit Übergewicht oder Untergewicht, Essstörungen oder psychischen Belastungen verschwinden.

Bakterien spielen auch für ein gesundes Aussehen eine entscheidende Rolle und manche Mikroben helfen beim Muskelaufbau, beeinflussen die Gesundheit und Beschaffenheit der Haare, der Zähne und der Haut.

Du wirst merken, indem du deiner Vagina-Flora mehr Zeit und Pflege schenkst, wie sich viele psychische Belastungen, Depression, Angst, Essstörungen, Nervosität, Aggressivität, Unwohl-Gefühle verbessern.

Stärkeres Lust-Empfinden und stärkerer Orgasmus werden durch Sanieren der Vagina-Flora ermöglicht.

Viele Erkenntnisse, die du aus diesem Buch erfahren wirst, wirst du in anderer Literatur so noch nicht lesen. Und in vielen meiner Bücher bereichere ich Menschen mit Wissen aus der Naturmedizin, die in dieser Form noch unbekannt ist.

Einführung: Frau hat es mehr

Das menschliche Mikrobiom hat in letzter Zeit viel Aufmerksamkeit für seine Rolle bei Gesundheit und Krankheit gewonnen. Das Verständnis der Verbindung zwischen der Mikrobiota und unserer Gesundheit steht im Mittelpunkt einer wachsenden Anzahl von Forschungsprojekten und -arbeiten, wobei täglich neue Erkenntnisse verfügbar werden.

Die primäre Aufmerksamkeit der Wissenschaft wurde auf die Zusammensetzung und Funktion der Darmflora und ihre Beziehung zu Gesundheit und Krankheit konzentriert. Dennoch, in den letzten Jahren wurde der Mikrobiota von anderen Körperstellen wie Haut, Mund-Nasenraum, der Rachenhöhle und dem Genitaltrakt höhere Aufmerksamkeit geschenkt. Ein wichtiger Körperbereich, der einen Lebensraum für die Entwicklung strukturierter mikrobieller Gemeinschaften bietet, ist der Vaginal- und Uterustrakt, der von Mikroorganismen, die als vaginale Mikrobiota (VMB) oder Vagina-Flora und uterine Mikrobiota (Uterus-Flora) bekannt sind, weitgehend besiedelt ist.

Angesichts des Einflusses, dass das Mikrobiom in praktisch jedem Organsystem hat, ist es nicht verwunderlich, dass subtile Veränderungen im Mikrobiom mit Veränderungen der Gesundheitsqualität verbunden sind.

Das Verständnis von Veränderungen in vaginalen bakteriellen Gemeinschaften über die Lebensspanne einer Frau ist wichtig, um die regelrechte Entwicklung, physiologische Funktion und Gesundheit und Anfälligkeit für Krankheiten zu verstehen.

Die Wissenschaft hat sich, wegen ihrem noch relativ begrenzten Wissen über diese Floren hauptsächlich auf die Infektionen und auf die Teilmenge des Mikrobioms konzentriert, das an der Pathogenese beteiligt ist. Die Pathogenese beschreibt die Entstehung einer physischen oder psychischen Erkrankung oder den Verlauf eines krankhaften Prozesses bis zu einer Erkrankung hin.

Durch eine studierte gute Zusammensetzung und Kombinationen in diesem drittem Gehirnzentrum der Frauen kann man viele Krankheiten verhindern und auch behandeln. Mein Wissensmeister in Kamerun heilte mit dieser Technik Frauen von viele Krankheiten. Wenn zum Beispiel Frauen Schwierigkeit hatten, schwanger zu werden, hat er immer zuerst ihre Floren studiert. Er konnte anhand von bestimmten Merkmalen am Körper der Frau erkennen, ob ihre Fortpflanzungs-Floren krank waren. Er konnte genau definieren, welche Art der Bakterien (er bezeichnete sie als gute und böse aber auch beide als nützliche Wesen). Oft hörte ich ihn zu Frauen sagen „es gibt so viel Schmutz dort unten. Wir müssen dich zuerst dort reinigen …“ Er tat all das ohne Geräte. Er nannte technische Geräte aus Metall und Kunststoff in der Medizin als mit Gewalt erzwungene Medizin, die aber auch heilt, wie er immer sagte. Es war ihm wichtig, uns immer zusagen, dass es weltweit „genauso viele Heilungstherapien gibt, wie es Menschen gibt“. „Alles, was zur Gesundheit führt, ist gut. Ich finde unseren Weg zwar als sehr gesund, um die Gesundheit herbeizuführen, aber auch die Schulart der Medizin ist gut. Etwas vereint alle, die geistige und spirituelle Bedeutung dahinter: Alle wollen Menschen helfen.“ Er konnte auch Mikroorganismen in Vagina und Uterus-Floren kultivieren, um die Frau zu heilen oder bestimmte Krankheiten abzuwehren.

In einigen Fällen konnte mein Naturwissenslehrer anhand der Veränderungen des Mikrobioms Einblicke in zuvor unerklärliche Behandlungsfehler anderer Schulmediziner:innen erkennen.

Aus diesem Studium in Kamerun habe ich erfahren, dass die Zusammensetzung des Mikrobioms des Fortpflanzungstraktes nicht nur Krankheiten heilen oder verursachen kann, sondern auch, dass sie die Persönlichkeit und Identität einer Frau formatieren kann. Das Mikrobiom kann die Laune, die Gefühle, das Denken, das Verhalten und die Gelüste einer Frau beeinflussen. Diese Floren empfangen, verarbeiten und versenden Informationen. Sie kommunizieren und haben somit eine wichtige physiologische Rolle. Die Physiologie ist die Wissenschaft von den Leistungen und der Arbeitsweise der Zellen, des Gewebes, der Organe und des gesamten Organismus der Lebewesen.

Ja, die Frau hat es mehr,
die Frau kann es mehr,
wenn sie es nur wüsste!

Werde selbst deine Ärztin für deine Vagina: Heile dich selbst, sonst heilt dich keiner

Das Paradoxe: Je mehr Medikamente man nimmt und je öfter man zu Ärzt:innen geht, desto öfter wird man krank und dies meist auch noch schlimmer, als beim Mal zuvor. Ist das nicht verkehrt und ein **selbstgemachtes Leiden**?

Jeder Mensch kann selbst mitbestimmen, bis zu welchem Grad er seine Gesundheit beeinflusst. Das bedeutet, dass du dazu beitragen kannst, wie gesund du bist und wie du gesund wirst, welche Art von Krankheiten du selbst vermeiden kannst und vor allem auch, wie schnell du wieder gesund wirst, wenn du doch krank geworden bist.

In diesem Buch erhältst du Hinweise, wie du deine Vagina ganzheitlich mit natürlichen Lebensmitteln stärkst, schützt, erhältst oder wiederaufbaust.

Dieses Buch ersetzt keine ärztlichen Konsultationen, aber es hilft dir, deine Gesundheit durch dich selbst zu stärken, Krankheiten vorzubeugen, zu bekämpfen, zu heilen und medizinische und alternative Therapien zu unterstützen. Es gibt dir wieder ein schönes Gefühl, stärkt dein Selbstvertrauen und fördert einen besseren Kontakt zu dir selbst. **Denn die Natur bist du, sie ist in dir und du bist die Natur**. Sich mit natürlichen

Lebensmitteln und einem gesunden Lebensstil und einer positiven Lebenseinstellung auseinanderzusetzen heißt, sich besser zu verstehen.

Wer sich gut kennt und sich gut versteht, lebt gesünder, glücklicher und friedlicher, so sagt es ein afrikanisches Sprichwort.

Ich erweitere dein Wissen und bereichere dich mit sehr vielen neuen Informationen und **exklusiven Erkenntnissen** über neue Funktionen der Lust-, Sexual und Fortpflanzungsorgane und ihren Floren. Dies ist nur möglich, weil ich vieles aus Afrika mitbringe, das du so nirgendwo erfährst.

Dieses Buch ist **einfach geschrieben** und für jeden leicht zu verstehen. Hier findest du viele nützliche und ausführliche Informationen an einem Ort versammelt.

Das Buch ist absichtlich **frei von komplizierten Fachwörtern und Fachdefinitionen**, die sowieso niemand richtig versteht, damit du direkt und ohne viel zu überlegen verstehst, was dir guttut und dementsprechend handeln kannst.

Ein Gesundheitsbuch für jede Frau und jeden Mann, damit du selbst weitersuchst und verstehst, wie sehr das, was du isst, deine Gesundheit bestimmt.

Diese Mischung aus eigener Erfahrung, Wissenschaft und Kenntnissen aus Afrika macht dieses Buch zu einem Wissensschatz für ein gesundes Leben.

Teil A:

Frauengeschlechtsorgane: Alles Über Vagina, Uterus und Ihre Floren

Frauengeschlechtsorgane, Vagina- und Gebärmutterhals-Flora

1. Weibliche Fortpflanzung: Vagina, Uterus und ihre Floren - das dritte Gehirnzentrum im Körper der Frau

Dies zu erkennen ändert die Wahrnehmung der Frau zu ihrem Körper, ändert viel bezüglich ihrer Gesundheit, erklärt viele Verhaltensweise und die super-emotionale Intelligenz, die Frauen besitzen. Und diese Erkenntnis stärkt ihre Selbstliebe und das Selbstbewusstsein der Frau.

Die konventionelle Schulforschung hat sich immer darauf konzentriert, den Unterschied zwischen Mann und Frau im Gehirn im Kopf zu suchen oder in der Morphologie und in den Hormonen. In meiner Natur-Wissensschule in Kamerun habe ich gelernt, dass es außer ein paar kleinen Differenzen, die nicht sehr maßgeblich sind, das nicht gibt, was man ein typisch männliches oder weibliches Gehirn nennen kann. Im Grunde können beide Köpfe das gleiche leisten, auch wenn manchmal auf unterschiedliche Weise.

Es gibt dennoch ein weiteres Frauenhirn, welches nicht im Kopf lokalisiert ist, wie man denkt, das nicht im Darm ist, wie bei Männern, sondern in der Vagina zu finden ist und es ist viel mehr entwickelt, als die Mehrheit denkt und als die jetzige Forschung imstande ist zu erkennen. Dieses Gehirn in der Vagina-Region ist extrem intelligent und perfekt ausgestattet und nur so ist es möglich, dass das Leben dort entsteht. Dieses Gehirn macht den wesentlichen Unterschied einer Frau zu einem Mann aus. Deswegen hat die Behauptung von vielen Forschern, die sichtlich ein anderes Ziel hat, wonach es keine Geschlechterunterschiede gibt und diese komplett anerzogen werden, mit wahrem Wissen nichts zu tun.

Es mag seltsam klingen, aber die Fortpflanzungsorgane und ihre Mikrobiota sind, genauso wie der Darm, wichtige Organe und Floren für unsere Psyche. Ich nenne sie das dritte Gehirn. Die Wände der Vagina und andere Fortpflanzungs- und Sexualorgane sind mit einem Netzwerk von Neuronen bedeckt, deren Gesamtzahl hunderte Millionen erreicht. Dieses Gehirn, das Männer so nicht haben, interagiert mit dem Darm und dem Gehirn im Kopf und ist maßgeblich mitbestimmend für die Stimmung und die psychische Verfassung. Das ist ein Hauptgrund dafür, warum Männer Frauen oft nicht richtig verstehen. Frauen verfügen somit über eine vielfältigere Art, Dinge zu sehen, zu verstehen, zu verarbeiten, die Männer nicht fähig sind, zu verstehen. Diese intensive instinktive Empfindung der Frau, die Gefahren, Zusammenhänge, Chance erkennt, bevor sie sich zeigen, hat zum großen Teil mit den Bakterien ihrer Sexual- und Fortpflanzungsorgane zu tun. Frauen sind instinktiv schlauer als Männer. Sie erkennen sekundenschnell Dinge, für die Männer Jahre lang brauchen, um sie zu sehen.

Die Sexual- und Fortpflanzungsorgane der Frau bestimmen viel darüber, wie Frauen ticken. Sie beeinflussen das Verhalten, die Stimmung, die Laune, die Entscheidungen, die Wahl einer Frau, mehr als das Gehirn im Kopf. Beziehungsweise das Verhalten, die

Stimmung, die Laune, die Entscheidungen, die Wahl einer Frau ist eine Mischung aus Gehirn im Kopf, Gehirn im auch und Gehirn in der Vagina, die miteinander interagieren und Informationen austauschen.

Man fragt sich, warum Männer andere Gefühle als Frauen haben, warum Frauen und Männer unterschiedlich denken, fühlen, empfinden, reagieren? Warum man im ersten Moment Differenzen in ihren kognitiven Fähigkeiten sieht? Kognitive Fähigkeit ist die geistige Wahrnehmung, also alle bewussten bzw. unbewussten Denk- und Wahrnehmungsvorgänge und -vermögen, warum sie bei einem Problem oft auf unterschiedliche Wege gehen, um die gleiche Lösung zu finden.

Dies hat wenig mit dem Gehirn zu tun, das gleich ist, sondern vielmehr auch mit den Bakterien in den anderen Gehirnen, die in der Darm-Region und in der Vagina-Region zu finden sind. Dabei haben die Frauen ein drittes weit entwickeltes Gehirn, das die Männer so nicht haben und nicht kennen: Die Fortpflanzungs- und Sexualorgan-Floren der Frauen. Es hätte auch nicht anders sein können. Ein Bereich, dass das Leben hervorbringt, das muss selbst ein weit entwickeltes System des Lebens haben, um zu garantieren, dass der Mensch „fabriziert" wird. Würde wir eine Maschine erfinden, die so etwas tut, würde man die Maschine als höchstes technologisches Wissen bezeichnen. Genau das passiert unbewusst und unbekannt im Bauch der Frau.

Der ganze Prozess, der bei einer Empfängnis in dieser Region passiert, ist eine perfekt getimte hochkomplexe Technologie, ein biologisches und medizinisches Meisterwerk, das Seinesgleichen sucht und zwangsweise sehr eng mit dem Gehirn und dem Darm und allen anderen Organen im Körper zusammenarbeiten muss, damit alles gut verläuft. Vom ersten Moment an, wo das

Spermium die Eizelle befruchtet, bis zur Entwicklung des Babys und der Geburt, muss in dieser Region höchste Intelligenz herrschen, die nicht nur vom Gehirn herrührt, sondern die auch lokal ihre Erklärung findet. Diese Region muss mit viel Wissen und Techniken gestaltet werden, die nur dort existieren können. Es muss in dieser Region so viele „Sensoren“ geben, die mit dem ganzen Körper interkommunizieren, Informationen senden, empfangen, analysieren, anpassen und vieles mehr, damit in der Region immer die perfekten Bedingungen herrschen und der Mensch, der dort „fabriziert“ wird, nur das Beste bekommt. Ja es muss zwangsweise dort ein eigenes Gehirn geben.

„Eine Region, die uns das Leben bringt, kann niemals eine tote Region sein“, lernte ich sehr früh in Kamerun in der Wissensschule. Dort lernten wir, wie die Vagina große Macht und Einfluss über die Frau hat, über ihr Denkweise, über ihre Gefühle, ihr Verhalten, ihre kognitive Fähigkeit und dass bezogen auf die emotionale Intelligenz die Frau weit vor dem Mann steht. Diese Erkenntnis sollten die Menschheit nutzen, um Frauen noch gezielter und besser zu fördern auf der einen Seite und um das Beste aus Frauen „herausholen“ auf einer anderen Seite. Ja, Männer und Frauen sind zwangsweise verschieden und das ist gut so.

2. Weibliche Fortpflanzung: Vagina, Uterus und ihre Floren. Ein Gesundheits- aber auch Krankheitszentrum der Frau

Neben der Darmflora mit ihrem Einfluss auf die Gesundheit sind die Floren der Vagina und des Uterus ein wichtiger Ort, wo sich die Gesundheit einer Frau mitentscheidet.

Der Zustand dieser Floren kann nachhaltig entscheiden, wie es der Frau allgemein geht. Ist der Zustand „ungesund", so kann dies der allgemeinen Gesundheit der Frau schaden - und das nicht nur in dieser Region. Sind die Floren gesund und ist das Gleichgewicht stets gesichert, dann fördert dies auch die gesamte Gesundheit der Frau - und nicht nur in dieser Region.

2.1 Eine kranke Vagina- und Uterus-Flora schadet der Gesundheit der Frau

Es gibt viele Krankheiten, die auf eine gestörte Vaginalflora zurückzuführen sind, was aber vielen Frauen unbekannt ist. Dazu zählen nicht nur körperliche Symptome wie Juckreiz, Brennen und Ausfluss, sondern auch **psychische Probleme** wie

- Stress
- Depressionen
- Destabilisierung des Hormonhaushaltes und Weiteres.

Umgekehrt sind nicht nur falsche Intimpflege, häufig wechselnde Sexualpartner:innen und Sexspielzeuge der Auslöser für eine kranke Vaginalflora, sondern auch psychische Ursachen.

(Die Liste ist nur ein Auszug. Es sind noch viel mehr Krankheiten.)

- **Stress**

Man weiß, dass psychische Einflüsse wie Stress das Milieu in der Scheide ungünstig beeinflussen können. Aus diesem Grund sollte man Stress weitgehend vermeiden.

- **Psychische Probleme wie Depressionen**

Psychische Probleme wie Depressionen können ebenfalls eine negative Auswirkung auf die Scheidenflora haben. Sie können auf diese Weise Entzündungen begünstigen.

- **Schlechte Stimmung und Launigkeit**

Eine schlechte Stimmung und Launigkeit, die häufig auf Depressionen, Überforderung und Stress zurückzuführen sind, haben auch oftmals negative Auswirkungen auf die Vaginalflora.

- **Konzentrationsschwierigkeit**

- **Schwäche, Müdigkeit**

Eine gestörte Vaginalflora, die auf Grund ihrer Zusammensetzung vielen krankmachenden Keimen Platz macht, kann durchaus Müdigkeit, Schwäche und Konzentrationsprobleme, Schlappheit und depressive Verstimmungen verursachen.

- **Schlafstörungen**

Der Schlaf reagiert auf die Qualität der Darm- und auch auf die der Vagina-Mikrobiota, mit denen er ständig interagiert. Eine aus dem Gleichgewicht gekommene Mikrobiota führt zu einer Verkürzung der Schlafdauer, Störungen des Schlafrhythmus und zu Schlafstörungen. Schlafstörungen können wiederum auch zu einem Ungleichgewicht in der Mikrobiota führen (sogenannte "Dysbiose").

- **Kopfschmerzen und Migräne**

- **Destabilisierung des Hormonhaushalts**

Die hormonellen Schwankungen in der Schwangerschaft können die Scheidenflora verändern. Auf diese Weise kann sich das Risiko für vorzeitige Wehentätigkeit, einen Blasensprung und eine Frühgeburt erhöhen. Aus dem Grund wird in der Schwangerschaft häufig routinemäßig der pH-Wert der Scheide gemessen.

In der Menopause, auch eine Zeit des hormonellen Umbruchs, ist die Schleimhaut der Scheide und der Vagina äußerst trocken. Dies ist auf fehlende Östrogene zurückzuführen. Da Laktobazillen ein bestimmtes Milieu brauchen, um zu überleben, entwickeln Frauen auf Grund des Ungleichgewichts entzündliche Prozesse und/oder Infektionen.

- **Frühgeburt**

Das vaginale Mikrobiom in der Schwangerschaft spielt eine bedeutende Rolle bei Früh- und Spontanwehen.

Der Verlust von Lactobacilli kann einer der Risikofaktoren für eine Frühgeburt sein.

Eine kranke Vaginalflora vor der 12-14. Schwangerschaftswoche ist ein Risikofaktor für eine Frühgeburt.

Das Vorhandensein von aeroben Mikroorganismen und eine Entzündungsreaktion in der Vagina können wichtige Risikofaktoren sein.

- **Orgasmus-Schwierigkeit**
- **Trockenheit und Lustverlust**
- **Menstruationsschmerzen**

Auch die Regelblutung nimmt auf Grund der hormonellen Veränderungen Einfluss auf die Scheidenflora. Die Anwendung von Tampons kann zudem austrocknend wirken.

- **Unfruchtbarkeit**

Eine gestörte bakterielle Besiedlung kann hingegen das Einnisten der befruchteten Eizelle behindern und sogar verhindern.

Eine der häufigsten vaginalen Erkrankungen ist die bakterielle Vaginose (BV), welche fruchtbare, prämenopausale und schwangere Frauen betreffen kann, was zu Gesundheitsbeschwerden bei Millionen von Frauen führt.

- **Entzündungen**

Mikrobiota-Veränderungen allgemein (im Darm, in der Vagina und im Uterus) können mit Krankheiten in Verbindung gebracht werden, die durch das Vorhandensein von Entzündungen gekennzeichnet sind. Der Verlust von guten gesundheitsfreundlichen Bakterien verringert die Fähigkeit des Immunsystems.

Entzündungen können auch als Reaktion darauf eintreten, dass die „schlechten" Bakterien in der Vagina die Oberhand gewonnen haben.

- **Blasenentzündung**
- **Entzündliche Beckenerkrankungen**
- **Darmprobleme**
- **Magendarmbeschwerden, Durchfall, Übelkeit**
- **Übergewicht, Fettleibigkeit**

Krankheiten, die durch Fettleibigkeit und Übergewicht bedingt sind, können auch mit Veränderungen der Vagina-Mikrobiota verbunden sein.
Die Vagina-Mikrobiota kann die Essgewohnheiten beeinflussen. Tatsächlich können Nerven- und chemische Signale aus der Vagina und dem Uterus vom zentralen Nervensystem ausgearbeitet werden, um Appetit und Nahrungsaufnahme zu regulieren. Die Verluste an Mikrobiota-Vielfalt sind bei übergewichtigen Personen größer. Eine kranke Vagina kann dazu verleiten, viel mehr zu essen und somit zu Übergewicht führen.

- **Übergewicht, erschwertes Abnehmen**

Man hat herausgefunden, dass das Darmmikrobiom des Menschen einen signifikanten Einfluss auf Faktoren wie die Insulinresistenz und Adipositas hat. Übergewicht scheint hierbei mit

Verschiebungen des Mikrobioms assoziiert zu sein. Neben der Ernährung spielen selbstverständlich in dem Zusammenhang noch der Geburtsmodus, die frühkindliche Ernährung sowie Antibiotikatherapien eine Rolle.

An Hand von Tierexperimenten hat man festgestellt, dass steril aufwachsende Mäuse trotz hochkalorischer Ernährung nicht an Gewicht zunahmen. Nach einer Stuhltransplantation entwickelten sie jedoch Gewicht.

- **Zahnprobleme**

Während die primären Bakterien, die für Karies verantwortlich sind, Streptococcus mutans sind, gehören Milchsäurebakterien zu den häufigsten oralen Bakterien, die Zahnhöhlen verursachen. Laktobazillen sind in der Lage, Levans aus Saccharose und Dextrans aus Glukose zu synthetisieren. Polysaccharid, wie Dextran, ermöglichen es Bakterien, an der Oberfläche der Zähne zu haften, was wiederum Karies durch die Bildung von Zahnbelag und die Produktion von Milchsäure verursachen kann. Man kann damit erklären, warum Oralsex Karies provozieren kann, denn in einer gesunder Vagina-Flora sind viele Milchsäurebakterien enthalten.

- **Augen-, Haar und Hautprobleme**
- **Infektionen, Vaginose** u.a.
- **Immunschwäche, auch HIV**
- **Schwächung des Immunsystems**

Selbstverständlich kann auch eine falsche Ernährung der Vaginalflora schaden. Der Grund hierfür kann in einer schlechten, nicht basischen Ernährung begründet liegen, die zur Übersäuerung führt. Dann hat man neben einem erhöhten Risiko, häufig an

Pilzinfektionen oder an bakterieller Vaginose u.a. zu erkranken, wahrscheinlich auch noch folgende Symptome:

- Schlechte bzw. fettige Haut, Pickel und Unreinheiten
- Neigung, schnell zuzunehmen
- Muskelverspannungen
- Gelenk- und Kopfschmerzen
- Magen-Darm-Beschwerden wie Blähungen
- Chronischen Schnupfen: Dir läuft ständig die Nase
- Sodbrennen
- Zahnprobleme
- Immunkrankheiten

Eine Dysbiose, das heißt das Ungleichgewicht von verschiedenen Bakterien in einem bestimmten Körpermilieu, kann auch zu Erkrankungen wie **Diabetes mellitus**, **Morbus Crohn**, zum **Reizdarmsyndrom** sowie zu **Lebensmittelallergien** führen.

Der Begriff Dysbiose kann dabei für alle bakterienbesiedelten Körpermilieus verwendet werden, also auch für den Mund, die Haut und die Scheide, aber in den meisten Fällen ist damit das Ungleichgewicht diverser Bakterien im Darm gemeint.

- **Diabetes mellitus**

Eine Dysbiose, also das Ungleichgewicht von verschiedenen Bakterien in diversen Körperteilen, unter anderem auch in der Vagina, kann neuesten Forschungen zufolge auch Immunkrankheiten wie Diabetes mellitus auslösen.

Es ist zudem erwiesen, dass bei Diabetikerinnen mit einer gestörten Stoffwechsellage die Anfälligkeit für Infektionen im Intimbereich erhöht sein kann.

- **Krebs**

Die Verbindung zwischen Mikrobiota, Entzündung und Immunsystem beeinflusst die Krebsentwicklung, sowohl lokal als auch im ganzen Körper.

Forscher:innen haben herausgefunden, dass Vaginal-Duschen das Krebsrisiko erhöhen können. Der Grund dafür ist ganz einfach der, dass sich in der Vagina Bakterien ansiedeln, die die Vagina vor Keimen schützen und somit eine gesunde Scheidenflora aufrechterhalten. Vaginal-Duschen waschen aber auch die gesunden Bakterien aus und ermöglichen es krankheitserregenden Bakterien und Viren somit, sich einzunisten. Forscher:innen der Universität in Texas schlussfolgerten, dass Vaginal-Duschen das Risiko auf Humane Papillomviren (HPV) erhöhen. Dabei untersuchten sie den Zusammenhang zwischen Vaginal-Duschen und HPV an 1.271 Frauen im Alter zwischen 20 und 49 Jahren. Diese Studie wurde dann im „Journal of Infectious Diseases" veröffentlicht.

- **Leber und Nierenerkrankungen**

Jede Infektion in der Vagina, die in die Blase und Harnröhre gelangt, kann auch leicht zu den Nieren gelangen und für sie schädlich sein.

Viele Menschen mit wiederkehrenden Candida-Infektionen oder mit Candida-Überwucherung haben auch Probleme mit einer Fettleber. Eine auf Grund von Candida (eine Gattung von Pilzen, die hefeartig wachsen) gestörte Vagina-Flora kann einige der biochemischen Funktionen der Leber beeinträchtigen. Symptome von Candida-Überwucherung können diejenigen umfassen, die einer Fettlebererkrankung ähneln.

Die Leber ist verantwortlich für den Abbau von Östrogen, das von den Eierstöcken produziert wird. Wenn diese Funktion beeinträchtigt ist, hat der Körper einen zu hohen oder zu niedrigen Östrogenspiegel, was zu abnormalen vaginalen Blutungen führen kann und zu einem Ungleichgewicht in der Vagina-Flora.

- **Die kranke Vagina-Flora einer schwangeren Frau schadet dem Kind fast ein Leben lang**

Während meinem Studium des Naturwissens in Kamerun wurde uns erklärt, warum es wichtig ist, dass noch vor der Geburt die vaginale und uterine Mikrobiota kontrolliert wird. Unser Wissens-professor präsentierte die Gründe, warum viele Menschen schon bei ihrer Geburt prädestiniert sind, an manchen Krankheiten zu leiden. Die Gesundheit eines Neugeborenen hängt zum Teil ab von der Zusammensetzung der Darm- aber auch, viel wichtiger noch, der vaginalen und uterinen Flora. Die Wissenschaft und Schulmedizin kommt langsam in Fahrt und erkennt auch zunehmend, wie wichtig die menschlichen Floren bzw. das menschliche Mikrobiom für die Gesundheit sind.

Eine ungesunde Uterus- und/oder Vagina-Flora ist Ursache von vielen Krankheiten bei Neugeboren, die viele Ärzt:innen nicht damit assoziieren. Neugeborene bekommen, wenn sie auf die Welt kommen, diese Mikrobiota in ihren Körper und es bleibt ein Teil davon auch im Erwachsenenalter. Die vaginale Mikrobiota spielt eine wesentliche Rolle bei der anfänglichen bakteriellen Kolonisierung von Neugeborenen und damit bei der Entwicklung einer gesunden Mikrobiota des Gastrointestinaltraktes (Magen-Darm-Traktes), der Mund-Nasen- und Rachenhöhlen und der Haut.

Das bedeutet, dass eine kranke vaginale und uterine Flora nicht nur während der Geburt der Grund sein kann, warum viele Menschen auch bis ins erwachsene Alter hinein (zum Teil dauerhaft) leiden unter Magendarm-, Haut- und Augenproblemen, Infektionen, Herpes, Allergien, einem schwaches Immunsystem, Übergewicht, psychischen Störungen, schwacher Muskulatur und vielem mehr.

Es ist umso wichtiger, dass Frauen sehr darauf achten, regelmäßig ihre Geschlechtsorgan-Floren zu sanieren und aufzubauen.

- **Die Vagina in der Kunst und Kultur**

Die Vagina wird selbstverständlich auch in der Kunst und Kultur rezipiert und thematisiert, allerdings ist es meist und in erster Linie die Vulva. Die Betonung liegt hierbei mehr oder weniger stark auf der Vaginalöffnung als das Symbol der Sexualität und Geburt. Dieses Phänomen trifft vor allem auf den schwerpunktmäßig in Irland verbreiteten Sheela-na-Gig zu. Dies sind Steinskulpturen, die eine überdimensionierte Erscheinungsform der Vulva zeigen und die Vaginalöffnung stark erkenntlich machen und betonen.

In dem 1998 erschienen Bühnenstück „Vagina-Monologe" stattete Eve Ensler die Vagina, basierend auf 200 Interviews, mit einer polyphonen Stimme aus. Obwohl die Monologe komisch und emotional sind, wollen sie zum anspruchsvollen Nachdenken über die Sexualität anregen.

2016 schuf Giulia Becker der Vagina mit ihrem Musikvideo zu „Verdammte Schei*e" im Neo Magazin Royals eine Hymne, die auf You Tube 1 Million Aufrufe (Stand 2019) verzeichnete und in zahlreichen Print- und Onlinemedien rezipiert wurde.

Darüber hinaus gibt es auch das Vagina-Museum, ein internationales und virtuelles Museum, das 2014 von der Künstlerin Rajnar als Internetprojekt gegründet wurde. Ziel dieses

Projektes ist es, die künstlerische und intellektuelle Auseinandersetzung mit dem weiblichen Geschlecht zu fördern und den Begriff der Vagina positiver als bisher zu besetzen.

- **Und viel mehr**

2.2 Eine gesunde Vagina- und Uterus-Flora fördert die Gesundheit der Frau

Wir haben schon oben gelesen, dass die Vagina-Flora von Frau zu Frau sehr unterschiedlich vielfältig ist. Bei weißen Frauen herrschen die Lactobacilli vor, die besser studiert wurden und ein Kennzeichen eines gesunden vaginalen Ökosystems zu sein scheinen. Bei schwarzen Frauen sind die Gemeinschaften der Flora vielfältiger und am Ende wirken alle Bakterien in den verschiedenen Floren gleich. Die direkten und indirekten antipathogenen (anti-krankheitserregenden) Mechanismen von diesen Bakterien umfassen

laut heutigen Wissenstand der Schulmedizin:

- Die Produktion von Milchsäure und Bakteriziden, die bakteriellen und virale Krankheitserreger direkt abtöten oder hemmen.
- Die Bildung von Mikrokolonien, die an den Epithelzellrezeptoren (bei Epithelien handelt es sich um Zellen aus dem Drüsen - und Bindegewebe. Sie sind Deckgewebe und Drüsengewebe. Es handelt sich um ein- oder mehrlagige

Zellschichten, die alle inneren und äußeren Körperoberflächen der vielzelligen Organismen bedecken) haften und eine physikalische Barriere gegen pathogene Adhäsion bilden.

- Die Stimulation von Wirtsabwehrmechanismen gegen Krankheitserreger

Nach Wissensstand der Natur Medizin aus Afrika:

Obwohl die gesundheitlichen Vorteile von vaginalen Bakterien weithin anerkannt sind, wurden sie noch nicht gut durch wissenschaftliche Studien belegt, anders als die vielen Naturmediziner in Afrika es wissen. Es gibt viele Dinge, die ich noch nicht belegen kann, die trotzdem wahr sind, auch wenn sie etwas komisch klingen könnten in den Ohren der Mainstream-Menschen. Die Forschung über die Vagina und die Kenntnisse und Erkenntnisse über die Vagina-Flora ist von Tausende von Jahren alt in Afrika und ist sehr tiefgehend.

Die gesundheitsfördernden Mechanismen der Bakterien in der Vagina anhand meiner Lehre umfassen auch den Wissensstand der Schulmedizin und die Liste, die nun folgt, ist nur ein kleiner Auszug:

- **Stärkung des Immunsystems**

Wir wissen, dass ein starkes Immunsystem eine starke Vagina begünstigt. Wenn man gesund lebt, fördert man auch eine intakte Scheiden-Flora und umgekehrt kann sich eine gut funktionierende Scheiden-Flora positiv auf das Immunsystem auswirken. Wenn sie von Laktobazillen reich besiedelt ist, haben andere Krankheitserreger keine Chance.

Laktobazillen, die 70% des vaginalen Mikrobioms (VMB) ausmachen, unterstützen unser Immunsystem durch ihre Produktion von Milchsäure, Wasserstoffperoxid, Bakteriozinen, Biotensiden und Biofilmen bei der Abwehr von Krankheitserregern und Infektionen und Entzündungen.

- **Sie können gegen Infektionen schützen, auch gegen HIV**

Bestimmte Art von Laktobazillen, wie L. crispatus (L. crispatus repräsentiert die dominante Art der vaginalen bakteriellen

Gemeinschaft) können Viren entgegenwirken, die Infektionen hervorrufen, wie z.B. HIV, Herpesviren und Humanen Papillomaviren (HPV).

- **Lust-, Fortpflanzungs- und Sexualorgan-Floren beeinflussen eine positive psychische Einstellung**

Nicht nur Darmbakterien, sondern auch die Vagina-Flora beeinflusst die Stimmung der Frauen in vielerlei Hinsicht. Die winzigen Mikroorganismen in der Vagina-Flora kümmern sich auch um den Stoffwechsel, das Immunsystem, die Gesundheit der Frau und beeinflussen durch verschiedene Mechanismen Gehirn sowie Stimmung und Psyche.

Die Lust-, Fortpflanzungs- und Sexualorgane (ich nenne sie zusammengefasst Vagina-Flora) und vor allem ihre Mikrobiota bestimmen maßgeblich die Stimmung und die psychische Verfassung der Frau. Eine gesunde Vagina-Flora trägt dazu bei, dass die Frau sich wohl fühlt, positiv gestimmt ist und negative Gefühle besser bekämpfen kann.

Die Mikroorganismen in der Vagina-Flora sind nicht nur da, um Infektionen abzuwehren, sie unterstützen auch die körpereigenen Abwehrkräfte, schützen vor viele Krankheiten und stehen in engem Zusammenhang mit der eigenen Stimmung und der Produktion von Neurotransmittern im Gehirn.

Die Art und die Anzahl der Bakterien in der Vagina bestimmen mit, wie es einer Frau geht. Wie Darmbakterien, so sind auch die Bakterien der Vagina-Flora wichtige Bausteine für Neurotransmitter wie Serotonin, Dopamin und GABA, die alle eine wichtige Rolle für die Stimmung spielen.

Das Bakterium Bifidobacterium infantis ist an der Tryptophansynthese beteiligt, dem Grundbaustein für das Hormon

Serotonin. Dieses Bakterium findet man in der Vagina. Der größte Teil dieses Bausteins wird im Darm und auch in der Vagina produziert und nicht im Gehirn, wie oft fälschlicherweise angenommen wird.

Über 90% von Serotonin, dem "Glückshormon", wird im Verdauungstrakt und in Vagina-Flora produziert. Darm und Vagina-Uterus-Bakterien produzieren Dopamin und andere Neurotransmitter, die für Angst, Konzentration, Motivation und vieles mehr verantwortlich sind.

Ist die Vagina-Flora aus dem Gleichgewicht gekommen, kann sich dies negativ auf die Produktion oder Umwandlung in die wichtigen Neurotransmitter auswirken.

- **Sie fördern eine gute Stimmung**

Eine gestörte Vagina-Flora, die häufig beispielsweise durch die Einnahme von Medikamenten wie Antibiotika (sie töten viele gute Bakterien im Körper ab, auch die guten Milchsäurehelferchen) zustandekommen kann, kann eine schlechte Stimmung verursachen. Umgekehrt kann eine gesunde Vagina-Flora zur Lebensenergie, Vitalität und einer sehr positiven Stimmung beitragen.

So wie das Gehirn und der Darm, so beeinflusst auch die Vagina-Flora Stimmung und Verhalten. Diese Beziehung beruht auf Immunsignalen, die von der Vagina zum Darm und zum Gehirn gelangen und auch auf der Interaktion zwischen Mikrobiota und Vagina und Darmwand und auf dem Kontakt zwischen Bakterien und Nerventerminals in der Vagina.

Die Veränderung der entzündungsbedingten Reaktionen, wenn die Vagina-Flora krank ist, fördert Entzündungen, die Stimmung und

Verhalten negativ ändern sowie Stress und auch stressbedingte Krankheiten erhöhen.

- **Sie fördern die Fruchtbarkeit**

Es gibt normale, günstige und ungünstige Mikrobiome für die Schwangerschaft.

Laut Wissenschaft konnte man nachweisen, dass sich die Vaginal-Flora von schwangeren und nicht schwangeren Frauen in Bezug auf ihre Zusammensetzung und Stabilität unterscheidet. Dies liefert einen Hinweis darauf, dass das vaginale Mikrobiom einen Einfluss sowohl auf die Fruchtbarkeit als auch auf die Geburt hat. Eine Laktobazillen-dominierte Vaginal-Flora hat einen durchaus positiven Einfluss auf die Fruchtbarkeit.

Für gewöhnlich liegt der pH-Wert zwischen 3,8 und 4,4; auf jeden Fall unter 4,5. Das saure Milieu in der Scheide schützt auf natürliche Weise vor Infektionen, kann aber den Spermien schaden. Die Spermien überleben besser, wenn der PH-Wert der Vagina leicht basisch ist. Darum ist es wichtig, dass in der Phase, in der das Paar versucht, ein Baby zu bekommen, sich die Frau überwiegend basisch ernährt.

Man weiß, dass das Vaginalmikrobiom aus rund 250 verschiedenen Bakterienspezies besteht. Die Gebärmutterschleimhaut ist ebenfalls nicht steril, sondern von Bakterien besiedelt. Diese haben einen nicht unerheblichen Einfluss auf die Fruchtbarkeit der Frau. Eine gestörte bakterielle Besiedlung kann das Einnisten der befruchteten Eizelle behindern.

- **Sie bekämpfen Unfruchtbarkeit**

Ein spanisches Forscherteam hat das Mikrobiom der Gebärmutter erstmals untersucht und festgestellt, dass das Mikrobiom bei einem Großteil der untersuchten gesunden Frauen zu über 90% aus Laktobazillen bestand. Sowohl das Vorkommen anderer Keime als auch ein Mangel an Laktobazillen kann die Fruchtbarkeit stark herabsetzen.

Man hat zudem herausgefunden und festgestellt, dass bei einem Laktobazillus-dominierten Mikrobiom im Uterus die Einnistung des Embryos bereits bei der ersten künstlichen Befruchtung zu 60,7% erfolgreich war, bei einem Laktobazillus-reduzierten Mikrobiom war sie jedoch nur zu 23,1% erfolgreich. Die Quote der erfolgreichen Schwangerschaft verringerte sich bei einem Mangel an Laktobazillen von 70,6% auf 33,3% und der Anteil von Lebendgeburten sank sogar von 58,8% auf 6,7%.

- **Sie bekämpfen Menstruationsschmerzen**

Eine gesunde Vagina-Flora bekämpft Menstruationsschmerzen. Auf der anderen Seite weiß man, dass auch die Regelblutung auf Grund der hormonellen Veränderungen Einfluss auf die Scheiden-Flora nimmt. Zu Beginn des Zyklus, wenn der Östrogenspiegel eher niedrig ist, existieren in der Scheide weniger Laktobazillen, die schützend gegen eindringende Bakterien, Pilze und Viren wirken.

Die Anwendung von Tampons kann zudem austrocknend wirken.

- **Sie fördern Lust und einen besseren Orgasmus**

- **Stärkung des Hormonhaushalts**

Da die Flora der Scheide vom weiblichen Sexualhormon Östrogen abhängig ist, kann sie in bestimmten Lebensphasen (beispielsweise in den Wechseljahren) aus der Balance geraten. In der Menopause sinkt der Östrogenspiegel und das Scheidenmilieu verändert sich. Auf diese Weise können sich Krankheitserreger schneller ausbreiten.

- **Sie stärken die Konzentration**

- **Sie fördern den Antrieb, bekämpfen Müdigkeit und geben Kraft**

- **Sie fördern einen guten Stoffwechsel**

- **Sie bekämpfen Depression und Angstgefühle**

- **Sie führen zu einer besseren Bekämpfung des Stresses**

Stress und psychische Probleme können das Immunsystem und somit auch die Scheiden-Flora negativ beeinflussen. Eine gesunde Vaginal-Flora, die im Gleichgewicht ist, kann hingegen zu einer Stabilisierung der emotionalen Lage beitragen.

- **Sie beugen Übergewicht vor und fördert das Abnehmen**

Eine gesunde Vaginalflora beugt der Entstehung von Übergewicht vor.

Man hat herausgefunden, dass das Darmmikrobiom des Menschen einen signifikanten Einfluss auf Faktoren wie Insulinresistenz und Adipositas (Übergewicht) hat und dass Übergewicht mit Verschiebungen des Mikrobioms assoziiert zu sein scheint. Neben der Ernährung spielen selbstverständlich in diesem Zusammenhang noch der Geburtsmodus, die frühkindliche Ernährung sowie Antibiotikatherapien eine Rolle.

- **Fördern die Herzgesundheit**
- **Sie tragen zu einem guten Aussehen bei**

Bakterien spielen auch für das gesunde Aussehen eine entscheidende Rolle und manche Mikroben helfen beim Muskelaufbau, beeinflussen die Beschaffenheit der Haare, der Zähne und der Haut.

- **Sie schützen das Gehirn**

- **Sie schützen die Augen**

- **Sie bekämpfen Krankheiten**

Krebs, Diabetes, Blasenentzündung, Herzkrankhciten, Hormonstörungen und vieles mehr.

3. Frauengeschlechtsorgane

Die Geschlechtsorgane erfüllen diverse Aufgaben, haben aber in erster Linie die Fortpflanzung zum Ziel. Sie werden in der embryonalen Entwicklung noch im Mutterleib angelegt und zu Beginn der Pubertät setzt dann die Östrogenproduktion ein. Die Reifung der Organe findet zudem in der Pubertät statt.

Der Beginn der Pubertät ist übrigens genetisch vorgegeben, er wird aber auch durch verschiedene Faktoren beeinflusst, wie beispielsweise den Ernährungszustand, den körperlichen und emotionalen Gesundheitszustand sowie die ethnische Zugehörigkeit.

3.1 Welche sind die Frauengeschlechtsorgane?

Die Frauengeschlechtsorgane werden in innere und äußere weibliche Geschlechtsorgane sowie in primäre und sekundäre Geschlechtsorgane unterteilt. Zu den sekundären Geschlechtsmerkmalen, das sind übrigens die Geschlechtsorgane, die nicht der Reproduktion (Fortpflanzung) dienen, zählt z.B. die weibliche Brust.

Zu den äußeren Geschlechtsorganen gehören die Vulva mit ihren verschiedenen Teilen, wie den großen und kleinen Schamlippen, den Vestibulardrüsen, der Klitoris und dem Venushügel (Mons pubis).

Die inneren Geschlechtsorgane liegen alle im kleinen Becken und beinhalten die Scheide, die Gebärmutter, die beiden Eileiter und die Eierstöcke.

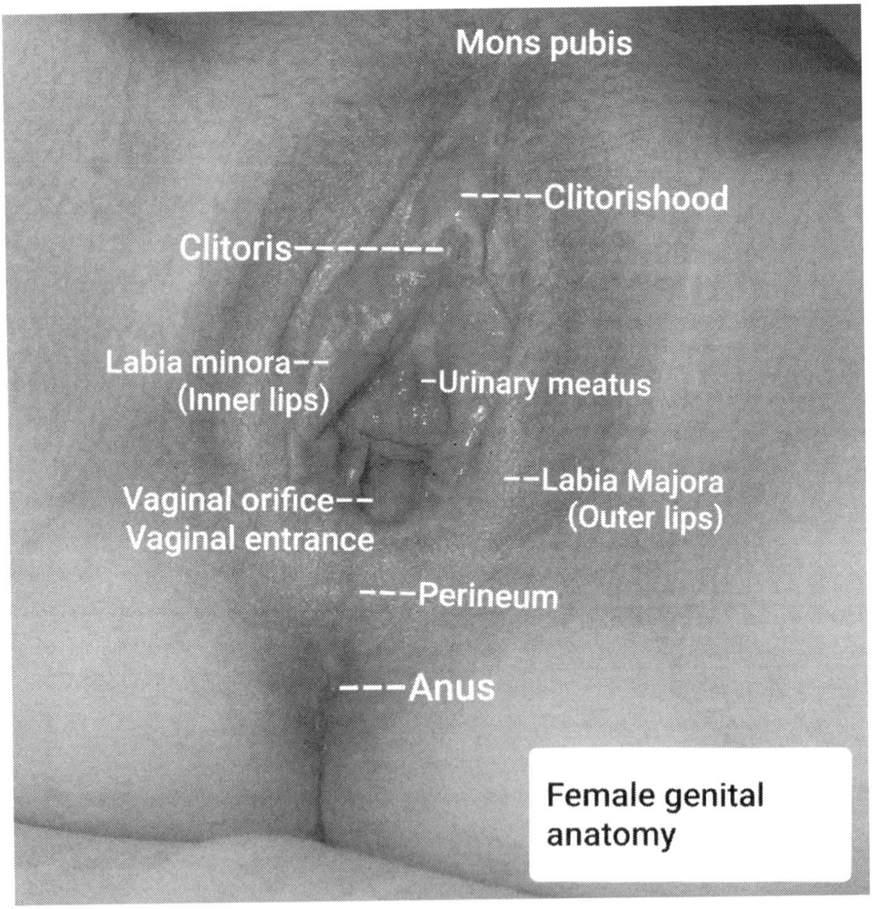

Von Omega658 - Eigenes Werk, CC BY-SA 4.0, https://commons.wikimedia.org/w/index.php?curid=98369867

3.1.1 Äußere Frauengeschlechtsorgane

Zu den äußeren Geschlechtsorganen gehören die Vulva mit ihren verschiedenen Teilen, wie den großen und kleinen Schamlippen, den Vestibular-Drüsen, der Klitoris und dem Venushügel (Mons pubis).

3.1.1.1 Alles über die Klitoris und ihre Verbindungen mit Vagina, Uterus und Darm

Wie bereits erwähnt, gehören zu den äußeren Geschlechtsorganen der Scheidenvorhof, die Schamlippen und die Klitoris, von der wir in diesem Unterkapitel sprechen. Die Schamlippen umschließen auch den Scheidenvorhof, in den neben der Scheide auch die Harnröhre mündet. In den Scheidenvorhof münden auch die Ausführungsgänge der Bartholin-Drüsen, die ein Sekret bilden, das die Scheide befeuchtet.

Die inneren und äußeren Frauengeschlechtsorgane werden durch das Jungfernhäutchen voneinander getrennt. Wir sehen also, dass die Verbindung zwischen den inneren und äußeren Geschlechtsorganen mehr oder weniger fließend ist.

Die meisten Frauen und Männer wissen nur, dass die Klitoris eine kleine Lust-Zone ist, die in der Vulva versteckt ist. Sie wissen nicht, dass das, was Sie sehen, nur ein kleiner Teil ist. Die Klitoris erstreckt sich weit in das Becken hinein - und sie entwickelt sich aus dem gleichen Gewebe wie der Penis.

Bis ca. drei Monate nach der Empfängnis in der Gebärmutter sind die Genitaltrakte von weiblichen und männlichen Embryonen genau gleich. Man sieht etwas, was so aussieht wie ein Minipenis oder eine große Klitoris, je nachdem, was man sehen will. Das bedeutet, dass in den ersten drei Monaten alles entstehen kann. Was da heranwächst, hat das Potenzial, sich entweder zu einem weiblichen oder männlichen Sexualorgan zu entwickeln. In Afrika bestimmten Menschen mit entsprechendem Wissen das Geschlecht des Kindes oft in diesem Stadium. Da sich Penis und Klitoris beide aus der gleichen Grundstruktur entwickeln, haben die beiden Organe viele Ähnlichkeiten in Form und Funktion.

Wenn du eine Frau befriedigst, solltest du nicht nur die Spitze der Klitoris bestätigen. Die Klitoris ist viel länger als das, was du sieht.
Die Klitoris ist sehr komplex aufgebaut und besteht aus vielen Nerven und aus Schwellkörpern, die weitläufig und paarig angelegt sind. Der Kopf der Klitoris hat die 50-fache Konzentration von Nervenenden wie der Kopf eines Penis.

Das Schwellkörpergewebe umfasst zwei Klitoris-Schenkel und zwei zwiebelförmige Schwellkörper. Die beiden Klitoris-Schenkel sind 6-9 cm lang und reichen, ausgehend vom Klitoris-Schaft (an dessen Spitze befindet sich die Klitoris-Eichel), bis tief ins Becken hinein. Nur wenige Zentimeter unterhalb der Klitoris befindet sich die Harnröhrenöffnung, also der Ausgang der Harnblase. Unter der Harnröhrenöffnung befindet sich der Scheideneingang.

Der weibliche Urogenitaltrakt bildet ein hochkomplexes und sensibles Zusammenspiel aus nah beieinander liegenden Organen, die man in zwei Gruppen unterteilen kann:
In den Genitalapparat und in den Harnapparat.
Der Aufbau des Genitalapparats beginnt von innen ausgehend mit

den Eierstöcken, die durch die Eileiter mit dem Uterus (Gebärmutter) verbunden sind. Nach außen gerichtet liegt die Vagina, die sich vom Gebärmutterhals aus zur Vulva (externe weibliche Genitalien, die aus dem Venushügel, den äußeren und inneren Schamlippen und der Klitoris bestehen) hin öffnet.

Auf der Höhe der Vulva liegt außer der Klitoris noch der Austritt der Harnröhre, also das äußere Ende des Harnapparats.

3.1.1.2 Klitoris - mehr als ein lustförderndes Organ

Fakt ist, dass die Klitoris, die in erster Linie aus Schwellkörpern, Muskeln und Drüsen besteht, das eigentliche Sexualorgan von Frauen ist, und nicht die Vagina. Zwar wird im Biologieunterricht oftmals gelehrt, dass die Vagina das Pendant zum Penis sei, aber das stimmt so nicht. Denn bei Babys entstehen im Mutterleib der Penis und die Klitoris aus der gleichen Schwellkörperanlage. Ab der neunten Schwangerschaftswoche entwickeln sich dann die menschlichen Sexualorgane in verschiedene Richtungen: Ein Penis ist also, ganz nüchtern gesagt, erst einmal nichts anderes als nach außen gestülptes Schwellkörpergewebe und die Klitoris nach innen gestülptes Schwellkörpergewebe.

Worin unterscheiden sich aber der Penis und die Klitoris voneinander? Ganz klar, es gibt insbesondere bei Erwachsenen anatomische Unterschiede: Während der Penis hervorstehend ist, ist nur die Klitoris-Perle äußerlich sichtbar. 90 Prozent der Klitoris befinden sich im Innern des weiblichen Körpers. Dennoch befinden sich auf ihr etwa doppelt so viele Nervenenden wie auf der Peniseichel.

3.1.1.2.1 Klitoris-Formen und ihre Orgasmusfähigkeit

Es gibt Klitoris-Formen, bei denen die Klitoris näher an der Harnröhrenmündung liegt, und Klitoris-Formen, bei denen die Klitoris einen größeren Abstand zur Harnröhrenöffnung aufweist. Die Psychoanalytikerin Marie Bonaparte, auch unter dem Pseudonym A.E. Narjani bekannt, untersuchte im Jahre 1924 in einer Studie 43 Frauen und deren Distanz zwischen ihrer Klitoris und Meatus urethrae [Clitorial-Urinary Meatus Distance (CUMD)]. Sie befragte die Frauen anschließend zu ihren sexuellen Erlebnissen und stellte fest, dass es eine Korrelation zwischen dem CUMD und der Orgasmusfähigkeit gibt. Die Psychoanalytikerin stellte fest, dass Frauen, deren Klitoris näher zur Harnröhrenmündung lag, häufiger einen Orgasmus erlebten, als die andere Gruppe.

Oftmals wird die Klitoris in den Medien oder in der Literatur (in Lehrbüchern) vernachlässigt, da sie nicht direkt der Reproduktion dient. Indem sie aber ein lustförderndes Organ ist, trägt sie sehr wohl einen bedeutsamen Anteil an der Reproduktion.

3.1.1.3 Schamlippen

Die Schamlippen (Labien) umschließen den äußeren Genitalbereich der Frau, die sogenannte Schamspalte. Von außen betrachtet erkennt man bei manchen Frauen nur die großen Schamlippen (Labia majora), da sie in der Regel die kleinen Schamlippen (Labia minora) bedecken. Bei manchen Frauen hingegen ragen die Labia minora zwischen den Labia majora heraus.

3.1.1.3.1 Rolle, Aufgabe

Die Labia majora (äußeren Schamlippen) verschließen die Scheide nach außen hin. Sie schützen diesen Bereich sowohl vor der Austrocknung als auch vor dem Eindringen von unerwünschten Fremdkörpern sowie Krankheitserregern. Abgesehen davon bieten die sich in den Labia majora befindenden Fettpolster einen mechanischen Schutz.

Die Labia minora (inneren Schamlippen) bilden die seitliche Begrenzung des Scheidenvorhofs und umschließen den Scheideneingang und die Klitoris. Sind sie sexuell erregt, schwellen sie an.

3.1.1.3.2 Formen

- Es gibt sowohl verwachsene Schamlippen (eine angeborene Anomalie) als auch mindesten vier dieser Schamlippen-Formen:
- Etwas größer und dicker ausgeprägte äußere Schamlippen (Ms. Puffs). (Die äußeren Schamlippen dienen als äußere Schutzbarriere für die Vagina. Bei diesem Typ sind sie etwas größer und dicker ausgeprägt. Dies ist entweder auf eine genetische Veranlagung oder auf Fettdepots zurückzuführen.)
- Äußere Schamlippen umschließen die inneren Schamlippen und den Klitoris-Mantel komplett (Ms. Barbie). (Diese Vulva-Form empfinden die meisten Frauen wohl als „perfekt“. Die äußeren Schamlippen umschließen in diesem Fall die inneren Schamlippen und den Klitoris-Mantel komplett. Auf diese Weise sieht die Vulva besonders harmonisch aus.)

- Heraushängende innere Schamlippen und hervorragender Klitoris-Mantel (Ms. Curtains). [Die inneren Labien (Schamlippen) und der Klitoris-Mantel hängen bei dieser Form heraus. Dies lässt sich auf eine Vergrößerung (Hypertrophie) der inneren Schamlippen und auf einen Hautüberschuss am Klitoris-Mantel (Präputium) zurückführen. Der Klitoris-Mantel ist die Haut, die die Klitoris umgibt.]
- Sichtbarer Klitoris-Mantel (Ms. Tulip). (Diese Form hat ihren Namen wegen ihrer äußeren Erscheinungsform. Sie erinnert an eine geöffnete Tulpenblüte. Im Gegensatz zu Ms. Curtains ist nur der Klitoris-Mantel sichtbar, nicht jedoch die inneren Schamlippen.)

3.1.1.3.3 Schamlippen gesund und jung halten

Um Schamlippen gesund und jung zu halten, sollte Frau vor allem diese Dinge und Punkte beachten:

- Starke Gewichtsschwankungen vermeiden (der bekannt-berüchtigte Jo-Jo-Effekt führt nicht selten dazu, dass auch die Haut darunter leidet. Als Folge davon können sich auch die Schamlippen anhaltend verändern).
- Die richtige Pflege wählen (weder zu exzessives Waschen und Reinigen noch eine Vernachlässigung der Intimhygiene sind ratsam. Vor allem die Produktwahl ist wichtig: Am besten ist klares Wasser zum Waschen. Möchte man spezielle Lotionen verwenden, sollte man zu Lotionen mit einem pH-Wert von 4 bis 4,5 greifen).

- Besser nicht großflächig rasieren (vor allem Frauen mit starkem Haarwuchs im Intimbereich sollten sich nicht zu häufig rasieren, denn dies kann eingewachsene Härchen, Rötungen und Entzündungen mit sich bringen. Manchmal bleiben sogar Narben zurück. Besser sind hautschonendere Methoden wie Waxing oder Sugaring).
- Habe häufig Sex (die sexuelle Stimulation regt die Blutzirkulation im Intimbereich an und auf diese Weise wird das Gewebe automatisch gestrafft).

3.1.2 Innere Frauengeschlechtsorgane

Die inneren Geschlechtsorgane liegen alle im kleinen Becken und beinhalten die Scheide, die Gebärmutter, die beiden Eileiter und die Eierstöcke.

4. Was ist die Vagina?

Die Vagina (mittellateinisch Vagina ‚Scheide ‘ im Sinne von „Behälter für eine Klinge“, griechisch κόλπος kólpos ‚Mutterschoß‘, ursprünglich: ‚Bucht‘ (vom Meer); Plural Vaginen) oder Scheide ist ein schlauchförmiges primäres Geschlechtsorgan der Frau (und aller weiblicher Säugetiere).

Das äußere sichtbare Ende der Vagina gehört zur Vulva.

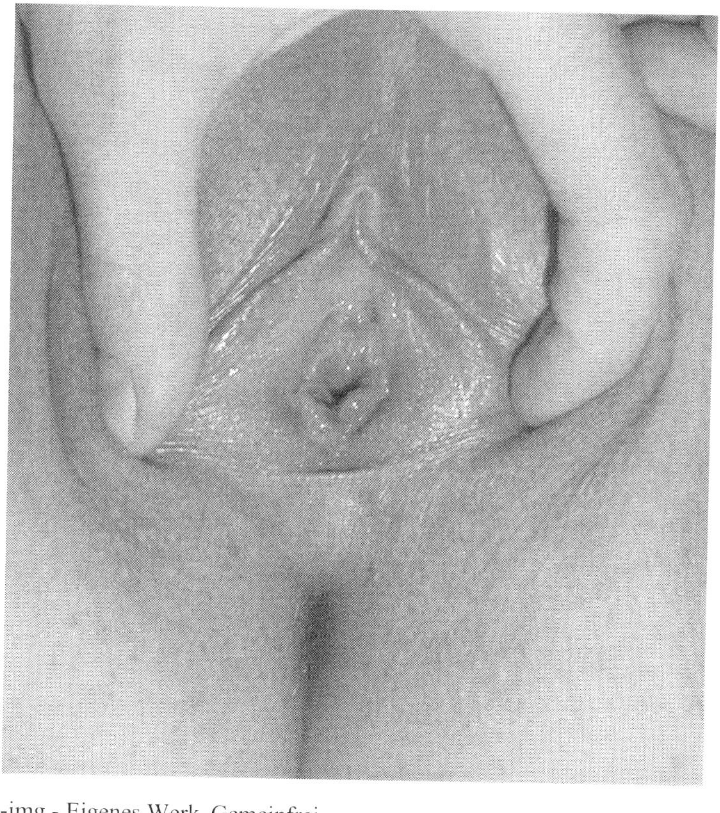

Von Sci-img - Eigenes Werk, Gemeinfrei,
https://commons.wikimedia.org/w/index.php?curid=8676743

4.1 Woher kommt das Wort Vagina (Etymologie)?

„Der italienische Anatom und Chirurg Matteo Realdo Colombo, der das Wort ‚Vagina' um 1549 in die Medizin einführte, begründete seine Wahl in der Abhandlung ‚de Re Anatomica' mit der Beschreibung des weiblichen Sexualorgans als „desjenigen Teils, in den der Spieß eingeführt wird, wie in eine Scheide" (Sanyal, Mithu M.).

4.2 Was ist der Unterschied zwischen Vagina und Vulva?

Die Vulva ist nur das äußere Ende der Vagina und umfasst den Venushügel, die inneren und äußeren Schamlippen und den äußeren Teil der Klitoris. Die Vagina verbindet die Vulva mit dem Muttermund und der Gebärmutter.

4.3 Wo befindet sich die Vagina?

Die Vagina befindet sich zusammen mit den anderen inneren Frauengeschlechtsorganen [Eierstöcken (Ovarien), Eileitern (Tuba), Gebärmutter (Uterus)] im kleinen Becken oberhalb des

Diaphragmas urogenitale (dem vorderen Beckenbodenteil) zwischen der Harnblase und dem Mastdarm.

4.4 Welche Funktionen hat die Vagina?

Die Vagina oder Scheide ist ein dehnbarer, etwa 10cm langer Schlauch, der durch die umliegenden Organe zu einem Spalt zusammengepresst wird. Beim Geschlechtsverkehr nimmt die Vagina den Penis auf und bei der Geburt fungiert die Vagina partiell als Geburtskanal für das Kind. Durch die Wehen und die damit verbundene Öffnung des Muttermundes und des Geburtskanals (Eröffnungsphase der Geburt) kommt es zu einer Aufweichung der Vaginalmuskulatur, die für die Dehnung beim späteren Geburtsvorgang sorgt (Austreibungsphase der Geburt). Diese Dehnung betrifft zudem die Vorhofschwellkörper sowie das Gewebe der Schamlippen und des Damms [der unter Umständen unter der Belastung reißen kann (Dammriss) und bei der Geburt manchmal vorsorglich eingeschnitten wird (Dammschnitt)].

4.5 Was passiert mit der Vagina

4.5.1 Was passiert mit der Vagina vor der Geburt?

Die Vagina vor der Geburt wird noch nicht so sehr gedehnt wie unter einer vaginalen Geburt, aber auch während der Schwangerschaft wird der Beckenboden in Mitleidenschaft gezogen und das kann sich ebenfalls auf die Vagina auswirken.

In der Schwangerschaft verfärbt sich die Vagina lila bis blau. Der Grund dafür ist eine verstärkte Durchblutung der Genitalien. Dadurch bekommt die Haut eine andere Färbung.

Der Scheidenausfluss vermehrt sich in der Schwangerschaft und. in der ersten Zeit nach der Empfängnis ist er noch zähflüssig. Mit Fortschreiten der Schwangerschaft wird er jedoch wässriger.

Der Geruch der Scheide verändert sich ebenfalls durch die Schwangerschaft: Er reicht in dieser Zeit leicht metallisch. Dies liegt vermutlich am höheren Säuregehalt des natürlichen Sekrets.

Die Vulva ist auf Grund der verstärkten Durchblutung in der Schwangerschaft geschwollen. Der Vorteil dabei und davon ist, dass auch die Empfindsamkeit in dem Bereich und die Lust verstärkt sein können.

4.5.2 Was passiert bei der Geburt mit der Vagina?

Die Vagina ist sehr elastisch: Bei einer Geburt dehnt sich die Vagina um das Zehnfache. In etwa 20 bis 30% der Fälle kommt es zu einem Dammriss, der in vielen, aber nicht in allen Fällen, genäht werden muss.

In allen Fällen bildet sich die Vagina-Dehnung nach der Geburt schnell wieder zurück.

4.5.3 Was passiert nach der Geburt mit der Vagina?

Die Vagina bleibt nach der Geburt nicht ausgedehnt, auch wenn es sein kann, dass sowohl die Vagina als auch der Scheidenverlauf etwas anders als zuvor aussehen und die Schamlippen zunächst etwas hängen. Normalerweise bildet sich alles wenige Wochen später wieder zurück.

Beckenbodenübungen helfen dabei sehr. War eine Frau bereits vor der Geburt „unten herum" trainiert, hat sie bessere Chancen, dass sich alles problemlos und schnell wieder zurückbildet.

4.6 Lust-Zone in der Vagina, Gebärmutter, Klitoris

In der Vagina, in der Gebärmutter und in der Klitoris befinden sich diverse Lustzonen. Bei jeder Frau sind sie jedoch anders. Jede Frau empfindet in einem anderen Bereich stärkere sexuelle Lust.

4.6.1 Lustzone in der Vagina

Die Vagina schmiegt sich im Körper eng an den Enddarm und an die Harnröhre. An der Fläche zur Harnröhre gibt es einen sensiblen Bereich: Den G-Punkt. Die Vagina ist mit dem Schamnerv und Beckennerv vernetzt. Dies sorgt für eine gesteigerte Lustempfindung.

Es ist jedoch bekannt, dass sie weniger freie Nervenenden als die Klitoris hat.

4.6.2 Lust-Zone in der Klitoris

An der Klitoris befinden sich doppelt so viele Nervenzellen wie an der Eichel, der sensitivsten Stelle des Mannes.

Die Schenkel der Klitoris ziehen sich bis in die Vagina hinein. Die Klitoris ist mit der Vagina verbunden und bebt mit ihr mit. Sie ist zudem mit dem Schamnerv vernetzt. Dies sorgt für eine besondere Nuance der Lustempfindung.

4.6.3 Lust-Zone in der Gebärmutter

Der Muttermund ist ebenfalls eine erogene Zone und bildet den Übergang von der Vagina zur Gebärmutter. An ihm gibt es einen weiteren Punkt, der bei steigender Lust stimuliert wird (der A-Punkt). Er ist jedoch noch wenig erforscht.

Über die gesamte Fläche des Muttermundes ist mehr bekannt: Manche Frauen empfinden einen Muttermund- oder Zervixorgasmus (er bezieht sich auf die gesamte Fläche des Muttermundes), sogar querschnittsgelähmte Frauen. Denn im Muttermund sind drei Nerven vernetzt, unter denen sich auch der Vagusnerv befindet. Er führt nicht über die Wirbelsäule, sondern über den Bauch und die Brust zum Gehirn.

4.7 Wann ist die Vagina ausgereift?

Zwei bis drei Jahre nach der ersten Regelblutung, wenn regelmäßige ovulatorische Zyklen auftreten, haben die Gebärmutter und die Scheide ihre ausgewachsene (adulte) Form erreicht und das gesamte Körperwachstum ist zu diesem Zeitpunkt zu 98% abgeschlossen.

4.8 Die Vagina natürlich trainieren und verengen

Durch Yoni-Yoga [Yoni ist das Zentrum der weiblichen Lust (die Scheide)] kann frau ihre Vagina natürlich trainieren, was sowohl eine Straffung als auch eine Erhöhung der sexuellen Lust zur Folge hat.

Diese Übungen sind genau genommen spezielle Übungen im Beckenbodenbereich, die für mehr Selbstbewusstsein und Freude beim Sex sorgen, und auch für mehr Elastizität und eine Straffung der Vagina.

Diese Übungen helfen konkret, die Vagina natürlich zu trainieren und zu verengen:

- Po-Oberschenkel-Muskel-Übungen verengen die Vagina
- Tanzen mit Hüftbewegungen
- Beckenbodentraining
- Sitzbeinhöcker-Übungen (die Sitzbeinhöcker sind an beiden Seiten des Hinterns angebracht und man sitzt darauf. Indem du den Po anspannst und versuchst, die beiden Höcker näher zusammenzubringen, trainierst du deine Vagina. Auf diese Weise bilden sich Muskeln aus und die Vagina wird straffer).
- Yoni-Yoga (Vagina anspannen und durch Eigeninitiative bewegen)
- Atemübungen (beim Ein- und Ausatmen auch die Vagina an- und entspannen. 15 Minuten am Tag reichen.).

- Liebeskugeln (Benutzung von Liebeskugeln in der Vagina. Dies ist jedoch eine Variante für Fortgeschrittene).

4.9 Vaginaler, Uterus- und klitoraler Orgasmus

Es gibt mehrere Formen von Orgasmen, die die Frau empfinden kann. In diesem Kapitel werden der klitorale, der vaginale und der Gebärmutterorgasmus vorgestellt.

4.9.1 Klitoraler Orgasmus

Die Klitoris umfasst etwa zehn Zentimeter. Neben dem Kitzler, der mit 8000 Nervenenden höchst empfindsam ist, zählen noch zwei neben der Scheidenöffnung angeordnete Schwellkörper dazu, die sich von der Harnröhrenöffnung über die Öffnung der Vagina bis zum Damm hinziehen.

Wenn ein oder mehrere Teile dieses Bereichs stimuliert werden, gelangt man zum Höhepunkt, also zum klitoralen Orgasmus.

4.9.2 Vaginaler Orgasmus

Ein vaginaler Orgasmus entsteht im Inneren der Vulva. Dies geschieht vor allem durch Penetration oder das Benutzen eines Dildos oder Vibrators, bei dem die Punkte in der Vulva stimuliert werden. An diesen Punkten kommen zahlreiche Nervenenden zusammen, wie beispielsweise der G-Punkt, der noch tiefere A-Punkt oder der U-Punkt.

Diese Lustzentren sind jedoch bei jeder Frau etwas anders angeordnet.

In der Regel befinden sich der G-Punkt sowie der A-Punkt in Richtung Gebärmutter und der U-Punkt in Richtung der Harnröhre.

4.9.3 Der Gebärmutter-Orgasmus

Ein stetiger und tiefer Druck auf den Gebärmutterhals kann bei manchen Frauen zum Orgasmus führen. Diese Art von Orgasmus ist nur möglich, wenn der Penis, der Finger oder ein Dildo mit dem Gebärmutterhals in Kontakt kommt. Ein langer Penis kann ebenfalls einen Gebärmutterorgasmus erzeugen. Bei einem kleinen Penis wird nur der Muttermund stimuliert.

4.10 Sex: Achtung, die Gesundheitsgefahr aus den Floren der Frauen. Insbesondere Oral-Sex kann Krebs verursachen.

Ja, man kann tatsächlich Krebs durch Oral-Sex bekommen. Der Grund hierfür liegt in den Humanen Papillomviren (HPV), die das

Risiko für Krebs im Mund-Rachenraum erhöhen können. Dies haben Forscher:innen in einer Studie bestätigt. Auf diese Weise kann beispielsweise auch Zungenkrebs entstehen.

Es ist jedoch wichtig zu wissen, dass nur einige der HP-Viren Krebs auslösen können und die meisten harmlos sind. Die meisten Menschen infizieren sich im Laufe ihres Lebens mit diesen Viren, die Haut- und Schleimhautzellen befallen. In den meisten Fällen hat dies jedoch keine negativen Auswirkungen, da das Immunsystem diese erfolgreich bekämpft.

In einigen Fällen verursachen manche HP-Viren harmlose Warzen im Gesicht, an den Händen und an den Füßen.

4.11 Trockene Vagina

Die Gründe für eine trockene Scheide, die vor allem jüngere und ältere Frauen betreffen, können folgende sein:

- Hormonschwankungen
- Wechseljahre
- Stress und psychische Belastung
- Hormonelle Verhütungsmittel (insbesondere die Mikropille)
- Erkrankungen wie Diabetes mellitus und Multiple Sklerose
- Chemotherapie, Bestrahlung und Antihormontherapie bei bestimmten Krebserkrankungen
- Starker Konsum von Alkohol und Zigaretten

Normalerweise bildet eine gesunde Vagina ein Sekret, das in der Vagina für optimale Bedingungen sorgt, damit sich die wichtigen

Bakterien – unter anderem Laktobazillen – vermehren können. Wenn die Scheidenhaut zu trocken ist, entstehen häufig schmerzhafte Einrisse. Krankheitserregende Keime können somit leichter Infektionen verursachen.

Bei anhaltenden und damit verbundenen Schmerzen sollte eine Frau eine Gynäkologin oder einen Gynäkologen aufsuchen, um sicherzustellen, dass keine Infektionen vorliegen.

4.12 Wie altert die Vagina?

Die Vagina verändert sich mit fortschreitendem Alter der Frau. Im Alter können die Vagina und die Gebärmutter schrumpfen, da die Elastizität ihrer Haut nachlässt. Durch Geburten und Bandscheibenprobleme kann eine Beckenbodenschwäche entstehen, die häufig eine Harninkontinenz zur Folge hat.

4.13 Vaginalmilieu

Das Scheidensekret in der Vagina besteht aus dem in den Zervix-Drüsen des Muttermundes gebildeten Zervix-Schleim und dem aus der Scheidenwand austretenden Transsudat und aus abgestorbenen Zellen des Vaginalepithels, die auf Grund des sehr hohen Glycogen-Anteils ein gutes Substrat für Milchsäurebakterien (Döderlein-Bakterien) und einer speziellen Scheidenflora darstellen. Die Organismen wandeln das Glykogen in Milchsäure um, die in einer Konzentration von etwa 0,5% zu finden ist.

Das Vaginalsekret der Frauen ist durch die Milchsäurebakterien sauer (pH-Wert 4 bis 4,5) und schützt den weiblichen Genitaltrakt somit vor aufsteigenden Infektionen (also Infektionen der Blase und Nieren).

Durch die Vagina fließt auch das Menstruationsblut aus der Gebärmutter heraus.

Bei jungen Mädchen vor der Pubertät erfolgt die Besiedlung dagegen vor allem durch Staphylokokken und Streptokokken, die beide nur einen geringen Schutz gegen Krankheitskeime bilden.

4.14 Vagina und andere Organe: Darm, Herz, Lungen, Gehirn

Die Vagina, und vor allem eine gesunde oder kranke Vagina, hat auch einen Einfluss auf den Darm und auf andere Organe.

4.14.1 Vagina und Darm

Man kann chronische Scheidenprobleme erst dann loswerden, wenn über einen gesunden Darm auch die Scheidenflora heilen und sich stabilisieren kann. Wenn Juckreiz, Ausfluss, Trockenheitsgefühl und Brennen die Frauen stören, dann sollte man auch einen Blick auf den wenig beachteten Darm werfen. In vielen Fällen ist er Teil des Problems und auch dessen Lösung.

Denn Stress und psychische Probleme schlagen Frauen häufig auf den Magen. Es gibt Frauen, die bei jedem Ärger Scheidenentzündungen bekommen oder zumindest starken Ausfluss. Dies sollte die Frauen mit häufig wiederkehrenden

Scheidenproblemen dazu ermutigen, auch einmal ihren Darm untersuchen zu lassen.

4.14.2 Vagina und Herz

Auch wenn es in der Literatur bisher verhältnismäßig wenig Publiziertes zum Thema Herz- und Vagina-Gesundheit gibt, finden sich dennoch einige Gemeinsamkeiten: Eine Ernährung, die gut für das Herz ist, hilft auch der Vagina, beispielsweise

- Avocados
- Lachs
- Nüsse und Mandeln
- gesunde Fette wie z.B. Olivenöl
- viel Flüssigkeit sowie
- viel Obst und Gemüse und
- frisches, wenig denaturiertes (verarbeitetes) Essen

Abgesehen davon hat der Sex sowohl eine positive Wirkung auf die Vagina als auch auf das Herz. Er regt den Kreislauf und die Durchblutung an und sorgt für gute Stimmung □

4.14.3 Vagina und Lungen

Scheidenkrebs, ein seltener und bösartiger Tumor, der vor allem bei älteren Frauen vorkommt und der nicht behandelt wird, kann sich in das umgebende Gewebe und in die benachbarten Organe ausbreiten. Meist sind der Gebärmutterhals, die äußere Scheide

(Vulva), die Harnblase und der Enddarm betroffen. Die Lymphwege ermöglichen den Tumorzellen auch in entfernte Organe zu wandern und dort bilden sie dann Metastasen (Tochtergeschwülste). In dem Fall können die Lymphknoten, die Leber, die Lunge oder die Knochen befallen sein. Ein sehr großes Scheidenkarzinom kann unter Umständen auch die Harnleiter einengen und in den Nieren einen gefährlichen Harnstau verursachen.

4.14.4 Vagina und Gehirn

Es gibt eine Verbindung zwischen dem Gehirn und der Vagina: Dies sehen wir allein daran, dass die meisten Frauen in ihrem Leben eher klitorale als vaginale Orgasmen erlebt haben. Dies liegt daran, dass bei der Selbstbefriedigung eher die Klitoris stimuliert wird und das Gehirn speichert diese Informationen ab. Im Gehirn sind dagegen kaum Informationen und Erlebnisse, Eindrücke und Erfahrungen mit der Vagina verzeichnet. Aus dem Grund – auf Grund von mangelnder Übung, Erfahrung und Praxis – erleben Frauen meist seltener vaginale Orgasmen. Alles ist eine Frage des Gehirns, das alle unsere Erfahrungen aufnimmt und verarbeitet.

So funktioniert übrigens unser Gehirn und ist für unsere sexuelle Stimulation verantwortlich: Über die sensorischen Nervenbahnen werden alle Sinneseindrücke von verschiedenen Sinnesrezeptoren an das Gehirn weitergeleitet. Sowohl Störfaktoren als auch sexuelle Stimulation und Eindrücke der Freude werden an das Gehirn übermittelt.

Um Sexualität und unsere Gefühle in ihrer ganzen Bandbreite empfinden zu können, braucht der Körper einerseits Botenstoffe und Hormone und andererseits drei verschiedene Arten von Nervensystemen:

- Die Anspannungs- oder Stressnerven mit ihrem Gegenpart,
- die Entspannungsnerven und
- die Nerven, die für die Koordinierung unserer Muskelnerven zuständig sind.

Die Anspannungs- und Stressnerven sind wichtig für den Aufbau der sexuellen Erregung. Bei Stress verhindern diese Nerven hingegen die Sexualität. Somit kommt es nicht zur genitalen Durchblutung und sie sorgen für Verspannung und Trockenheit im Genitalbereich.

Die Entspannungsnerven (Parasympathikus) werden aktiv, wenn die Frauen für den Sex bereit sind. Dann verlängert sich die Vagina, die Klitoris-Schwellkörper füllen sich mit Blut, die Scheidenblutgefäße füllen sich und es bildet sich ein Gleitfilm in der Vagina.

Die Nervenfasern versorgen zu Beginn der Erregung die Muskeln, die die Schwellkörper der Klitoris überziehen. Durch Pumpbewegungen fließt mehr Blut in die Schwellkörper und das Lustgefühl steigt. Auch die rhythmischen Zuckungen der Beckenbodenmuskulatur beim Orgasmus kommen durch die motorischen Nerven zustande.

4.15 Sexuelle Erregung und Geschlechtsverkehr

Beim vaginalen Verkehr nimmt die Vagina den Penis mit dem von ihm ausgestoßenen Sperma und den darin enthaltenen Spermien auf. Das Vaginalmilieu wird während der sexuellen Erregung verändert. Das Sekret in der Zervix-Drüse wird durch die Lubrikation und Produktion sowie die Produktion von dünnflüssigem Schleim in den Zervix-Drüsen pH-neutral. Die Bartholonischen Drüsen erleichtern durch das Absondern eines schleimhaltigen Sekrets das Eindringen des Penis in die Vagina, denn das Sekret befeuchtet den Vorhof.

Nach der Ejakulation des Mannes werden die Spermien durch den Gebärmutterhals in die Gebärmutter und weiter in die Eileiter transportiert.

Der vaginale Geschlechtsverkehr kann zwar zum Orgasmus führen, jedoch ist bekannt, dass die Vagina im Allgemeinen aus relativ nervenarmem Gewebe besteht. Man weiß also nicht genau, ob der vaginale Orgasmus durch die Reizung der Vagina oder durch die Bewegung und ausgelöste Reizung der Klitoris zustande kommt.

Ernst Gräfenberg entdeckte die Gräfenberg-Zone (auch G-Spot genannt), die ca. drei bis vier Zentimeter vom Vaginaleingang entfernt in der Vorderwand der Vagina liegt und besonders sensibel und erregbar ist. Interessant ist zudem, dass sie mit den Paraurethraldrüsen benachbart ist, die bei einer bestimmten Reizung Sexualsekrete freigeben (weibliche Ejakulation). Bei einem vaginal ausgelösten Orgasmus sind andere sensorische Nervenleitungen beteiligt als bei einem Orgasmus, der allein durch die klitorale Reizung erfolgt. Beim vaginalen Orgasmus sind der Plexus hypogastricus und die Nervi pelvici angesprochen, wohingegen beim klitoralen Orgasmus der Nervus pudendus eine Rolle spielt.

Manche Frauen werden am meisten durch die direkte Liebkosung des Klitoris-Körpers stimuliert, wiederum andere sind am Vaginaleingang und an den kleinen Venuslippen besonders sensibel und andere Frauen hingegen mögen ein tiefes Eindringen. Die Venengeflechte um die Harnröhre und Vagina herum zählen ebenfalls zum aktiven, erogenen System der Frau.

Aktuelle wissenschaftliche Ergebnisse besagen, dass 70-80% der Frauen ausschließlich durch die direkte Stimulation der Klitoris einen Orgasmus erreichen können.

Vom empirischen Standpunkt ist davon auszugehen, dass die Mehrheit der Frauen durch bloße Penetration des Penis in die Vagina keinen Orgasmus erreichen kann, obwohl die indirekte Stimulation der Klitoris ebenfalls ausreichend für einen Orgasmus sein kann.

Die Vaginalöffnung oder der Scheideneingang (Introitus vaginae) ist sehr reich mit Mechanorezeptoren versehen.

4.16 Funktion der Vagina bei der Geburt

Bei der Geburt wird die Vagina zu einem Teil des Geburtskanals für das Kind. Durch die Wehen und die damit zusammenhängende Öffnung des Muttermundes und des Geburtskanals kommt es bei der Eröffnungsphase der Geburt vor allem zu einer Auflockerung und Aufweichung der Vaginalmuskulatur, die eine Dehnung beim später folgenden Geburtsvorgang – bei der Austreibungsphase der Geburt – möglich macht. Diese Dehnung umfasst auch die Vorhofschwellkörper und das Gewebe der Schamlippen und des Damms, der unter der Belastung reißen kann (Dammriss) und in einigen Fällen bei der Geburt aus dem Grund vorsorglich eingeschnitten wird (Dammschnitt).

4.17 Ontogenetische Entwicklung der Vagina

Die Vagina, die Gebärmutter und die Eileiter entwickeln sich aus dem paarig angelegten Müller-Gang (Ductus paramesonephricus), der neben dem Urnierengang (Wolff-Gang, Ductus mesonephricus) in der Urogenitalleiste embryonal angelegt wird. Bei den männlichen Embryonen wird die Entwicklung des Müller-Ganges durch das in den fetalen Hoden gebildete Anti-Müller-Hormon (AMH) unterdrückt und sorgt dafür, dass diese zurückgebildet werden. Im weiblichen Embryo hingegen bildet sich der Müller-Gang ohne dieses entsprechende Hormon zu den inneren Genitalien um.

Ab der 7. Entwicklungswoche werden aus dem Müller-Gang ohne hormonelle Hemmung die Eileiter (Tuba uterina), dic Gebärmutter (Uterus) sowie die Vagina gebildet und der Wolff-Gang bildet sich zurück.

Der obere, kraniale Anteil des Müller-Gangs verläuft vertikal und bildet gemeinsam mit dem mittleren Teil die Eileiter. Aus dem unteren Bereich werden die Gebärmutter und die Vagina gebildet.

Die ursprünglich paarig angelegten Gänge verschmelzen am Ende des dritten Entwicklungsmonats zu einem Gang, der sich unter dem Einfluss der Östrogene zur Gebärmutter, zum Gebärmutterhals und dem oberen Bereich der Vagina herausdifferenziert. Das untere Ende des Kanals bildet den Sinovaginalhöcker und endet an der Wand des Sinus urogenitalis. Über eine Verdickung des Höckers und der Wand des Sinus urogenitalis bildet sich eine epitheliale Platte, auch Vaginalplatte genannt, die später den Vaginalausgang mit dem Hymen (Jungfernhäutchen) bildet. Im 5. Entwicklungsmonat stülpt sie sich am oberen Ende aus und bricht am Ende der Embryonalentwicklung durch.

4.18 Bedeutung der Hox-Gene bei der Vaginalentwicklung

Man konnte bereits an einigen Tiermodellen sehen, dass die Hox-Gene eine bedeutsame Rolle bei der Entwicklung des Urogenitalsystems spielen. HOX-A10 war beispielsweise für den kranialen Anteil der Vagina und HOX-A9 für die

Eileiterentwicklung notwendig. Störungen in der Expression dieser Hox-Gene führen zu Entwicklungsstörungen. Man hat herausgefunden, dass Störungen der Hox-A13-Gene, die für die Entwicklung weiter Abschnitte der Vagina und der Bildung und Regulation der extrazellulären Matrix verantwortlich sind, eine Beckenbodenschwäche auslösen können.

4.19 Verschiedene Formen der Vagina

Seit die Intimrasur boomt, sieht man besser, wie Frauen „unten herum" aussehen. Abgesehen davon tendieren sie auch eher dazu, sich mit anderen Frauen und gängigen Schönheitsidealen zu vergleichen. Manche Frauen empfinden auf Grund dieser Unterschiede zwischen den verschiedenen Vagina- und Vulva-Formen Scham oder entwickeln Komplexe und denken, es gebe perfekte Vagina- und Vulva-Formen. Dabei liegt die Schönheit im Auge des Betrachters/der Betrachterin.

Selbstverständlich können heute auch Operationen in Teilnarkose an der Vagina durchgeführt werden, aber man kann auch die eigene Vagina und Vulva so akzeptieren, wie sie ist.

In diesem Kapitel werden verschiedene Vagina-Formen vorgestellt.

4.19.1 Größere und dickere äußere Schamlippen (Ms. Puffs)

Die äußeren Schamlippen dienen als äußere Schutzbarriere für die Vagina. Bei diesem Typ sind sie etwas größer und dicker ausgeprägt. Dies ist entweder auf eine genetische Veranlagung oder auf Fettdepots zurückzuführen.

4.19.2 Äußere Schamlippen umschließen innere Schamlippen und Klitoris-Mantel komplett (Ms. Barbie)

Diese Vulva-Form empfinden die meisten Frauen wohl als „perfekt“. Die äußeren Schamlippen umschließen in diesem Fall die inneren Schamlippen und den Klitoris-Mantel komplett. Auf diese Weise sieht die Vulva besonders harmonisch aus.

4.19.3 Heraushängende innere Schamlippen und

herraushängender Klitoris-Mantel (Ms. Curtains)

Die inneren Labien (Schamlippen) und der Klitorismantel hängen bei dieser Form heraus. Dies lässt sich auf eine Vergrößerung (Hypertrophie) der inneren Schamlippen und auf einen Hautüberschuss am Klitoris-Mantel (Präputium) zurückführen. Der Klitoris-Mantel ist die Haut, die die Klitoris umgibt.

4.19.4 Sichtbarer Klitoris-Mantel (Ms. Tulip)

Diese Form hat ihren Namen wegen ihrer äußeren Erscheinungsform. Sie erinnert an eine geöffnete Tulpenblüte. Im Gegensatz zu Ms. Curtains ist nur der Klitoris-Mantel sichtbar, nicht jedoch die inneren Schamlippen.

4.20 Vagina und Ethnie. Unterschiede: Weiße und asiatische Frauen haben eine breitere Vagina

Es gibt definitiv einen „Rassenunterschied" und auch genetische Faktoren, die die Größe und Länge der Vagina bestimmen, genauso, wie die Vagina-Flora von schwarzen und weißen Frauen unterschiedliche Besiedlungen hat.

Ich habe sehr früh in meinem sexuellen Initiationsritual vor über 40 Jahren gelernt, dass die Vagina einer schwarzen Frau kleiner ist und die Beckenmuskelkraft stärker ist, als bei anderen Frauen. Und auch, dass allgemein schwarze Männer einen durchschnittlich größeren und längeren Penis haben, als Männer anderer Herkunft. Das ist sehr erstaunlich. Man hätte gedacht, dass es andersherum sein müsste. Größere Penisse zu größeren Vaginen passend und kleinere Penisse zu kleineren Vaginen. Diese Naturerkenntnis können Männer erfahren und auch schnell in der Praxis feststellen, wenn sie mit vielen schwarzen, weißen und asiatischen Frauen geschlafen haben. Oder wenn man mit Frauen redet, die mit Männern verschiedener Herkunft geschlafen haben. Wir erinnern uns an den Aufstand der chinesischen Studenten gegen schwarzen Studenten in China, ausgelöst dadurch, dass chinesische Frauen schwarze Männer vorziehen würden, weil sie größeren Penisse hätten und deswegen keine Lust mehr hätten, mit chinesischen Männern zu schlafen. Schwarze wurden vom Campus gejagt. In vielen Interviews sagten die chinesischen Frauen damals, dass sie mit schwarzen Männern mehr fühlen würden, als mit chinesischen Männern. Dieser Skandal passierte vor ca. 20-25 Jahren. Diese Erkenntnis wird auch durch zahlreiche wissenschaftliche Studien belegt.

Viele Studien haben gezeigt, dass allgemein schwarze Frauen und weiße Frauen unterschiedliche Größen bezüglich der Vagina haben. Während bei Männern allgemein schwarze Männer größere Penis haben, ist es bei Frauen anders. Weiße Frauen haben größere Vaginen.

Schwarze Frauen und Männer haben eine stärkere Po-Bein-Beckenbodenmuskulatur. Somit haben sie mehr Muskulatur in ihren PC-Muskeln („Musculus pubococcygeus" – er wird auch

Schambein-Steißbein-Muskel genannt. Er umschließt die Vagina, beziehungsweise die Venen, die das Blut aus dem Penis abführen.) und ihr Vaginal-Kanal ist kleiner. Eine mögliche Erklärung dazu will die Wissenschaft darin sehen, dass schwarze Frauen auf natürliche Weise Babys mit kleineren Köpfen zur Welt bringen, als weiße oder asiatische Frauen.

Es wurde durch Studien festgestellt, dass weiße Frauen (auch Männer übrigens, man kann das auch mit bloßen Augen sehen) "im Durchschnitt" eine breitere Hüfte und einen breiteren Hintern mit weniger Muskulatur haben, und die Vaginalöffnung weißer Frauen ebenfalls größer ist, da sie in der Regel Kinder mit größerem Kopf gebären. Schwarze Frauen (auch schwarze Männer) haben schmalere Hüften, einen runderen, stärkeren und muskulöseren Po, dickere und muskulösere Schenkel und schwarze Frauen haben tatsächlich kleinere Vaginen. Sie gebären Babys mit kleineren Köpfen. Weiße Menschen haben längere Oberkörper und weiße Frauen haben längere Vaginen. Asiatische Frauen haben kürzere Vaginen als schwarze und weiße Frauen. Sie haben breitere Öffnungen als schwarze Frauen, aber nicht so groß wie weiße Frauen. Im Gegensatz zur Penisgröße hat die Körpergröße und -Form einer Frau einen Einfluss auf die Vagina-Größe. Größere Frauen (längerer Rumpf) mit breiteren Hüften haben höchstwahrscheinlich eine längere und tiefere Vagina. Die Rumpfgröße und Rumpf-Länge ist wichtiger, als die tatsächliche Körpergröße. Was Männer betrifft, kann ein großen Mann jedoch einen kleineren Penis haben, als ein kleiner Mann.

Auch die Inkontinenzraten sind bei schwarzen Frauen am geringsten.

Paar Quelle aus der Schulwissenschaft (Quelle aus der Naturwissenschaft, aus meiner Wissensschule sind nicht belegbar) http://www.ncbi.nlm.nih.gov/pmc/articles/PMC2593128/

http://www.ncbi.nlm.nih.gov/pubmed/10895030

http://www.justanswer.com/ob-gyn/6d52a-women-longer-torso-s-deeper-vagina-s.html
http://www.ncbi.nlm.nih.gov/pubmed/24464469

http://www.ncbi.nlm.nih.gov/pubmed/20042169

4.21 Biologische Entwicklung der Vagina vom Kind zum Mädchen und vom Mädchen zur Frau

4.21.1 Entwicklung der Vagina vom Kind zur heranwachsenden Frau

Zuerst verändert sich die Scheide: Dabei wachsen die äußeren Schamlippen und bedecken die inneren Schamlippen. Die Gebärmutter verändert sich ebenfalls. Dann tritt die erste Schambehaarung auf. Die Brust fängt folglich an zu wachsen.

4.21.2 Entwicklung der Vagina von der heranwachsenden zur erwachsenen Frau

Die Vagina ist nach der Pubertät voll ausgebildet und die Haut in jungen Jahren noch sehr straff, dementsprechend auch die Vulva und die Vagina. Die Dehnbarkeit lässt im Laufe der Zeit nach. Später lässt auch die Elastizität der inneren und äußeren Schamlippen nach. Die Schamlippen können sich zudem dunkler einfärben.

Vor allem während der Schwangerschaft werden die Vagina und die Vulva stärker durchblutet und dehnen sich aus. Manche Frauen berichten in dieser Zeit auch über mehr Lust auf Sex. Das weibliche Geschlechtsorgan ist in dieser Zeit bläulich verfärbt und die Oberfläche samtig. Nach der Geburt schrumpft sie wieder.

4.22 Wie kann man die Vagina untersuchen lassen?

Die Vagina kann entweder

- mit den Fingern durch die Gynäkologin/den Gynäkologen abgetastet werden,
- im Rahmen einer Selbstuntersuchung durch die Frau erfolgen und
- mittels Untersuchung der Scheidenhaut und des Scheidenmilieus „durchgecheckt" werden (Epithelzellen

werden durch einen Abstrich gewonnen und auf einem Objektträger mikroskopiert. Die Vaginalzytologie gibt Auskunft über die aktuelle Zyklusphase. Die Zyklusphasenbestimmung wird heute allerdings durch diverse Hormonuntersuchungen erweitert, um die Diagnosesicherheit zu erhöhen. Gewebeproben können außerdem durch eine Scheidenbiopsie entnommen werden.).

4.23 Fehlbildungen und Lageanomalien der Vagina

Unter Vaginalfehlbildungen bezeichnet man diverse angeborene Störungen bei der ontogenetischen Entwicklung der Vagina. Diese können entweder nur die Vagina betreffen oder aber kombiniert mit Fehlbildungen der Gebärmutter und der Harnwege auftreten. Es können auch Fehlbildungen im Bereich des Scheidenausgangs und des Scheidenvorhofs vorkommen.

Fehlbildungen der Vagina:

Zu den Haupt-Fehlbildungen der Vagina zählen die

- Vaginalasplasie,
- die Vaginalatresie und
- die Vagina septa.

4.23.1 Vaginalaplasie

Bei der Vaginalaplasie erfolgt die Ausbildung der Vaginalknospen und der Vaginalplatte in der ontogenetischen Entwicklung nicht, bedingt durch eine Hemmungsfehlbildung zur Nichtanlage und somit kommt es zum vollständigen Nichtvorhandensein der Vagina. Ein Durchbruch der Müller-Gänge in den Sinus urogenitalis geschieht also nicht.

Die Vaginalaplasie kann vor allem als Symptom eines Mayer-Rokitansky-Küster-Hauser-Syndroms, eines Swyer-Syndroms, der kompletten Androgenresistenz oder des Turner-Syndroms auftreten und auch mit anderen Fehlbildungen einhergehen, wie dem Fehlen einer Gebärmutter. Meist nimmt der Arzt oder die Ärztin in diesem Fall eine Korrektur vor durch eine sogenannte Kolpopoese, um den vaginalen Geschlechtsverkehr zu ermöglichen.

4.23.2 Vaginalatresie

Unter einer Vaginalatresie versteht man den vollständigen oder teilweisen Verschluss der Vagina im oberen Vaginalabschnitt. Im Scheidenvorhof findet man Formen des Hymens (Jungfernhäutchens), die den Scheideneingang entweder großflächig oder, wie bei einer Hymenalatresie, vollständig verschließen. Folgen dieses Verschlusses sind entweder ein Hydrokolpos mit Flüssigkeitsansammlung in der Vagina oder ein Hydrometrokolpos mit Flüssigkeitsansammlung auch im Uetrus des Neugeborenen. Ein Hämatokolpos mit einem Aufstau von Menstruationsblut in der Vagina oder eine Hamatometra (Hämatokolpos) mit Aufstau in den Uterus hinein sind ebenfalls mögliche Formen.

4.23.3 Vagina septa

Bei der Vagina septa kommt es auf Grund von Störungen der Fusion der paarigen Vaginalknospen zu einer Doppelfehlbildung, bei der die Vagina aus zwei parallelen Schläuchen besteht. Wenn sie sich nur auf den oberen Bereich beschränkt, wird sie als Vagina subsepta bezeichnet. Häufig gehen mit der Vagina subsepta komplexere Fehlbildungen wie das Herlyn-Werner-Wunderlich-Syndrom oder das Meacham-Syndrom einher.

4.23.4 Lageanomalien der Vagina

Die Lageanomalien unterscheiden sich von den Fehlbildungen dahingehend, dass sie nicht angeboren sind, sondern erworben. Es handelt sich in diesem Fall um verschiedene Verminderungen der Höhe der Vagina über dem Beckenboden, die entweder über eine Vagina-Senkung oder einen Scheidenvorfall zustande kommen können.

Äußerst selten ist hingegen eine vollständige Ausstülpung der Vagina, auch Inversio vaginae genannt, die gemeinsam mit der Ausstülpung der Gebärmutter (Inversio uteri) zur Geburtskomplikation führen kann.

4.24 Entzündungen und Verletzungen der Vagina

Bestimmte Erkrankungen und Verletzungen sowie Entzündungen können entweder innere Frauengeschlechtsorgane, wie den Muttermund oder die Gebärmutter, oder aber auch äußere Geschlechtsorgane, wie die Vulva, betreffen.

4.24.1 Was ist Vaginitis oder Kolpitis?

Unter Vaginitis oder Kolpitis versteht man akute und chronische Entzündungen mit Juckreiz, Rötungen und verändertem Ausfluss. Häufig sind die Vagina und die Vulva gleichermaßen entzündet, beispielsweise bei der Vulvovaginitis.

Vaginitis oder Kolpitis entsteht durch

- Infektionen mit Viren, Bakterien oder Pilzen. Die häufigsten bakteriellen Infektionen werden dabei durch Gardnerella vaginalis, Escherichia coli, Gonokokken, Enterokokken, Staphylokokken, Streptokokken und Chlamydien ausgelöst. Unter den vaginalen Pilzinfektionen spielt vor allem der Scheidenpilz Candida albicans eine große Rolle.
- Weitere Erreger einer Vaginitis können Trichomonas vaginalis (das sind einzellige Organismen) und Viren sein.
- Schädigung oder Verlust der Vaginalsekrete und -flora.

4.24.2 Entzündungen durch Verletzungen und Verlust der Vaginalsekrete und -flora

Externe Faktoren wie die Nutzung

- von Intimsprays
- Scheidenspülungen
- Antibiotika
- Spermiziden
- organische Ursachen wie Östrogenmangel
- Diabetes mellitus
- Sekretionsstörungen
- Hypermenorrhoe
- Immunschwäche
- Tumorerkrankungen

können eine Schädigung der Vaginalsekrete und -flora oder deren Verlust bedeuten.

Besonders im Kindesalter und im fortgeschrittenen Alter kann dieses Problem auf Grund der geringen Östrogenproduktion auftreten. In diesen Lebensabschnitten kommt es häufiger zur Vaginitis, als zwischen der Pubertät und der Postmenopause.

Die Ursache für den Verlust und die Schädigung der Vaginalsekrete und -flora können die oben genannten Faktoren sein.

4.24.3 Akute und chronische Erkrankungen

Vaginale Infektionen treten auf, wenn Bakterien, Pilze oder andere Organismen unkontrolliert wachsen. Einige dieser Organismen leben bereits in der Vagina und werden durch die Koexistenz mit anderen Organismen auf einem gesunden Niveau gehalten.

Nicht nur Infektionen und Entzündungen können zu vaginalen Erkrankungen führen, sondern auch sogenannte Vaginalfisteln und Vaginaltumore.

Infektiöse Organismen können auch durch unsachgemäße Hygiene oder unsicheren Sex in die Vagina eingeführt werden.

4.24.4 Vaginalfisteln

Vaginalfisteln sind akute, offene Verbindungen zwischen der Vagina und den benachbarten Hohlorganen wie der Harnblase, der Harnröhre oder dem Rektum oder zur Oberfläche des Damms. Diese können durch chronische Druckschädigungen, zum Beispiel während der Schwangerschaft, oder durch operative Eingriffe verursacht sein.

4.24.5 Vaginaltumoren

Vaginaltumoren können sowohl gutartig (benign) als auch bösartig (malign) sein. Maligne Vaginaltumoren sind vor allem Vaginalkarzinome, die als Krebserkrankung überwiegend im oberen Vaginalabschnitt auftreten. Symptome treten in der Regel eher spät auf und das Karzinom ist häufig sehr früh über die regionalen Lymphbahnen metastasiert. Aus diesem Grund ist die Prognose bei größeren Tumoren in der Regel schlecht.

4.24.6 Endometriose

Bei der Endometriose kann sich die Gebärmutterschleimhaut (Endometrium) außerhalb der Gebärmutterhöhle (Ektop) ausbreiten und auf diese Weise auch die Vaginalwand und das Bindegewebe zwischen der Scheide und dem Darm verändern.

4.24.7 Vaginodynie

Bei der Vaginodynie entstehen lange anhaltende Schmerzzustände im Bereich des Vaginalausgangs ohne physischen Grund. Man kennt die Ursachen dafür nicht, vermutlich liegen aber auch psychische Gründe vor, die ein chronisches genitales Schmerzsyndrom auslösen.

4.24.8 Vaginismus

Der Vaginismus kennzeichnet sich durch eine starke Sensibilität und Schmerzen am Scheideneingang. Er wird als psychisch bedingt eingestuft.

4.24.9 Verletzungen der Vagina und Fremdkörper

Verletzungen der Vaginalwand, normalerweise Vaginal- oder Scheidenrisse, können entweder durch eingeführte Fremdkörper [etwa zu Hygiene (Tampons u.a.), zur Verhütung oder zur sexuellen Stimulation (Masturbation)] oder aber auch als Koitus-Verletzungen durch zu heftigen Geschlechtsverkehr entstehen. Manchmal treten diese auch als Geburtskomplikationen auf.

4.24.10 Vaginal- und Scheidenrisse

Vaginal- und Scheidenrisse können unterschiedliche Ursachen haben:

- Eingeführte Fremdkörper
- heftiger Geschlechtsverkehr
- Geburtskomplikationen

Normalerweise verheilen kurzzeitige Blutungen innerhalb kürzester Zeit. Stärkere Blutungen erfordern jedoch ärztliche Untersuchungen oder sogar Operationen.

Eine besonders schwere Verletzung ist der vollständige oder teilweise Abriss der Vagina von der Gebärmutter, auch Kolporrhexis genannt.

Vaginal- und Scheidenrisse entstehen durch

- versehentlich eingeführte Fremdkörper zur Hygiene (wie Tampons), zur Verhütung oder zur sexuellen Stimulation (zur Masturbation)
- durch sehr heftigen Koitus (Geschlechtsverkehr)
- durch Geburtskomplikationen

5. Die Vagina- und Uterus-Flora (Mikrobiom)

5.1 Das menschliche Mikrobiom

Das Menschliches Mikrobiom ist die gesamte Palette von Mikroorganismen (Mikrobiota), die auf und in Menschen leben. Sie tragen zu einem breiteren genetischen Porträt eines Menschen bei.

Diese Mikroorganismen sind Bakterien, Archaeen (primitive einzellige Organismen), Pilze und sogar einige Protozoen und nicht lebende Viren. Bakterien sind bei weitem die zahlreichsten Mitglieder des menschlichen Mikrobioms: Allein die Bakterienpopulation wird auf 75 Billionen bis mehrere Hundert Billionen Einzelorganismen geschätzt, während der gesamte menschliche Körper aus etwa 50 Billionen bis 100 Billionen somatischer (Körper-)Zellen besteht. Der Mensch ist mehr Bakterien als Zellen. Wir sind eine Ansammlung menschlicher und mikrobieller Zellen und Gene und damit eine Mischung aus menschlichen und mikrobiellen Merkmalen.

Mikrobielle Vielfalt

Geschätzt werden mindesten 1.000 verschiedenen Arten von Mikroorganismen, genau weiß noch niemand. Man geht davon aus, dass es noch viel mehr sind, was zu einer außerordentlich vielfältigen Sammlung mikrobiellen Erbguts eines Lebewesens (DNA) führen kann. Diese Vielfalt manifestiert sich in Unterschieden in der mikrobiellen Zusammensetzung, nicht nur von Menschen zu Menschen, sondern auch zwischen passenden Körperteilen, wie der rechten und linken Hand desselben Individuums. Ein Handteller kann mehr als 150 verschiedene Bakterienarten beherbergen, von denen nur 17 Prozent an beiden Händen derselben Person gemeinsam sind und von denen nur 13 Prozent von verschiedenen Personen geteilt werden, wie eine Studie dies belegt.

Der menschliche Körper verlässt sich auf die unzähligen bakteriellen Gene als Quelle essentieller Nährstoffe. Studien zeigen eine wichtige Rolle für das menschliche Mikrobiom bei der Prävention einer breiten Palette von Krankheiten wie Krebs, Typ-2-Diabetes und Adipositas bis hin zu entzündlichen Darmerkrankungen, Parkinson-Krankheit und sogar psychischen Erkrankungen wie Depressionen und Ängste.

Mikroorganismen sind an etwa 20 % der menschlichen Krebsarten beteiligt. Vaginale Mikrobiota spielt eine Rolle bei der Infektiosität von HIV, mit einem erhöhten Risiko für Infektion und Übertragung, wenn die Frau bakterielle Vaginose hat; ein Zustand, der durch ein abnormales Gleichgewicht von vaginalen Bakterien gekennzeichnet ist.

Eine symbiotische Beziehung zwischen der Darm-Mikrobiota und der Vagina-Mikrobiota und verschiedenen Bakterien kann die Immunantwort eines Individuums beeinflussen.

Die Verluste an Mikrobiota-Vielfalt sind bei übergewichtigen Personen größer.

An vielen Orten des Körpers sind diese Mikroorganismen zu finden, vor allem im Darm, einem weiteren Gehirn im Körper mit hunderttausenden Milliarden Bakterien. Es gibt Millionen Neuronen (ein Neuron ist eine Nervenzelle für Erregungsleitung und Erregungsübertragung, die an den Funktionen des Nervensystems teilhaben), die direkt den Darm mit dem Gehirn verbinden.

Der zweite Ort, an dem das Mikrobiom nach dem Darm am meisten entwickelt ist, ist die Vagina. Weitere Orte sind Mund, Nase, Haut, Augen, Plazenta, usw.

Die Vagina beherbergt Millionen von Bakterien, die für die psychische und körperliche Gesundheit der Frau, aber auch des Mannes, sehr wichtig sind.

Veränderungen in der Mikrobiota können auftreten, wenn eine Person von einem Land in ein anderes wandert.

Mit dem Tod bricht das Mikrobiom des lebenden Körpers zusammen und eine andere Zusammensetzung von Mikroorganismen namens Necrobiom etabliert sich als wichtiger aktiver Bestandteil des komplexen physikalischen Zersetzungsprozesses. Seine vorhersehbaren Veränderungen im Laufe der Zeit werden als nützlich angesehen, um den Zeitpunkt des Todes zu bestimmen

5.2 Darmflora und Darmbakterien

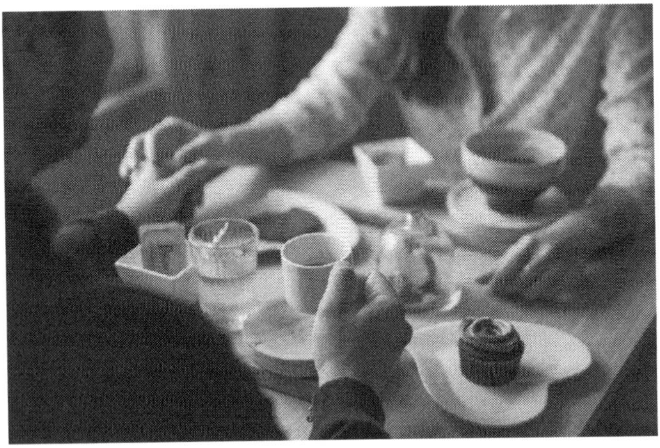

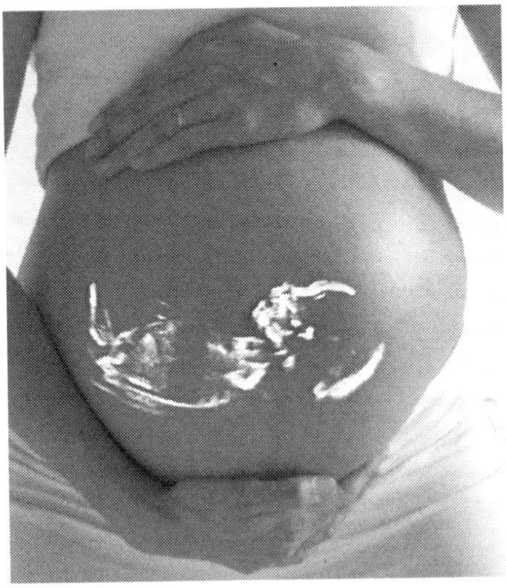

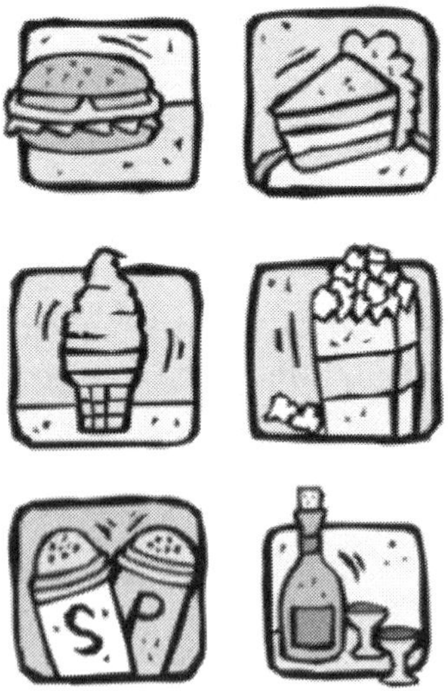

5.2.1 Was ist die Darmflora (Mikrobiom)?

Wenn wir über den Darm sprechen, müssen wir darüber sprechen, was in seinem Inneren lebt; also müssen wir über die Darmflora sprechen.

Wenn das Verdauungssystem des menschlichen Körpers flach liegen würde, würde es die Oberfläche von zwei Tennisplätzen einnehmen. Jeder Millimeter dieses Platzes eignet sich hervorragend dafür, dass **schädliche, toxische und störende Elemente**, die in unserem Essen vorkommen (aber auch solche, die wir auf anderen Wegen aufnehmen), in unseren Körper eindringen. Aber die Natur hat eine perfekte Lösung für diese Gefahr gefunden und hat den ganzen Bereich des Verdauungssystems mit einem **Schutzband** gesichert: Der **Darmflora**.

Die Darmflora hat 10-mal mehr Mikroorganismen, als es menschliche Zellen im Körper gibt und diese Mikroorganismen besitzen zusammen 100-mal mehr Gene als der Mensch!

Der Darm des Menschen wird von Billionen Bakterien, Viren und Pilzen besiedelt, bestehend aus **Tausenden Bakteriengattungen**. Diese Zahl ist nur eine Schätzung, denn genau weiß die Wissenschaft es noch nicht. Manche Quellen sprechen sogar von bis zu 10.000 Gattungen. Früher dachte man, es seien 200-400. Jede bakterielle Gattung hat ihre ganz spezifische Rolle und gedeiht für ganz bestimmte Nährstoffe. Jeder hat sein typisches Bakterienprofil, es ist wie ein „Fingerabdruck eines Menschen durch sein Mikrobiom".

Die Darmflora ist vor allem im Dickdarm zuhause und dort findet man die größte Zahl verschiedener Bakterienarten, wie Milchsäurebakterien oder Coli-Bakterien. Im Dickdarm befinden sich sehr viel mehr Mikroorganismen als im Dünndarm. Diese Bakterien leben in einem **symbiotischen Gleichgewicht** mit dem Menschen und werden benötigt, um gesund zu bleiben und eine gute Verdauung sicherzustellen.

Und wenn eine Person gesund ist, sind die meisten dieser Mikroben nützliche Mikroben. Neben diesen gibt es aber auch **gefährliche Bakterien**, die Krankheiten erregen können. Sie leben auch in den Körpern gesunder Menschen, aber wenn genügend **nützliche Bakterien** vorhanden sind, **regulieren diese** die Wirkung anderer krankheitserregender Mikroben und verhindern, dass diese den Körper schädigen und uns krank machen. Sowohl gute als auch weniger gute Bakterien sind wichtig für den Körper. Sie müssen nebeneinander existieren, damit der Darm seine Funktion gut erledigen kann. Sie regulieren und füttern sich gegenseitig.

Liegt eine Störung vor, kann die Vielfalt rapide abnehmen und das Gleichgewicht der Bakterien, und somit das ganze Gleichgewicht des Körpers, zerstört werden.

Der Darmtrakt ist ein wahrer **Nährboden für die Artenvielfalt**. Er beheimatet Milliarden von Mikroorganismen (Bakterien), die in mehrere tausend Arten aufgeteilt sind und die das **Darmmikrobiom** oder die Darmflora ausmachen. Jede Person hat eine **eigene Darmflora, wie die eigene DNA** oder die Fingerabdrücke. Diese Flora entwickelt sich im Laufe des Lebens und schwankt je nach Faktoren wie Ernährung, Gesundheit, Medikamente, Alter usw.

In diesem Mikrobiom spielen die Bakterien eine ganz bestimmte Rolle, sie kommunizieren miteinander und erfüllen gezielte Funktionen. Die Darmbakterien **inter-kommunizieren mit dem Gehirn** und bekommen alles mit, was im Kopf abläuft und reagieren auch darauf. Menschen, die an Depressionen leiden, haben zum Beispiel eine ganz bestimmte Besiedlung, die dazu führt, dass diese Menschen Lust auf ganz bestimmte Lebensmittel haben, die die Bakterien brauchen, um auf das Gehirn zu reagieren.

Das bedeutet, mittels der Darmbakterien, und das wiederum bedeutet, mittels dem, was wir essen, kann man uns manipulieren und unser Denken, unsere Gefühle, unser Verhalten, unsere Persönlichkeit, unsere Sexualität, unsere sexuelle Orientierung usw. beeinflussen.

Alle Bakterien im Darm sind **gut und wichtig** für den Menschen, nur die Verschiebung ihrer Zusammensetzung kann zu einem Problem werden. Es gibt daher keine „guten" oder „schlechten" Bakterien. Die Bezeichnung „gut" oder „schlecht" ist gefährlich, denn sie kann dazu verleiten, die angeblich „schlechten" eliminieren zu wollen, um die Zahl der „guten" zu vergrößern. Das wäre ein fataler Fehler. Die „schlechten" Mikroorganismen müssen auch da sein, damit die „guten" Bakterien ihre heilende, schützende Rolle spielen, weil sie dann immer daran erinnert werden, dass sie aktiv sein müssen. Wenn man einfach **die „schlechten" abtötet**, werden es **zu viele „gute" Bakterien**, und irgendwann werden diese dann ihre Arbeit nicht mehr verrichten. Diese Erkenntnis muss die Schulmedizin im Blick behalten, da sie generell zu isoliert und nicht ganzheitlich genug arbeitet.

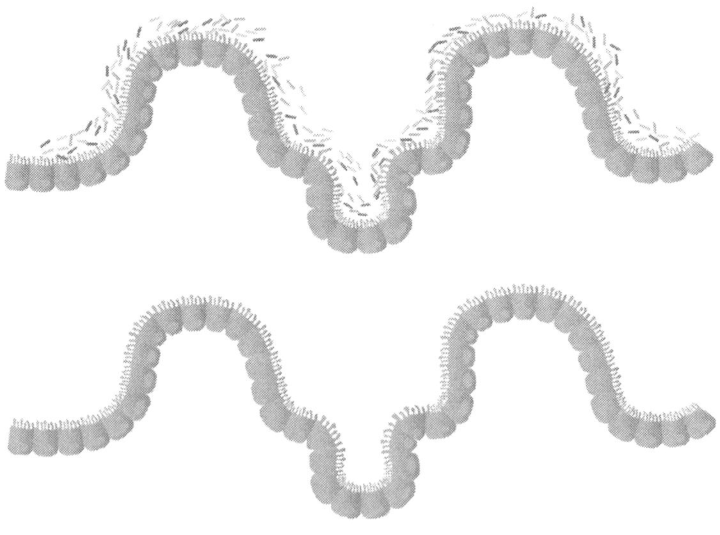

5.2.2 Die Darmflora wird vererbt – wie die Mutter, so das Kind

Die **Schulmedizin** sagt, dass ein Baby eine neutrale Flora hat und erst bei der Entbindung die Flora der Mutter übernimmt. Bei einer Vaginalgeburt wird der Darm des Säuglings sofort besiedelt und diese Besiedelung wird durch die Muttermilch weiter ausgebaut.

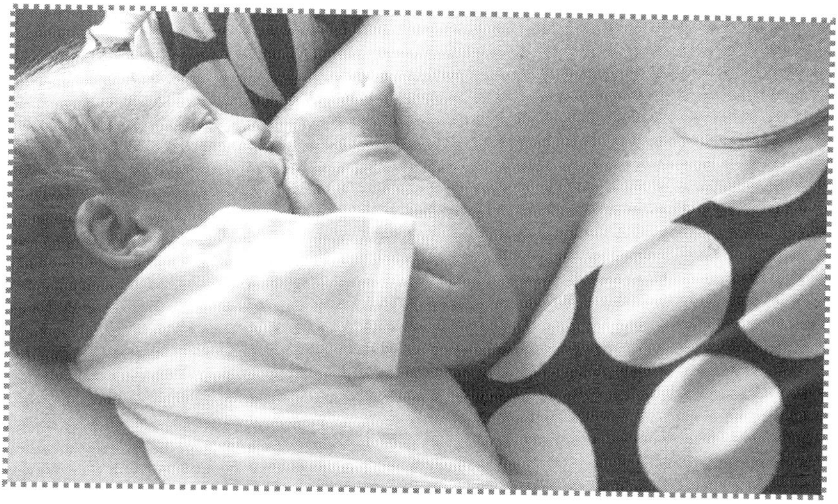

Das **afrikanische Wissen** sagt hingegen, dass das Kind zwar die Flora der Mutter übernimmt, aber diese schon lange vor der Geburt übertragen wird, das bedeutet, noch im Bauch bzw. sogar schon einige Wochen nach der Befruchtung. Das heißt, die mütterliche Darmflora überträgt sich schon während der Schwangerschaft über das Blut und die Plazenta auf das Baby.

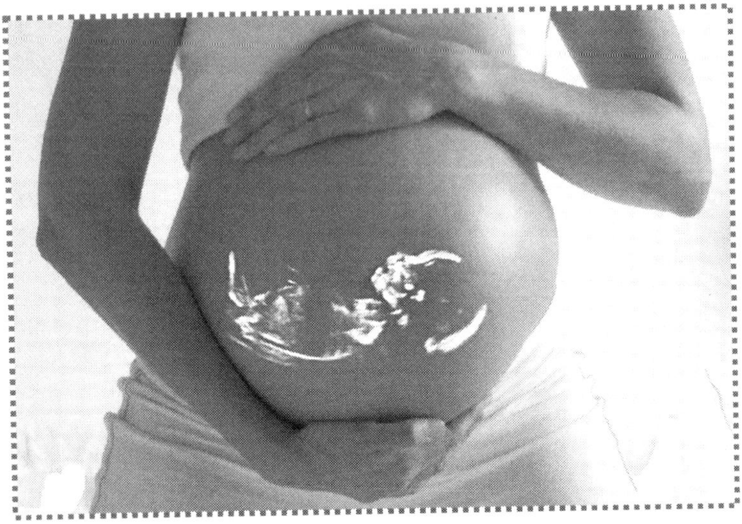

In beiden Theorien gibt es eine Gemeinsamkeit. Nämlich, dass die Darmflora des Kindes von der Mutter stark mitbestimmt wird und somit erblich ist. Viele Studien unterstützen diese Erkenntnis. Man hat bei Frauen mit kranker Darmflora in verschiedenen Generationen (Großmutter, Mutter, Tochter) ähnliche Floren festgestellt. Die Tochter hatte eine kranke Flora wie die Mutter und die Mutter wie die Großmutter.

Die Darmflora eines Neugeborenen bestimmt nicht nur das spätere Allergierisiko, sondern auch viele andere Krankheiten wie Grippe, Autismus, Demenz, Übergewicht usw.

5.2.3 Darmbakterien können genau wie die DNA und Fingerabdrücke zur Identifikation herangezogen werden

Zu jedem Menschen gehört eine ganz spezifische Darmflora. Die Darmbakterien hinterlassen ihre fälschungssichere Unterschrift.

Ich erlebte und erlebe immer wieder wichtige **Wissens-Experimente in Kamerun** (Zentralafrika), die der westlichen Wissenschaft auf den ersten Blick wie **„Voodoo"** oder „primitiver Unsinn" vorkommen, die dann aber später doch wiederholt **Bestätigung** finden. Als ich noch sehr jung war, nahmen wir zum Beispiel in der konventionellen Schule die Wiederkäuer durch und behandelten dasselbe Thema in meiner „traditionellen Wissensschule". Mein Wissenslehrer sezierte einen Hasen, zeigte uns, wie dieser sein Essen verdaut und sagte, dass der Hase ein Wiederkäuer sei. Ich teilte das dann meinem Biologielehrer in der Schule mit. Er verneinte dies und sagte mir: „Wäre es so, dann hätten die Franzosen es in ihren Büchern geschrieben."

Heute ist es eine allgemein anerkannte Wahrheit, was mein Wissenslehrer vor mehr als 40 Jahren schon wusste.

Ein sehr wichtiges und interessantes Thema bei meiner Ausbildung in der **Wissensschule** waren der Darm und seine wichtigen und von konventioneller Wissenschaft vernachlässigten und verkannten Funktionen für den Menschen. Es wurden uns viele Experimente gezeigt, die mit der **Macht des Darms** zu tun hatten und die zeigten, warum der Darm und seine Flora mächtiger sind als das Gehirn.

In einem solchen Experiment wollte mein Wissenslehrer uns zeigen, dass der **Darm und seine Flora eine Signatur** in uns hinterlassen. Er selber könne anhand der in ihrem Stuhl vorhandenen Bakterien Personen genau erkennen und identifizieren.

Er meinte, die Treffsicherheit, mit der ein Wesen **durch seine Darmbakterien identifiziert** werden kann, sei fast genauso hoch wie durch Fingerabdrücke oder DNA. Weiter sagte er, dass man anhand von Bakterien, die uns besiedeln, Familienmitglieder zuordnen könne. Und in **verschiedenen Experimenten** konnte ich die erstaunlichen und beindruckenden Beweise sehen. Den Darmbakterien konnte er sogar bestimmte **Verhaltensweisen** zuordnen. Wir sammelten Stuhlproben verschiedener Freiwilliger, darunter waren Menschen mit diversen körperlichen und psychischen **Erkrankungen** sowie **Verhaltensstörungen**. Allein wir Schüler:innen wussten durch kleine Markierungen auf den Behältnissen, zu wem welche Stuhlprobe gehörte. Wir übergaben dem Wissenslehrer die Proben.

Durch seine Analyse der Darmbakterien sollte er genau erkennen, zu wem die jeweilige Probe höchstwahrscheinlich gehörte – und dies ohne technische Geräte. Als wir seinen Befund mit den jeweilen Personen verglichen, war das Ergebnis **zu 100% richtig**. Es war erstaunlich zu sehen, wie man nur anhand des Darmlebens **exakte Details über einen Menschen** herausfinden kann.

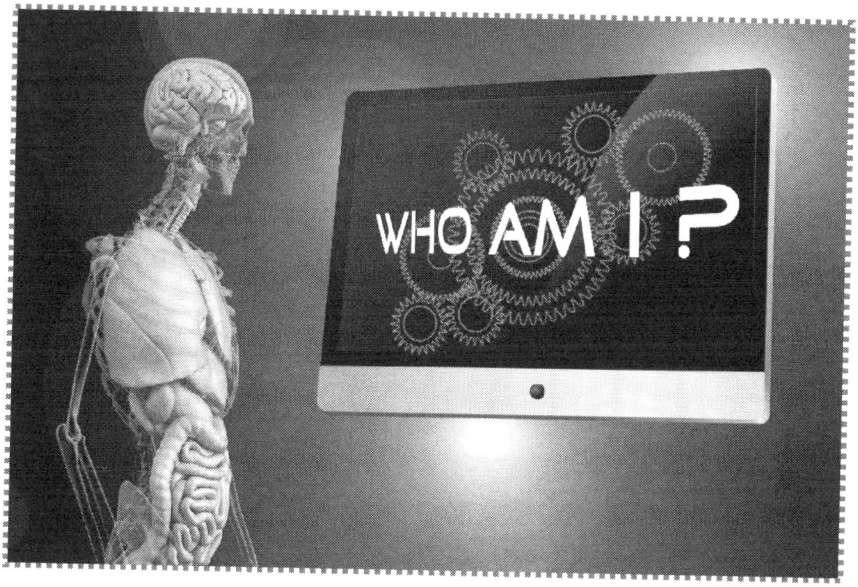

Die Schulmedizin erkennt immer stärker die Macht und die Wichtigkeit der Darmflora, um Krankheiten zu erkennen und langsam auch, um **Menschen zu identifizieren**. Aber erstaunlicherweise sagen Wissenschaftler:innen, dass das Ergebnis der Identifizierung eines Individuums anhand seiner Darmflora nicht mit biometrischen Methoden zu vergleichen sei. Ich glaube, dass sie das behaupten, weil sie noch nicht alles wissen und kennen, was die verschiedenen Floren im Körper imstande sind zu tun. **Der Mensch *ist* Bakterien**. Man könnte sagen, der Mensch ist eine Zusammensetzung aus Bakterien. Die konventionelle Medizin hat bei der Gesundheit des Menschen mehr Fokus auf isolierte Organe wie Herz, Augen, Leber usw. gelegt.

Was ich in Kamerun gelernt habe, war, dass erst die Mikrobiologie und die kleinen Mikroorganismen die Gesundheit der Organe und der Menschen sichern, denn der Mensch ist quasi Mikrobe.

Es ist nur eine Frage der Zeit, bis die Wissenschaft das schafft, was viele Wissenslehrer:innen in Afrika jeden Tag tun: Die Darmflora mit bestimmten Lebensmitteln beeinflussen, um Krankheiten zu heilen, **Verhalten und Persönlichkeit zu verändern**. Mein Lehrer analysierte die Flora des Darms und der Vagina/des Penis, um daraus erkennen zu können, ob jemand **homosexuelle oder heterosexuelle Tendenzen** hatte. Tatsächlich erkannte er an Stuhlproben von mehreren Menschen, die wir ihm brachten, zwei von drei Schwulen. Beim dritten war er nicht sicher. Die Heterosexuellen erkannte er alle richtig. Aufgrund der Darm- und **Vaginalflora von Schwangeren** konnte er (und das ist bei vielen Heiler:innen in Kamerun üblich) das **Geschlecht des Ungeboren** genau bestimmen. Deswegen gehe ich davon aus, dass die Darmflora des Mannes bestimmte Bakterien enthalten könnte, die die Flora der Frau nicht hat.

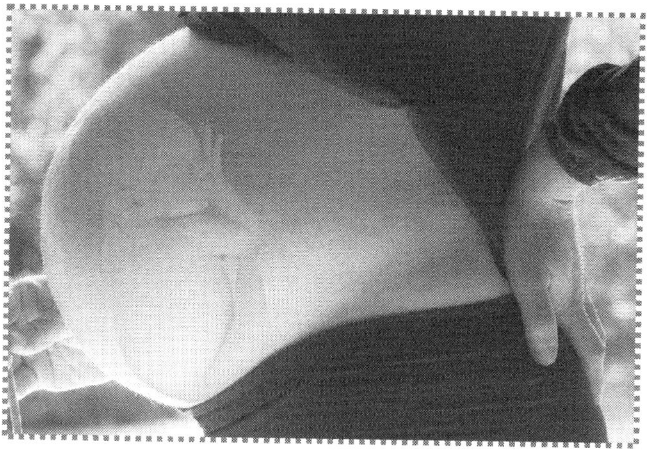

Konventionell wissenschaftlich gesehen haben solche Ergebnisse null Wert und werden von vielen **kleingeredet und belächelt**. Aber wie gesagt, viele Erkenntnisse hat die Wissenschaft erst abgelehnt und dann einige Jahren später doch anerkannt. Deswegen wäre es interessant, solchem „erstaunlichen Wissen" nachzugehen und zu erforschen, was dahintersteckt, denn vielleicht kann es der Menschheit helfen.

Wenn ich mich daran erinnere, was mein Wissenslehrer mir schon vor 40 Jahren zeigte und sagte, erkenne ich immer mehr, was die Menschheit gewinnen würde, wenn die Schulmedizin und die konventionelle Wissenschaft den Mut hätten, zu erkennen, dass es **anderes Wissen** gibt, das in manchen Punkten viel weiter ist. Das würde helfen, dass Menschen ihren **Horizont erweitern** und mehr Möglichkeiten finden. Viele Dinge, die jahrelang als Blödsinn oder als dumm abgelehnt wurden, sind dann doch später als wahr bestätigt worden. Einfacher wäre es doch, sich Folgendes zu fragen:

Wieso und auf welche Weise bekamen und bekommen manche Wissenslehrer:innen ohne Maschinen, ohne Metall, ohne Chemikalien und ohne Kunststoff präziseste Ergebnisse, die die Wissenschaft erst zig Jahren später nur mit Spitzentechnologie erreichte?

Das meiste Wissen über den Darm habe ich nicht in Schulbüchern gelernt. Dort habe ich oft nur Bestätigungen der Dinge gefunden, die ich vor mehr als 30 Jahren schon in Kamerun gelernt habe. Man muss einfach den Mut haben, mit **Demut** zu akzeptieren, dass es neben der konventionellen Wissenschaft weitere **Arten des Wissens** gibt, bei dem man weder Geräte noch Metall oder Chemikalien braucht, das bedeutet, eine höhere und **machtvollere Wissenschaft**. Die konventionelle Schulmedizin ist allerdings sehr wirksam bei Krankheiten, die durch die falsche Anwendung von Wissen durch den Menschen entstanden sind, wie Krankheiten, die zum Beispiel durch Chemikalien verursacht werden.

Die Schulmedizin fängt gerade erst an, die **Funktionen des Darmmikrobioms** zu verstehen und viele werden in Zukunft noch staunen, welche helfenden Möglichkeiten unser Darm hat und feststellen, **dass man ihn einfach lieben muss**. Ich bin verliebt in meinem Darm, und du? Ganz sicher nach der Lektüre dieses Buches!

5.2.4 Wir sind zum großen Teil Bakterien

Wir haben immer gedacht, dass wir als Mensch eine hochentwickelte Spezies und viel intelligenter als Tiere sind. Nun merkt man immer mehr, dass kleine Tierchen uns steuern. Der Mensch ist weniger Mensch als Bakterie. Wir haben ca. 30.000 Gene und die Bakterien in uns haben mehr als 3 Millionen Gene. Wir könnten zu dem Schluss kommen, **dass wir nur zu 1% Mensch sind und zu 99% Bakterien**, wie Cyril Cassilde in seiner Doktorarbeit „Le rôle de l'intestin dans l'équilibre de notre santé. Sciences pharmaceutiques. 2016" schreibt.

Wer hätte das gedacht? Denkst du immer noch, dass du intelligenter bist als eine Bakterie?

Die Wissenschaft fängt gerade erst an, das zu erkennen, was Naturmediziner in Afrika seit Jahrtausenden nutzen: Nämlich die Analyse der Wirkung unserer Bakterien auf unser tägliches Leben.

Die Darmbakterien haben einen großen Einfluss auf die Biochemie des Körpers und die Gehirnentwicklung, und beeinflussen daher unser Verhalten im Erwachsenenalter maßgeblich.

5.2.5 Darmflora und Gesundheit: Unsere Darmbakterien sind die Medikamente von morgen

In Afrika sehen Heiler:innen seit Jahrtausenden einen Zusammenhang zwischen einer gestörten Darmflora und einer Vielzahl von **Erkrankungen**. In den letzten Jahren hat die Wissenschaft diese Verbindung anerkannt und bewiesen. Die Prozesse im Darm beeinflussen sogar unsere **Stimmung** und umgekehrt (das „Bauchgefühl" ist nicht erfunden. Das ist Realität. Mein Naturheilkundelehrer nannte es das *dritte Auge* in uns).

Ein Ungleichgewicht in der natürlichen Zusammensetzung der verschiedenen Bakterienarten destabilisiert die Darmflora und wir werden krank. Die Gesundheit der Darmflora beeinflusst unser Immunsystem.

Eine Zelle ist nur so gesund, wie die Qualität der Nährstoffe (frei von Giften), die sie ernährt. Nährstoffe werden im Darm von den „guten" Darmbakterien verarbeitet und von der gesunden

Darmschleimhaut aufgenommen. Im Darm fängt die **Trennung von Nährstoffen und Giften** bereits an.

Ein kranker Darm hingegen produziert Gifte, bzw. kann Gifte nicht aufhalten. Er lässt nicht mehr zu, dass gesunde Nährstoffe (frei von Giften) die Zellen erreichen. Somit werden die Zellen mit Giften versorgt, was die Verdauungs- und Stoffwechselprozesse nachhaltig stört.

Ohne gesunde Zellen keine Gesundheit und kein Gewichtsverlust

Nun versteht man, warum der Ursprung der Gesundheit in der Darmgesundheit liegt.

Die moderne Art sich zu ernähren, macht den Darm anfällig für Krankheiten. Sie besteht aus zu vielen mehl-, milch- und zuckerreichen Lebensmitteln mit zu vielen Chemikalien (Zusatzstoffen).

Die modernen und westlichen Zivilisationskrankheiten lauern im Darm. Der Industrieernährungsstil ist der Feind der Darmflora. Viele Krankheiten entstehen, weil die Darmflora krank und gestört ist.

Unsere Darmbakterien: Die Medikamente von morgen

Es ist nur eine Frage der Zeit, bis die Schulmedizin diese alte afrikanische Wissenschaft übernimmt und umsetzt. Die afrikanischen Heiler:innen benutzen seit Jahrtausenden diese **Lebewesen im Bauch**, wie sie sie nennen, um Krankheiten zu heilen und sogar Menschen vor schweren chirurgischen Operationen zu betäuben.

Krankheiten, die wir heute Zivilisationskrankheiten nennen, haben schon immer existiert und wurden nur durch Vorbeugungsmaßnahmen (wie gesunde Ernährung) in Schach gehalten. **Durch unsere falsche Ernährung, die Chemikalienbelastung und negative psychische Einstellung sind diese verborgenen Krankheiten epidemisch und zur Mode geworden.** Alles was uns tötet, uns aber auch heilt, kommt vom menschlichen Körper selbst oder findet in ihm selber statt.

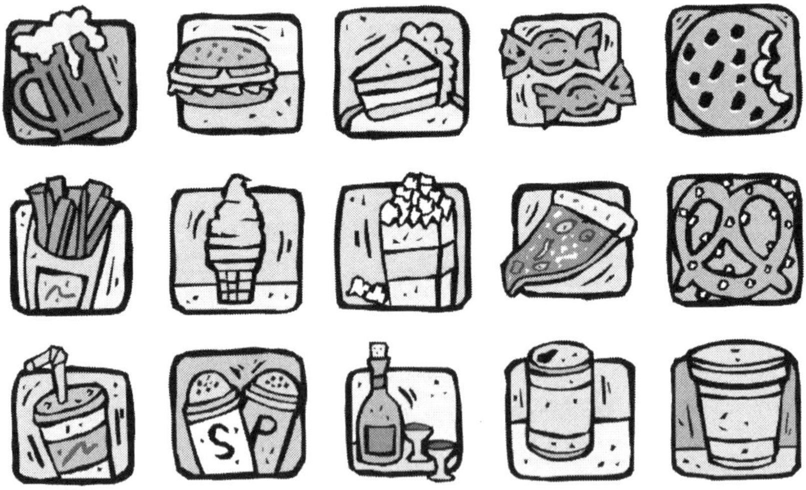

Viele Krankheiten wurden und werden noch heute in Afrika durch **gezielte Züchtung der Bakterien** beseitigt. So wird fast alles geheilt, von Unfruchtbarkeit über Krebs bis hin zur Schizophrenie.

Die Afrikaner:innen erkannten z.B. schon früh, dass **die Potenz vom Bauch (der Ernährung) beeinflusst wird**, während die Schulmedizin noch sagte, dass es das Gehirn sei. Impotenz, bzw. ihn nicht hochbekommen, wurde mit Stress & Co. erklärt. Die Afrikaner:innen zeigen, dass eine geeignete Ernährung die Impotenz eliminiert, egal ob du Stress hast oder nicht.

In dem Buch „**ERЕKTIONS- & POTENZ-KILLER: Iss, trink und denk dich impotent und schlapp**" von K.T.N. Len'ssi kannst du mehr darüber erfahren, welche Lebensmittel Potenz und Lust zerstören (indayi edition **ISBN 978-3-946551-71-3**).

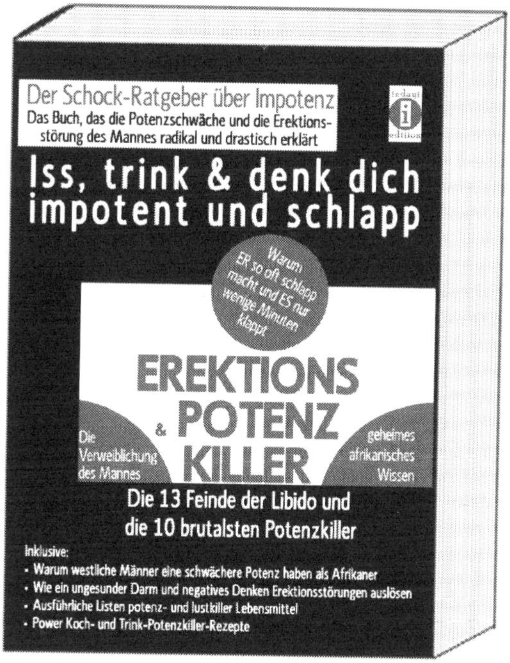

5.2.6 Die Macht des Darms als Medizinzentrum: Was Darmbakterien alles können

Viele Krankheiten, aber auch ihre Heilung, fangen mit der Reinigung und Kräftigung der Darmflora an. Dabei wird die Zahl bestimmter Bakteriengattungen verringert oder erhöht. Der **Zustand in der Darmflora** entscheidet dann, ob die Behandlung gute Erfolgschancen hat oder nicht. Eine gesunde Darmflora hilft sogar dabei, dass Medikamente gut anschlagen.

Am Anfang war der Darm,
der Darm war eins
mit der Gesundheit,
der Darm war die Gesundheit.

Die Bakterien in der Darmflora sind es, die über die Gesundheit entscheiden. Sie wissen alles, was in uns vor sich geht und reagieren darauf. Sie sind nicht nur da, um die Nahrung zu verdauen, Krankheitserreger zu töten oder ihnen den Weg ins Blut zu versperren. **Sie sekretieren auch chemische Subtanzen, die wie Medikamente wirken**, oder als Botenstoffe dienen. Botenstoffe sind chemische Stoffe, die der Signalübertragung oder chemischen Kommunikation, auch genannt **Chemokommunikation**, zwischen Zellen und Organen im Körper dienen. Sie bringen die Darmflora dazu, zu funktionieren, wie ein Medizinzentrum und eine Pharmafabrik.

Was unsere Mikroben im Darm alles können:

- Diese Mikroben produzieren alle vorstellbaren Antibiotika. Alle Krankheitserreger, die durch die Nahrung aufgenommen werden, werden „behandelt" (verarbeitet). Das bedeutet, sie werden abgefangen, es wird ihnen der Weg ins Blut versperrt und letztendlich werden sie ausgeschieden, z.B. durch Durchfall oder Erbrechen. So ist der Körper vor Invasionen von allen möglichen Bakterien, Viren und Co. geschützt. Der Angriff der guten Bakterien auf **Krankheitserreger** kann zu Fieber führen. Die Darmflora neutralisiert ebenso alle **toxischen Elemente**, die sie aufnimmt oder die während der Verdauung produziert werden. Wenn etwas nicht neutralisiert worden ist, wird die Darmflora es ergreifen, behalten und es durch den Stuhl beseitigen. Der menschliche Stuhl besteht hauptsächlich aus Bakterien.

- Die Mikroben sorgen dafür, dass **Nährstoffe** in den Blutkreislauf gelangen.

- Sie **wandeln** Kohlenhydrate in Einfachzucker (Monosaccharide) **um**, Fette in Glyzerin und freie Fettsäuren und Eiweiße in die einzelnen Aminosäuren.

- **Sie synthetisieren die lebenswichtigen Vitamine** B1, B2, B3, B4, B5, B6 und B12, Biotin und Vitamin K2 und produzieren viele andere Vitamine. Die Hauptquelle dieser Vitamine ist die Darmflora. Wenn die Darmflora sich verschlechtert, können Menschen Mangelerscheinungen haben. Nichts wird sich ändern, egal ob man viel Leber isst oder hochdosierte Nahrungsergänzungsmittel zu sich nimmt, bis die Gesundheit der Darmflora wiederhergestellt ist. Erst dann kann der Körper diese Vitamine wieder selber herstellen. **Der Mangel an diesen Vitaminen verursacht Anämie.** Wissenschaftliche Studien haben gezeigt, dass die Aufnahme von Eisen gegen Anämie nutzlos ist. Wir brauchen alle B-Vitamine und andere Nährstoffe, die von unserer Darmflora produziert werden. Mutter Natur, in ihrer großen Weisheit, gab uns unsere eigene kleine Fabrik, die diese Nährstoffe in der gewünschten Quantität produziert und sie dann diffundiert und zum Blut transportiert.

- Sie bekämpfen **Entzündungen** und infektiöse Krankheiten.
- Sie **entgiften** den Körper von Fremdstoffen. Eine wichtige Funktion der Darmflora ist die Entgiftung. Nicht nur von fremden Stoffen wie Schwermetallen. Auch der Verdauungsprozess selbst produziert eine Menge toxischer Substanzen, von denen einige zu Krebs führen können. Sie werden sofort durch eine gesunde Darmflora neutralisiert und gegebenenfalls ausgeschieden. **Krebserkrankungen können sich im Verdauungssystem nur entwickeln, wenn die Darmflora zuvor geschädigt und abgebaut wird.**
- Sie stärken das Immunsystem und die Abwehrkräfte. Der Darm **produziert zwischen 70 und 85% der körpereigenen Immunzellen.** Sie stärken die Immunabwehr bei Infektionen und bekämpfen Infektionskrankheiten wie Grippeviren und Co. sehr effektiv. Menschen, die ständig an Infektionen leiden, haben eine kranke Flora. Versuche mit Mäusen zeigen: Ist die

Darmflora ungesund und dezimiert, verläuft eine Infektion sehr viel gravierender. Der Darm **produziert 95% unseres Serotonins**, ein Neurotransmitter, der an der Steuerung von Emotionen beteiligt ist.

- Die nützlichen Bakterien heben den Säuregrad des Darms an, neutralisieren somit giftige Schlacke und reduzieren ihre Produktion und Resorption, was das Wachstum der Bakterien hemmt, die für die Verwesung zuständig sind. Sie tragen so dazu bei, dass die **Schlacke mit dem Stuhlgang ausgeschieden** wird.
- Sie bekämpfen den **Stress** und andere chronische psychische Krankheiten.
- Sie bekämpfen Krebs und andere **chronische Krankheiten** wie Demenz, Alzheimer, Parkinson, Autismus und viele weitere.
- Sie bekämpfen **Allergien**. Je mehr Bakterien die Darmflora besitzt, desto resistenter ist man gegen Allergien.
- Sie regulieren den **Stoffwechsel**.
- Sie können auch **Sauerstoff produzieren** und den Körper damit versorgen und so erhöhen sie auch die Kraft und Ausdauer des Körpers.
- Sie bekämpfen das **schlechte Fett** im Essen.
- Sie bilden eine **Barriere für Krankheitserreger.**
- Sie produzieren zahlreiche **Hormone**.
- Sie beeinflussen den gesamten Körper bis ins Gehirn. Sie **steuern Gehirnprozesse**. Sie kommunizieren ständig mit dem Gehirn und tauschen Informationen aus.

- Sie **steuern Gefühle**, Gedanken, Emotionen, Stimmungen, die Laune und den Willen.
- Sie spielen eine wichtige Rolle in der **Sexualität**, Potenz und Libido.
- Sie beeinflussen **Liebesgefühle** mit und können sogar nach einem Kuss (Speichel-Austausch) entscheiden, ob zwei Menschen zusammenpassen oder nicht.
- Sie formen die **Persönlichkeit** mit.
- Sie verbessern den **Antrieb**, die Ausdauer, die Leistungsfähigkeit und die Kraft.
- Sie stärken die **Intelligenz**. Über sehr intelligente Menschen sagt man in Kamerun, dass sie einen „guten Bauch" haben. Das bedeutet, dass sie gute Bakterien besitzen, die für die Intelligenz zuständig sind. Da König:innen superintelligent sein sollen, müssen sie bestimmte Lebensmittel zu sich nehmen, die diese Bakterien und ihre Population fördern.
- Sie entscheiden über dein **Gewicht**, ob du zu- oder abnimmst.
- Sie regeln unser **Hunger- und Sättigungsgefühl**. Im Darm gibt es hunger- und sattmachende Bakterien, sowie schlank- und dickmachende. Wenn wir satt sind, signalisieren diese Bakterien uns, dass es genug ist. Wenn es da unten leer ist, signalisieren die entsprechenden Bakterien uns, dass wir nachfüttern müssen. Sie brauchen etwas. Der Wunsch nach Essen (Energie und Nährstoffe) kann aber auch von anderen Organen ausgehen. Der Darm, wie wir wissen, steht in engem Kontakt und kommuniziert mit allen

Organen und Zellen im Körper. Wenn Nährstoffe irgendwo gebraucht werden, wird der Darm informiert und die Bakterien werden zur Nachlieferung aufgefordert. Wenn es aber nichts mehr nachzuliefern gibt, teilt der Körper dies in Form von Hunger mit. Manchmal hat man Hunger auf ganz bestimmte Dinge. In diesem Fall sind es die Bakterien, die dafür zuständig sind, nachzufragen.

Die Bakterien im Darm können den Alterungsprozess positiv beeinflussen und möglicherweise den geistigen Abbau im Alter verlangsamen.

Jüngsten Untersuchungen aus Skandinavien zufolge sind **90% aller Zellen in unserem Körper Darmzellen**. Der Rest ist nur noch 10%. Wir sind also nur ein Lebensraum, der diese mikrobielle Masse in sich birgt. Und wenn wir sie ignorieren, bringen wir uns in Gefahr, weil sie in alle Körperfunktionen involviert und ihr Engagement monumental ist. Der Darm ist ein Medizinzentrum.

5.2.7 Darmflora & Sexualität

Die Darmflora spielt auch in der Sexualität eine große Rolle, in der Lust und in der Potenz. Der Darm ist durch Neuronen und sekretierte Geschlechtshormone mit den sexuellen Organen verbunden und kommuniziert mit ihnen. Der Darm kann darüber hinaus Lebensmitteln Nährstoffe entziehen und dem Körper zuführen, die bei Frauen und Männern **die Libido fördern** können. Im Darm wird der größte Teil **(etwa 95%) des Glückshormons Serotonin** gebildet, deutlich mehr als im Gehirn selbst. Dieser Neurotransmitter hat eine wichtige Funktion für das Sexualverhalten. Der Darm mit seinen Millionen Nerven ist **lustempfindlich**. Man kann das spüren, wenn man seinen Bauch streichelt.

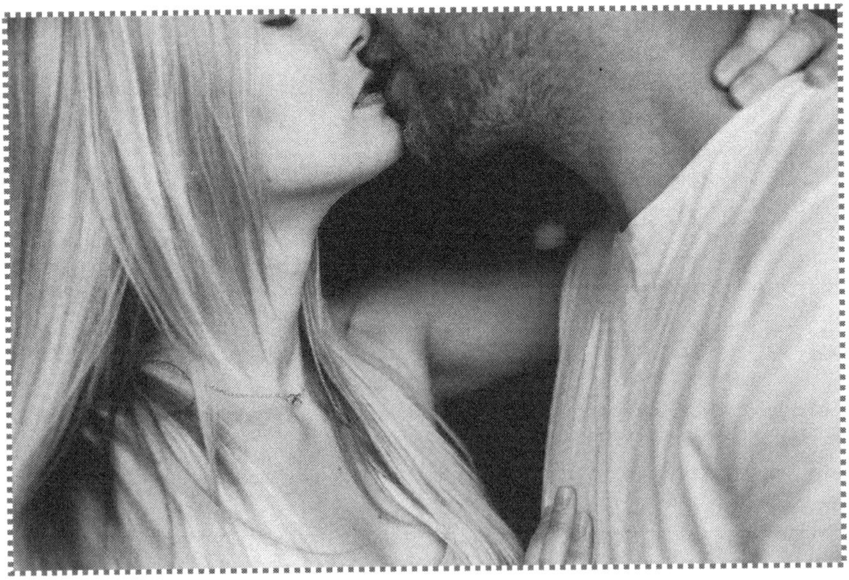

Wie stark, wie steif, wie erigiert und wie standhaft der Penis wird, wie viril ein Mann ist, wie feucht eine Frau wird, wie viel Blut sie während der Menstruation verliert, wie empfindlich ihre Geschlechtsteile werden, wie groß ihr Busen wird usw. hängt weniger vom Gehirn als vom Darm ab. **Der Darm beeinflusst unsere Sexualität mehr als das Gehirn.** Ein gesunder Darm ist Voraussetzung für eine nachhaltige und lustvolle Libido. Die Darmbakterien entscheiden mit, ob er steht oder nicht und ob sie feucht ist oder nicht, denn der Kopf kann wollen, während der Darm nein sagt, was zur Folge hat, dass er nicht steht, sie nicht feucht ist, und kein Sex und keine Lust möglich ist. **Für deine Sexualität musst du deinen Darm pflegen.**

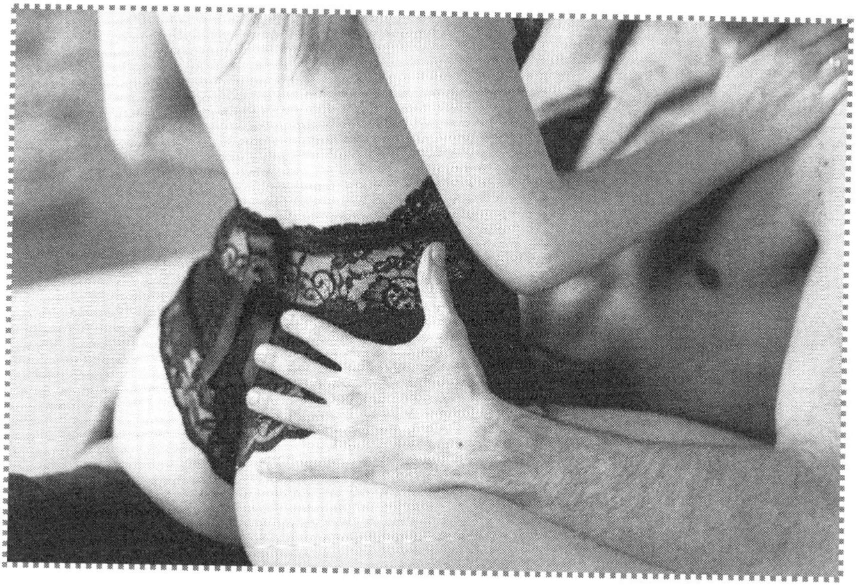

Darmbakterien beeinflussen die Scheidenflora: Trockenheit,

Entzündungen, Menstruation, Menopause und Empfängnis

Die Darmbakterien und die Sexualhormone interagieren und schicken sich gegenseitig Nachrichten. Wenn die Scheide **zu trocken** wird, schicken sie eine Nachricht an die Bakterien, die dafür zuständig sind, und **fordern mehr Milchsäure**. Diese Bakterien lassen die Lust auf zuckerreiche Ernährung entstehen. Denn sie brauchen Zucker, um die benötigte Milchsäure für die Scheide herzustellen.

Darmbakterien machen die Scheide nicht nur feuchter, sie dichten auch die Zellen in der Scheide ab, was sie noch **besser vor Krankheitserregern schützt**. Wenn der Darm zu wenig Zucker bekommt, wird weniger Milchsäure produziert, das bedeutet auch weniger Östrogen, und die Scheide wird trockener und von fremden Bakterien besiedelt, die sich dann richtig ausbreiten. Das kann sogar eine **Schwangerschaft verhindern**. Das ist auch einer der Gründe, warum Frauen in der Geschlechtsregion so **entzündungsanfällig** sind (z.B. ständige Blasenentzündung). Die zuständigen Darmbakterien können auch **direkt mit den Eierstöcken kommunizieren** und für sie die Substanz herstellen, die sie brauchen. Die Darmbakterien schützen die Scheide mit ihrer produzierten Milchsäure, die sie aus aufgenommenem Zucker umgewandelt haben.

Eine **Hormonumstellung** kann dazu führen, dass die Geschlechtshormone falsch mit den Darmbakterien kommunizieren und sich nicht mehr verstehen, was dazu führt, dass die Darmbakterien nicht mehr genug Milchsäure senden.

Außerdem lässt ein gesunder Darm mit positiver bakterieller Besiedelung die monatliche **Menstruation sanft** ablaufen und unangenehme **Nebenwirkungen der Menopause** können sogar ganz eliminiert werden.

In Kamerun reinigt man **Frauen, die schwanger werden wollen** und es nicht schaffen, oder Frauen, die die Chance schwanger zu werden erhöhen wollen, den Bauch. Das bedeutet, dass in vielen Therapien der Darm gereinigt, saniert und neu aufgebaut wird, mit ganz gezielten Lebensmitteln, die **ganz bestimmte Darmbakterien im Darm züchten**. In manchen Fällen muss ihr Partner dieselbe Therapie machen, damit sie dieselben Bakterien haben und so die Chance erhöhen, ein Kind zu zeugen. Viele Frauen, die es schulmedizinisch nicht geschafft haben schwanger zu werden, haben nach solchen Therapien doch ihr Baby bekommen.

Auch viele Männer werden so behandelt, wenn sie Schwierigkeiten haben, Kinder zu zeugen, obwohl alles in Ordnung zu sein scheint. **Durch Darmtherapie über die Ernährung wird die Qualität und die Quantität der Spermien verbessert.**

5.2.8 Frauen und Männer haben eine unterschiedliche Darmflora

Frauen und Männer haben eine unterschiedliche Darmflora und rein biologisch gesehen bedeutet das, dass sie auch mit bestimmten **Lebensmitteln unterschiedlich umgehen** MÜSSEN.

Dieses Wissen aus der afrikanischen Medizin sollte selbstverständlich sein, denn der **Unterschied bei der Hormonproduktion** und Zusammensetzung bedingt auch die Komposition der Darmflora und ihr Funktionieren. Die Ernährung muss dementsprechend angepasst werden.

Am Anfang haben Jungen und Mädchen eine ähnliche Darmflora. **Ab der Pubertät** und schon kurz vorher fängt die Unterscheidung an und nimmt im Erwachsenenalter zu.

In Afrika gibt es bestimmte Lebensmittel, die Frauen nur zu bestimmten Zeiten essen dürfen oder gar nicht essen, weil sie ihrem Körper nicht guttun, wie wir gelernt haben. Unter dem Deckmantel „Frauen und Männer sind gleich“ bringt die Konsumgesellschaft Frauen dazu, zu essen und zu trinken wie Männer – mit fatalen Folgen für ihre Weiblichkeit und ihre Gesundheit. Mehr über Ernährung und Weiblichkeit findest du in meinem Buch: „**Unwiderstehlich weiblich und erfolgreich**“ (**ISBN 978-3-947003-15-0**)

5.2.9 Der Darm und Liebesgefühle: Darmbakterien und Küssen

Darmbakterien entscheiden auch über die Liebe. Während meiner Lehre und in vielen Heilritualen, an denen ich teilgenommen habe, um herauszufinden, ob Paare zusammenpassen, wurde der Stuhlgang und der Speichel beider Partner untersucht.

Es scheint so zu sein, dass Frauen und Männer bzw. zwei Menschen sich nach dem Küssen mehr anziehen, wenn sie eine gleiche Liebesbakterienbesiedlung haben.

Wenn Menschen sich küssen, tauschen sie Millionen an Bakterien aus, die mit dem Darm kommunizieren, bzw. auch im Darm des anderen landen und dort interagieren. Es werden Botenstoffe produziert, die auch direkt mit dem Gehirn kommunizieren. Die Qualität der Nachricht ans Gehirn soll entscheidend sein. Daraus entsteht unbewusst Abneigung oder Zuneigung. Eine gute Kommunikation zwischen den Bakterien entscheidet auch über den „Geschmack“ des Küssens, sagte mein Lehrer.

Die Mund- und Darmflora von engen Partnern sind ähnlich. Wenn sie sehr unterschiedlich sind, ist auch die Liebe schwierig.

Das bedeutet, **durch die Ernährung können die Partner ihre Liebe beeinflussen**. Es wird deswegen schwierig sein, dass ein Vegetarier sich mit einer Fleischesserin gut versteht. Das hat nicht nur mit den unterschiedlichen Mahlzeiten und den ethischen Gründen zu tun, sondern auch mit der unterschiedlichen Darmflorabesiedlung, die unbewusst das Gehirn beeinflusst.

Höre auf dein Herz, vertraue aber deinem Darm

Viele Beziehungen heute gehen kaputt, weil Menschen dem falschen Organ vertrauen. Sie hören und vertrauen nur auf ihr Herz und vergessen, dass **die Liebe eine chemische Reaktion ist, die im Darm passiert**. Diese Bakterien entscheiden auch über den **Mundgeruch**, der sehr ausschlaggebend dafür ist, ob man Liebesgefühle für jemanden entwickelt oder nicht. Auch der **Körpergeruch** hat mit dem Darm zu tun, mit dem, was und wie wir essen, und was die Darmbakterien in ihrer Fabrik damit machen. Unbewusst manipulieren uns solche Gerüche und Düfte und die Wahl des Partners wird beeinflusst. Der Schlüssel zur echten und langen Liebe liegt nicht im Herz oder im Gehirn, sondern in dem 9 Meter langen Kanal: dem Darm. Höre mehr auf deinen Bauch als auf dein Herz, wenn du die Liebe suchst.

Liebe geht durch den Darm

In vielen Kulturen Afrikas sagt man nicht, dass „sich zwei Herzen gefunden haben“, sondern dass „sich zwei Bäuche gefunden haben“. Auch in westlichen Kulturen sagt man nicht „die Liebe geht durch das Herz“, sondern „die Liebe geht durch den Bauch oder den Magen“.

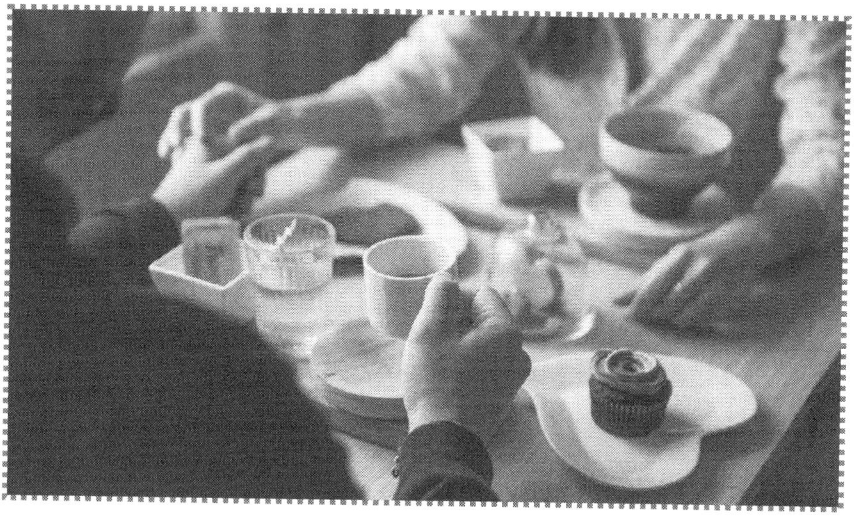

Man hat festgestellt, dass **Menschen, die sich lieben, mehr essen**. Das hat damit zu tun, dass das Glückshormon aus dem Gehirn den Darm erreicht und die Darmbakterien kitzelt, die aktiv werden, die Verdauung beschleunigen und dem Gehirn dann wiederum mitteilen, dass Essensnachschub gebraucht wird. Also das, was lecker ist und schnell wirkt, am besten Zucker, Weißmehl usw. Wir kriegen Hunger und essen, obwohl wir nicht unbedingt Hunger haben, nur weil wir verliebt und glücklich sind. Und das Gleiche passiert, wenn die Liebe weg ist und wir frustriert und unglücklich sind. **Zucker, Weißmehl und Alkohol werden wieder von den Darmbakterien gefordert, um uns zu trösten.** Der Darm spielt auch da mit. Ja, Liebe geht durch den Darm.

Essen ist das Salz und der Pfeffer in der Suppe der Liebe.

5.3 Was ist Vagina-Flora, vaginale Mikrobiota oder vaginales Mikrobiom

Das vaginale Mikrobiom ist ein spezifisches Kompartiment des menschlichen Mikrobioms.

Die Entwicklung der Vaginalflora beginnt nicht nach der Geburt mit Hilfe von Darmbakterien, wie die Wissenschaft sagt, sondern schon viel früher vor der Geburt, sagt die afrikanische Medizin.

In Afrika ist seit Jahrtausenden der weibliche Fortpflanzungstrakt dafür bekannt, ein sehr aktives Mikrobiom zu haben, das eine große Wichtigkeit spielt bei der Gesundheit der Frau und indirekt auch beim Mann. Erst seit weniger als 200 Jahren hat die Wissenschaft diese Tatsache erkannt und arbeitet effektiv erst in den letzten 30-50 Jahren daran.

Vaginalflora, vaginale Mikrobiota oder vaginales Mikrobiom sind die Mikroorganismen, die die Vagina besiedeln. Sie übernimmt eine Platzhalterfunktion und verhindert dadurch, dass die Anzahl schädlicher Keime überwiegt. Sowohl die sogenannte Kolonisationsresistenz als auch der durch die Scheidenflora bedingte pH-Wert verhindern ein Überhandnehmen und Überwuchern von Krankheitserregern.

Einzigartige Zustände der Vagina sind durch einige wenige mikrobielle Spezies gekennzeichnet, üblicherweise Laktobazillen, die Glykogen nutzen können, welches unter der Kontrolle von Östrogenen steht. Laktobazillen und andere fermentative Bakterien produzieren zusammen mit Vaginalepithelzellen Milchsäure und sind für die Ansäuerung des Vaginalmilieus verantwortlich.

Bei den verschiedenen Säugetieren gibt es in der Zusammensetzung der Scheidenflora große Unterschiede.

Die Scheidenflora gehört zum Mikrobiom eines Vielzellers.

Es gibt viele Bakterien in der Vagina und sie sind da, um die Vagina zu schützen.

Nach dem Darm enthält die Vagina mehr Bakterien als irgendein anderer Bereich sonst im Körper.

Wissenschaftlich wurde mehr die Vagina-Flora besser studiert, die von Laktobazillen dominiert ist (die der weißen Frauen). Diese Flora gehört vorwiegend zu weißen Frauen. Schwarze Frauen haben überwiegend eine andere Flora-Gemeinschaft, die von der Schulmedizin wenig studiert ist. Deswegen wird bei Gesundheit oft von Laktobazillen als Standard gesprochen. Dieser soll aber nicht exklusiv sein. Diese Annahme, wonach eine gesunde Vagina-Flora diejenige ist, die von Laktobazillen dominiert wird. kann der Gesundheit von schwarzen Frauen schaden. Denn bei einer Untersuchung kann festgestellt werden, dass diese Bakterien nicht genug vorhanden sind und somit eine Therapie vorgeschlagen werden, die das Ziel hat, die Menge zu erhöhen. Das wäre für schwarze Frauen aber fatal, denn gerade dies würde ihre Scheidenflora zerstören und ihre Gesundheit gefährden, denn natürlicherweise sollten diese Bakterien bei ihnen in der Minderheit sein.

5.3.1 Vagina-Flora, die Geschichte aus Afrika:

In meiner Natur-Wissensschule in Kamerun, lernte ich, dass die Erforschung und die Kenntnisse über die Vagina-Flora schon immer Teil der Naturmedizin gewesen sind. Damals schon, vor über 40 Jahren, lernte ich Dinge, die erst später von der Wissenschaft beobachtet wurden und viele, die erst nach Jahren bestätigt werden. Wie ich schon in vielen meiner Bücher erklärt habe, waren die Kenntnisse der Wissensmenschen in Afrika über die Biologie der Menschen sehr tiefgründig und ist es bis heute, wenn man das Glück hat, diese Wissensmenschen, diese Ur-Naturforscher:innen, die von den christlichen und islamischen Religionen bekämpft worden sind, besonders, wenn sie ablehnten, ihr hart erlerntes Wissen einfach so preiszugeben, ohne dass man es studiert hat. In dieser Schule lernten wir schon, wie wichtig die Vagina-Flora für die Gesundheit der Frau ist und wie Frauen und Männer auch nur durch die Veränderung im Vaginal-Bereich organisch oder durch die Art der Flüssigkeit erkennen können, wann die Frau einen Eisprung hat, wann die Menstruation kommt, ob die Frau befruchtet worden ist oder nicht. Durch die Zusammensetzung der Vagina-Flora erkannte mein Wissenslehrer vieles sehr exakt, ohne Mikroskop. Bei kranken Frauen sah ich, wie mein Lehrer seine Hand gründlich mit Seifen wusch, mit den mittleren Finger in die Vagina eindrang, und dann nach und nach abtastete, den Finger herausnahm und die Flüssigkeit beobachtete. Oft tauchte er seinen Finger in eine Flüssigkeit und Anhand der Verfärbung konnte er seine Schlussfolgerungen ziehen. Eltern brachten ihre Tochter zu ihm oder Frauen kamen, um zu erfahren, ob sie schwanger sind und wie lange schon. Vielen Frauen, die

Schwierigkeit hatten, schwanger zu werden, half er durch Verbesserung der Gesundheit der Vagina-Flora. Er veränderte oft die Zusammensetzung der Flora, nachdem er den Mann mituntersucht hatte, „damit seine männliche Flora und sein Samen zu der Flora der Frau passen“ sagte er uns. Er lernte uns, wie die Vagina-Flora und die anderen Floren zusammenhängen, wie die Vagina-Flora nicht nur in der Vagina eine Rolle spielt, sondern auf den gesamten Körper bis hin zum Gehirn ihren Einfluss hat. Dieses Wissen und die Forschung sind schon Tausende von Jahren alt. Mein Wissenslehrer hatte noch nie einen weißen Menschen gesehen und war noch nie in einer konventionellen Schule. In meiner Wissensschule bekommt man einen Titel, der dem Doktor:innen-Titel ähnlich ist (und den man in konventionellen Schulen nach 6 Jahren nach dem Abitur verliehen bekommt), erst nach mindesten 20 Jahren. So präzise forschen und arbeiten sie dort. Es geht um Details. Um tiefgründiges Verstehen des Wissens.

Die Schulmedizin fing sehr spät an. Die Erforschung der Vagina-Flora begann vor über 150 Jahren. Mit Hilfe von Lichtmikroskopie und Bakterienkulturen begann sich das Konzept normale versus abnormale Flora bei Frauen zu entwickeln.

5.3.2 Zusammensetzung der Micro-Organismen einer normalen Vagina-Flora (ausgehend von einer weißen Frau)

Ähnlich wie der Darm hat die Vagina Millionen, Milliarden oder sogar Billionen von Mikroben, die ihre normale Flora ausmachen.

In der Regel finden sich im Scheidensekret von gesunden Frauen fünf bis acht verschiedene Stämme von Milchsäurebakterien. Die absolut genaue Zusammensetzung der in der Scheide ansässigen Stämme kann jedoch von Frau zu Frau stark variieren.

Neben Schleimhautzellen findet man im normalen Scheidensekret auch eine Vielzahl an Bakterien. Bei einer erwachsenen Frau besteht jeder Milliliter vaginales Sekret aus 100 Millionen bis 1 Milliarde Mikro-Organismen. Die meisten sind Bakterien der Gattung Lactobacillus. Sie sind es, welche die Vagina vor Infektionen schützen. Durch die Herstellung von Milchsäure machen Laktobazillen das Medium saurer und damit gegen viele Mikroben widerstandsfähiger.

Diese ansässigen (autochthonen) Bakterien sind in erster Linie Milchsäurebakterien (Lactobazillen), die in der fast Eisen-freien Umgebung besser als die meisten anderen Keime gedeihen. Lactobazillen setzen den aus den Zellen der Vagina stammenden Zucker in Milchsäure um, also in Laktat. Auf diese Weise bewirken sie eine Absenkung des pH-Wertes in der Scheide (der normale pH-Wert der Scheide liegt durch das Laktat der

Milchsäurebakterien unter 4,5). Ein niedriger pH-Wert ist wiederum kein guter Nährboden für andere Keime.

Die meisten Milchsäurebakterien bilden neben Laktat noch andere Keime hemmenden Stoffe wie z.B. Wasserstoffperoxid oder antibiotisch wirksame Eiweißmoleküle. Im Scheidensekret von gesunden Frauen finden sich demnach fünf bis acht verschiedene Stämme von Milchsäurebakterien.

Auch finden sich im gesunden Scheidenmilieu in geringem Ausmaß meist noch weitere Bakterienarten wie Streptokokken, Staphylokokken und Enterobakterien. Manchmal sind auch geringe Mengen von Pilzen zu finden. Pilzgattungen, die in der Vagina nachgewiesen wurden, sind Candida, Pichia, Eurotium, Alternaria, Rhodotorulaund Cladosporium, unter anderen. Da diese Keime nicht dauerhaft in der Scheide auffindbar sind, spricht man in dem Fall von einer vorübergehenden (transienten) Besiedlung.

Abgesehen von den Laktobazillen, die einen Großteil des vaginalen Mikrobioms bilden und wichtig für das Immunsystem sind, befinden sich auch Bakterien der Haut- und Darmflora in der Vagina.

Zusammensetzung Normale Mikrobiota

Dies ist die Liste einer normalen Vagina-Flora von geschlechtsreifen Frauen, die keine Symptome einer Krankheit aufweisen und die nicht immungeschwächt sind.

Gute Bakterien bei weißen Frauen und der Mehrheit der Frauen: Die Lactobacilli überwiegen.

Diese Organismen schützen vor Infektionen. Vaginale Mikrobiota-Zusammensetzung kann eine genetische Komponente haben.

- Lactobacillus (sehr dominierend)
- Clostridium
- Propionibacterium
- Eubacterium
- Bifidobacterium
- Prevotella
- Bacteroides
- Fusobacterium
- Veillonella
- Diphtheroide
- Actinomycetales

Gute Bakterien der Vagina-Flora überwiegend bei schwarzen Frauen:

Während die vaginale Mikrobiota der weißen Frauen überwiegend von Lactobacillus spp. bei 71% der Frauen bevölkert wird, besitzen 29% der asymptomatischen, gesunden Frauen eine Mikrobiota, in der im Wesentlichen Lactobacilli fehlen, und stattdessen wurden die folgenden Gruppen aus dieser Population isoliert. Diese Mikrobiota ist mit ethnischer Zugehörigkeit verbunden und kommt bei schwarzen und auch hispanischen Frauen vor. Diese Populationen tragen auch dazu bei, ebenso wie die Laktobazillen-dominierte Flora, den pH-Wert saurer zu machen und somit auch Krankheitserreger zu bekämpfen.

- Aerococcus

- Atopobium
- Dialister
- Eggerthella
- Finegoldia
- Gardnerella (sehr häufig auch bei Mädchen vor ihrer ersten Regelblutung)
- Megasphaera
- Mobiluncus
- Peptoniphilus
- Prevotella
- Sneathia

Gefährliche Mikroorganismen

Sie gelten als Krankheitserreger und ihre Überwucherung gilt als eine Infektion, obwohl Symptome und Anzeichen fehlen können.

- Staphylococcus
- Gruppe B Streptococcus
- Enterococcus faecalis
- Actinomyces
- Actinomyces
- Escherichia
- Klebsiella

- Proteus
- Enterobacter
- Acinetobacter
- Citrobacter
- Pseudomonas

5.3.3 Funktionen der guten Bakterien in der Vagina (die Laktobazillen bei Weißen und Nicht-Laktobazillären bei Schwarzen)

Die Laktobazillen allgemein gelten als die Wächter des vaginalen Ökosystems.

Die Vagina ist eine Säurezone. Die Funktionen dieser Milchsäurebakterien und anderer guter Bakterien sind es, den pH-Wert so weit wie möglich abzusenken, dass er dem Entstehen und Vermehren schädlicher Keime entgegenwirken kann. Dies tun sie, indem sie den aus den Zellen der Vagina stammenden Zucker in Milchsäure, also in Laktat, umwandeln. Sie hemmen das Wachstum krankheitserregender Mikroorganismen - kurz gesagt: Sie bekämpfen pathogene Keime, indem sie einen geeigneten und stabilen pH-Wert zwischen 3,8 und 4,5 aufrechterhalten.

Sie sind in der Mehrheit und bieten somit eine numerische Dominanz. Damit übertreffen sie andere potenziell schädliche Bakterien, die in die Vagina eindringen könnten.

Sie produzieren eine Substanz, die verhindert, dass Bakterien an den Vagina-Wänden haften, was verhindert, dass Bakterien in das Gewebe eindringen.

Sie können ein natürlich vorkommendes Antibiotikum (Bakteriocin) produzieren, um andere Bakterien, die in die Vagina gelangen, zu reduzieren oder abzutöten

Einzelne Laktobazillen-Arten, hauptsächlich Lactobacillus crispatus, charakterisieren die wichtigsten Arten von Gemeinschaftszuständen in der Vagina. Abgesehen von Laktobazillen können gesunde Frauen mit einer nicht-laktobazillären Mikrobiota besiedelt sein, deren Rate von der ethnischen Zugehörigkeit abhängt.

Wenn der pH-Wert der Vagina ansteigt (sie wird basischer und weniger sauer), kann die Qualität oder Menge der Laktobazillen fallen und andere Bakterien können sich vermehren. Ist das Gleichgewicht der Bakterien gestört, kann dies zu Infektionen, Entzündungen und anderen Krankheiten führen, die sich auch durch Symptome wie Juckreiz, Reizung und abnormalen Ausfluss bemerkbar machen.

5.3.4 Vagina-Flora und Ethnien: Schwarze Frauen und weiße Frauen: Je nach Herkunft unterschiedliche Scheiden-Flora

Ethnizität beeinflusst auch die Vagina-Flora. Als mein Wissenslehrer in Kamerun dies sagte, war es schwierig zu glauben. Der vaginale pH-Wert bei schwarzen Frauen ist allgemein alkalischer als bei weißen Frauen. Er warnte schon vor über 40 Jahren, dass es lebenswichtig ist, dass schwarze Frauen sich anders ernähren, als die weißen Frauen. Er ging sogar noch weiter und meinte, dass die bakterielle Zusammensetzung in den Körper der Schwarzen und anderer Ethnien sich sehr unterscheidet.

Bei der Vagina-Flora, ist die Wissenschaft langsam auch dieser Meinung. Vaginaler pH-Wert und Flora unterschieden sich signifikant nach Rasse. Schwarze haben häufiger einen pH-Wert $\geqslant$4,5.

Das Vorkommen von bestimmten Bakterien und die Zusammensetzung der Flora kann bei einer schwarzen Frau anders sein, als bei weißen und asiatischen Frauen. Schwarze Frauen können eine vaginale Mikrobiota haben, die aus anderen Milchsäure-produzierenden Bakterien besteht, als die der weißen Frau. Sie haben oft eine Nicht-Lactobacillus-dominierte gesunde Vagina-Flora. Die vaginale Gemeinschaft der Menschen von schwarzer Herkunft ist vielfältiger und enthält fakultative oder strenge Anaeroben (Mikroben, die ohne Sauerstoff leben). Studien belegen, dass, obwohl diese Art von Mikrobiota nicht-Lactobacilli dominiert ist, die reichlich vorhandenen vielfältigen Arten in der Lage sind, die entscheidende Schutzfunktion der vaginalen Flora zu erhalten, d.h. einen niedrigen vaginalen pH-Wert zu sichern durch Produktion von Milchsäure. Diese Unterschiede in der Struktur und Zusammensetzung der Floren können bekannte Unterschiede in der Anfälligkeit oder dem Widerstand von Frauen in diesen „Rassen"-Gruppen erklären. Diese Feststellung ist sehr wichtig. Das impliziert auch, dass schwarze Frauen und weiße Frauen unterschiedliche Infektionen und vaginale Krankheiten haben können und somit auch unterschiedlich therapiert werden sollten. Dieses wird sehr wichtig bei einer Fruchtbarkeitstherapie, Empfängnisverhütungspraktiken und der Wahl der Lebensmittel, denn die Ernährung beeinflusst die Gesundheit der Vagina-Flora vordringlich. Das bedeutet, eine schwarze Frau als krank darzustellen, nur weil in ihrer Flora weniger Lactobacilli enthalten sind, könnte ein großer Fehler sein. Ihre Vagina-Flora nach dem gleichen Prinzip behandeln und sanieren zu wollen, wie die der weißen Frauen, könnte ihre Flora mehr zerstören als heilen.

Wenn Ärzt:innen dies nicht berücksichtigen und wollen zum Beispiel den pH-Wert einer schwarzen Frau, der über 4,5 ist, senken, weil sie denken, er wäre zu hoch, zerstören sie mehr ihre Vagina-Flora. Bei einer weißen Frau wäre diese Vorgehensweise angeraten, aber bei einer schwarzen Frau ist es kontraproduktiv. Das bedeutet, es werden anhand von Erkenntnissen über weiße Frauen Krankheiten bei schwarzen Frauen behandelt, die gar keine sind, weil für sie eine falsche Normenlage zugrunde gelegt wird.

Dieses Unwissen führt dazu, dass schwarze Frauen sich überwiegend mit den Lebensmitteln ernähren, die zu weißen Frauen passen, aber ihnen selbst nicht guttun.

Diese unberücksichtigten Unterschiede, die dazu führen, dass schwarze Frauen behandelt werden wie weiße Frauen und nicht eine angepasste Ernährung und Therapie bekommen, könnten letztendlich eine Rolle bei dem größeren Anteil von Frühgeburten bei schwarzen Frauen im Vergleich zu weißen Frauen spielen.

Schwarze Frauen in den Vereinigten Staaten haben das zwei- bis drei-fache Risiko an Frühgeburten und neonataler Morbidität und Mortalität zu erleiden, als weiße Frauen. Vielleicht gerade durch den übernommenen weißen Lebensstil mit einer Ernährung, die nicht zu ihnen passt und mit der sie ihre Vagina-, Uterus- und Darm-Flora stören.

5.3.5 Eigenschaften der Milchsäure

Milchsäure kommt in zwei isomeren Formen vor und ihr relatives Verhältnis verleiht der vaginalen Mikrobiota wahrscheinlich ein gewisses Maß an Stabilität und die Fähigkeit, einigen Infektionen zu widerstehen.

Die Eigenschaften der Milchsäurebakterien sind die Folgenden:

- Morphologisch betrachtet handelt es sich bei den Milchsäurebakterien entweder um Stäbchen oder
- um Kokken.
- Sie haben eine hohe Säuretoleranz.
- Sie können sich auch bei niedrigem pH-Wert vermehren.

5.3.6 Rolle und Bedeutung der Vagina-Flora-Bakterien: Ihre Rolle, ihre Zusammensetzung

Vagina-Flora-Bakterien sind sehr wichtig für den Erhalt der Frauengesundheit. Es sind gesunde und nützliche Bakterien, die durchaus wichtig für die Gesundheit der Frau und deren Immunsystem sind.

Die hemmenden Substanzen, die von vaginalen Lactobazillen produziert werden, sind ein primärer Faktor beim Schutz der vaginalen Mikrobiota, mit organischen Säuren, Bacteriocinen und Wasserstoffperoxid. Diese wirken synergistisch gegen Infektionen durch Krankheitserreger.

Bei einer geschlechtsreifen, gesunden Frau besteht die Scheiden-Flora zum großen Teil aus verschiedenen Arten von Milchsäurebakterien. Sie heißen Döderlein-Bakterien. Diese haben die Funktion und Rolle, Frauen vor verschiedenen Scheideninfektionen zu schützen. Diese Organismen spielen eine wichtige Rolle beim Schutz vor Infektionen und der Aufrechterhaltung der vaginalen Gesundheit. Die häufigsten vaginalen Mikroorganismen, die bei prämenopausalen Frauen vorkommen, stammen aus der Gattung Lactobacillus, die Krankheitserreger durch die Produktion von Wasserstoffperoxid und Milchsäure unterdrücken.

Diese sind stäbchenförmige Bakterien, die Zucker in Milchsäure umwandeln und auf diese Weise zu einem sauren Milieu der Vagina mit einem niedrigen pH-Wert von etwa 3,8-4,5 beitragen. Diese saure Umgebung wehrt Krankheitserreger ab. die meisten Lactobacilli gedeihen am besten bei einem pH < 3,5.

5.3.7 Vergleich Vagina- und Darmflora

Unter dem Begriff Darmflora versteht man alle Mikroorganismen, die den menschlichen Darm (Teile des menschlichen Dickdarms und in geringer Menge auch des Enddarms) besiedeln. Das sind bis zu 99 Prozent aller Bakterien, die im menschlichen Körper leben.

Der Großteil der Darm-Flora lebt im Dickdarm (an der Darmwand). Man schätzt ihre Anzahl auf einige zig Billionen.

Man unterscheidet, abhängig vom jeweils dominierenden Bakterienstamm, grob drei verschiedene Typen von Darm-Flora, sogenannte Enterotypen (von lat. entero=Darm):

- Enterotyp 1: Enthält besonders viele Bakterien der Gattung Bacteroides, die Kohlenhydrate spalten und gute Produzenten für die Vitamine Biotin, Riboflavin und Pantothensäure sind.
- Enterotyp 2: Enthält besonders viele Bakterien der Gattung Prevotella, die Zucker-Eiweiß-Komplexe abbauen und Vitamin B1 und Folsäure herstellen können.
- Enterotyp 3: Enthält besonders viele Ruminococcus-Bakterien, die sehr gut Zucker und Eiweiße verdauen können.

Die Vagina- und Gebärmutter-Flora enthalten im Vergleich dazu vorwiegend Milchsäurebakterien (Laktobazillen), die für die Aufrechterhaltung eines sauren pH-Wertes unerlässlich sind.

Die Übertragung von Bakterienstämmen aus dem Darm in die Vagina ist bewiesen. Man kann in beiden Floren gemeinsamen Bakterien vorfinden, die Phyla beherbergen - Firmicutes, Bacteroidetes, Proteobakterien, Actinobakterien und Fusobakterien. Es wird angenommen, dass die viel besprochenen grampositiven Lactobacilli, die vorwiegend eine gesunde vaginale Mikrobiota besiedeln, aus dem Darm stammen. Laktobazillen sind im Darm reichlich vorhanden, wo sie Energie, metabolische und immunologische Homöostase begünstigten (Homöostase ist der Prozess eines Organismus zur Aufrechterhaltung einer stabilen inneren Umgebung, die für die Erhaltung des Lebens geeignet ist).

Das Übertragen von Bakterienstämmen zwischen Darm und Vagina stimuliert sowohl lokale als auch systemische Immunantworten mit entsprechender Wirkung auf die gesamte Wirtsphysiologie.

Ein weiteres gemeinsames Merkmal zwischen der Vagina und dem Darm ist die teilweise saure Umgebung. Diese Umgebung ist die Voraussetzung für ein funktionierendes Abwehrsystem gegen Krankheitserreger.

5.3.8 Vagina-Flora und Hormone

Die Flora der Scheide ist unter anderem auch vom weiblichen Sexualhormon Östrogen abhängig. Die Konzentration des Hormons schwankt im Körper der Frau während eines Zyklus: In der Zeit, in welcher der Östrogenspiegel niedriger ist, während und kurz nach der Periode, befinden sich auch weniger Laktobazillen in der Scheide.

5.3.9 Vaginalflora und Immunsystem

Allgemein ist eine Mikrobiota, die durch gute Eigenschaften (wie eine größere Vielfalt) gekennzeichnet ist, mit einem guten Immunsystem verbunden, das bedeutet, auch mit der Verringerung des Risikos von Infektionen, Entzündungen, Krankheiten wie Asthma und Allergien. Dagegen ist eine kranke Flora mit Krankheiten verbunden.

Die Vagina-Flora ist wie die Darm-Mikrobiota tief in den Aufbau, die Bildung und die Funktion des Immunsystems involviert. Das Zusammenspiel zwischen Bakterien und Immunität beginnt schon vor der Geburt und wird zunehmend während des Stillens entwickelt und verstärkt lebenslang die sogenannte "Barriere-Immunität" (d.h. die Mechanismen, die den Kontakt zwischen Mikroorganismen und Vagina und Darmzellen minimieren).

Das Vorhandensein einer gesunden Vagina-Flora garantiert eine gute Immunität, die sowohl unter physiologischen Bedingungen als auch bei entzündlichen Erkrankungen funktioniert. Darüber hinaus schützt es das Gewebe vor entzündungsbedingten Schäden.

Veränderungen der Vagina-Flora können die Immunantwort sowohl auf lokaler Ebene als auch in von der Vagina entfernten Organen beeinflussen. Eine Verminderung der "guten" Bakterien in der Vagina kann zur Folge haben, dass die Vagina erkrankt und dies zum Beispiel den Hals- und Nasenbereich so beeinflusst, dass deine Anfälligkeit auf Influenzavirusinfektion erhöht wird.

5.4 Vaginaflora in verschiedenen Stadien

5.4.1 pH-Werte in der Vagina während eines Zyklus

Die Vagina-Flora bleibt allgemein und an den meisten Tagen des Zyklus einer gesunden und geschlechtsreifen Frau in einem säuerlichen Bereich zwischen 3,8 und 4,4. Aber die Scheiden-Flora ist in vielen Stadien unterschiedlich. Sie verändert sich von Natur aus innerhalb eines Zyklus der Frau. Das Sexualhormon Östrogen und das Menstruationsblut führen zu Veränderungen des pH-Wertes.

Eine gestörte Scheiden-Flora kann die Chancen auf eine erfolgreiche Befruchtung vermindern. Während der fruchtbaren Tage steigt der pH-Wert auf ein neutrales bis basisches Niveau an. Der basische pH-Wert in der Scheide bietet Spermien eine günstige Umgebung. Ist der pH-Wert in der Scheide zu sauer, tötet das möglicherweise die Spermien ab und es findet keine Befruchtung statt.

Während der Menstruation ist der pH-Wert eher basisch als säuerlich, denn noch ist die Chance einer Befruchtung sehr gering.

Bestimmen kann man den pH-Wert in der Vagina mit einem dafür vorgesehenen Teststreifen oder -handschuh, die in der Apotheke erhältlich sind.

5.4.2 Vagina-Flora und Neugeborene

Ein ungesunder Uterus- und Vagina-Flora ist Ursache von vielen Krankheiten bei Neugeboren, die viele Ärzt:innen nicht damit assoziieren. Neugeborene bekommen, wenn sie zur Welt kommen, diese Mikrobiota in ihren Körper und es bleibt ein Teil von ihnen auch als Erwachsene. Das vaginale Mikrobiota spielt eine wesentliche Rolle bei der anfänglichen bakteriellen Kolonisierung von Neugeborenen und damit der Entwicklung einer gesunden

Mikrobiota des Gastrointestinals (Magen-Darmtrakt), Mund-, Nasen- und Rachenhöhle und Haut.

5.4.3 Vagina-Flora vor der Geschlechtsreife

Die physiologischen Veränderungen der Pubertät und Einleitung der zyklischen Menstruation haben wahrscheinlich tiefgreifende Auswirkungen auf die vaginale Mikrobiota.

Die erste Menstruation signalisiert für ein Mädchen nicht die Vollendung der Pubertät. Pubertäre hormonelle Einflüsse auf vaginale mikrobielle Gemeinschaften können sich für Monate oder sogar Jahre nach der ersten Blutung fortsetzen.

Ergebnisse deuten darauf hin, dass die vaginale Mikrobiota von Mädchen lange vor dem Beginn der Menstruation beginnen, denen von erwachsenen Frauen zu ähneln.

Laut Untersuchung an weißen Mädchen wurde festgestellt, dass Milchsäurebakterien, in erster Linie Lactobacillus spp., dominant in der Mikrobiota der meisten Mädchen waren, schon lange vor dem Beginn der Regelblutungen in den frühen bis mittleren Stadien der Pubertät. Gardnerella vaginalis wurde bei etwa einem Drittel der Probandinnen in bemerkenswerten Mengen nachgewiesen, ein bemerkenswerter Befund, wenn man bedenkt, dass dieser Organismus häufig mit bakterieller Vaginose bei Erwachsenen in Verbindung gebracht wird.

5.4.4 Vagina-Flora in der Schwangerschaft und Stillzeit

Die Verbindung zwischen Mikrobiota (des Darms und der Vagina) und der menschlichen Gesundheit entwickelt sich von den ersten Momenten des Lebens an. Deshalb ist es wichtig, während der Schwangerschaft und Stillzeit auf das Wohlbefinden der Vagina-Flora und Darmflora zu achten.

Die Zusammensetzung der Vagina-Flora unterscheidet sich in den verschiedenen Lebensphasen einer Frau: Während der Geschlechtsreife und Schwangerschaft, während der Fortpflanzungsjahre und nach den Wechseljahren. Sehr deutlich unterscheidet sie sich in der Schwangerschaft. Bakterien oder Viren, die am häufigsten infektiös sind, verursachen am häufigsten keine Symptome.

Die Untersuchung des Mikrobioms und seiner Beziehung zur Effizienz der Empfängnis und der frühen Schwangerschaftspflege steht in der Wissenschaft erst am Anfang, aber in der Naturmedizin ist sie bereits sehr weit erforscht. Das Mikrobiom der Vagina wird in der Regel von Lactobacilli dominiert, die in der Lage sind, als Probiotika zu handeln und das Überwuchern von bösen Bakterienarten und Entzündungen zu hemmen.

Während der Schwangerschaft verändern sich die vaginale und Mundhöhlen-lokalisierte Mikrobiota merklich. Eine gesunde vaginale Mikrobiota hilft, Infektionen zu vermeiden. Während der Schwangerschaft nimmt ihre Vielfalt ab, während ihre Stabilität zunimmt; Lactobacillus-Arten nehmen zu, während der pH-Wert abnimmt.

In einer regulär verlaufenden Schwangerschaft dient die Vaginal-Flora zum Schutz vor Infektionen, deswegen besteht die Mikrobiota während der Schwangerschaft überwiegend aus Lactobacilli bei weißen Frauen und aber auch aus anderen. Die Zusammensetzung der Mikrobiota kann sich im Laufe der Schwangerschaft ändern. Endokrine, metabolische und immune Veränderungen, die während der Schwangerschaft stattfinden, sind mit signifikanten Vagina-Mikrobiota-Variationen verbunden.

Wenn die Flora-Populationen vielfältiger werden, deutet dies darauf hin, dass die normale Lactobacillus-dominierte Bevölkerung sich in eine bakterielle Vaginose-Population verändert hat. Durch diese Veränderung steigt das Risiko von unerwünschten Schwangerschaftsbeschwerden. Es ist wichtig, zwischen gesunden Veränderungen – die für die physiologische Gewichtszunahme der Mutter und für die Ernährung des Fötus erforderlich sind – und unerwünschten Veränderungen zu unterscheiden, die zu gesundheitlichen Komplikationen führen oder die Entwicklung einer guten Mikrobiota der Vagina beeinträchtigen können.

Auch eine defekte Vagina- und Uterus-Flora kann zum Schwangerschaftsabbruch führen. Deswegen ist es wichtig, deine Vagina- und Uterus-Flora immer gesund zu halten.

5.4.5 Vaginaflora nach der Geburt. Wie die Geburt die Vagina-Flora verbessert

Die vaginale Mikrobiota wird nach der Entbindung der Darm-Mikrobiota ähnlicher.

Einige gute Bakterien-Arten (wie Lactobacillus) gehen verloren, die Vielfalt nimmt zu und Vaginose-assoziierte Bakterien sind häufiger vorhanden. In der Mundhöhle nehmen Parodontitis-assoziierte Krankheitserreger und der Candida-Spiegel zu.

5.4.6 Vagina-Flora in der Menopause

Wie die Darmbakterien, so verändert sich auch die Zusammensetzung der Vagina-Flora in der Menopause. In der Vormenopause wird eine gesunde Vagina-Flora bei weißen Frauen hauptsächlich durch Laktobazillen besiedelt. Nach den Wechseljahren und dem Absinken des Östrogenspiegels steigt der pH-Wert leicht an. Die Menge an Glykogen sinkt wegen des niedrigen Östrogenspiegels, was das Wachstum von Laktobazillen negativ beeinflusst. Dies führt zu einer Dysbiose der Vagina-Flora und dem vermehrten Auftreten von Proteobakterien wie Streptokokken und Anerokokken.

5.4.7 Vagina-Flora und Menstruation

Die Scheiden-Flora hängt jedoch auch vom Sexualhormon Östrogen ab. Seine Konzentration schwankt jedoch im Körper einer Frau während ihres Zyklus. Kurz nach und während der Periode ist der Östrogenspiegel niedriger und in dieser Zeit sind auch weniger Laktobazillen in der Scheide zu finden. Im weiteren Zyklusverlauf steigt die Östrogen-Menge wieder an. Die Anzahl der Milchsäurebakterien nimmt folglich wieder zu.

Die Vagina-Flora ist besonders empfindlich, vor allem auch bei hormonellen Veränderungen und damit während der Menstruation. Dies liegt daran, dass der Östrogenspiegel in dieser Zeit abnimmt und somit auch die guten Bakterien. Einige Mikroben, wie Mykoplasmen, ernähren sich ebenfalls von Blut und vermehren sich viel mehr. Folge: Der vaginale pH-Wert steigt. Die Infektionschance wird höher.

5.4.8 Vagina-Flora und das Neugeborene

Die Natur macht die Dinge wirklich gut! Nichts ist zufällig, auch nicht die Bakterien in der Vagina der Frau.

Die vaginale Entbindung ist mit der neugeborenen Darm-Mikrobiota verbunden, die auf eine mütterliche vaginale Quelle hindeutet. Die Vagina-Flora ist für das Neugeborene sehr nützlich, die zum Zeitpunkt der Geburt durch die Vagina von der Mutter auf das Kind übergeht.

Die Laktobazillen, denen das Kind auf seinem Weg bei der Geburt begegnen wird, infiltrieren dessen Körper und gehen auf den Darm des Kindes über. Das Kleinkind wird dann, wie wir alle, von den Bakterien der Mutter unterstützt, um sein Essen zu verdauen.

Säuglinge, die durch vaginale Entbindung geboren werden, erwerben eine Darm-Mikrobiota, die der vaginalen Mikrobiota ihrer Mütter ähnelt.

5.5 Erkrankungen der Vagina und Vagina-Flora

Ist die Vagina erkrankt und befindet sich die Vagina-Flora im Ungleichgewicht, können zahlreiche Erkrankungen wie Vaginismus, Infektionen, Allergien, Pilzinfektionen, Krebs, Entzündungen sowie eine bakterielle Vaginose, aber auch andere Probleme und Krankheiten, auftreten.

5.5.1 Keine feststellbaren Erkrankungen, aber das Gleichgewicht ist verloren gegangen

Es muss nicht immer eine Erkrankung festgestellt werden. Eine Vagina-Flora kann ihr Gleichgewicht zwischen guten und schlechten Bakterien verlieren, ohne dass eine Infektion stattfindet. Die Vagina ist somit dennoch ungesund und kann dann die Gesundheit der Frau destabilisieren, ohne dass man diesen

Zusammenhang mit der ungesunden Vagina herstellt. Mein Wissenslehrer in Afrika untersuchte bei einer Erkrankung bei einer Frau immer auch ihre Vagina-Flora. Oft reichte es aus, die Gesundheit in der Vagina wiederherzustellen, damit die Krankheit verschwand.

5.5.2 Vaginismus

Unter einem Vaginismus versteht man eine unwillkürliche Verkrampfung und/oder Verspannung des Beckenbodens und des äußeren Drittels der Vaginalmuskulatur. Dadurch erscheint der Scheideneingang eng oder sogar wie verschlossen.

Der Penis kann entweder gar nicht durch die Scheidenöffnung eintreten oder dieser Vorgang ist nur unter Schmerzen möglich. Manchmal kann sogar kein Tampon oder der eigene Finger eingeführt werden. Bestimmte gynäkologische Untersuchungen können unter diesen Umständen auch nur erschwert durchführbar sein.

Ein Vaginismus kann entweder schon immer bestehen oder aber erst im Laufe der Zeit auftreten.

5.5.3 Infektionen

Infektionen der Scheide machen sich häufig durch einen unangenehmen Scheidenausfluss bemerkbar. Dieser Ausfluss unterscheidet sich vom normalen Ausfluss dahingehend, dass sich in der Regel Symptome wie Juckreiz, Rötung, Schwellung, Brennen und manchmal sogar Wund-Sein im Genitalbereich einstellen. Abgesehen davor kann der Ausfluss einen fischigen Geruch haben.

Harnwegsinfektionen

- Blasenentzündung (Entzündung der Blase durch Überwuchern von Bakterien)
- Urethritis (Infektion, die nur die Harnröhre betrifft)
- Pyelonephritis (Entzündung der Niere, in der Regel durch unbehandelte oder schlecht behandelte Blasenentzündung)

5.5.4 Allergien

Zwar ist die Vagina sehr widerstandsfähig, weist jedoch eine sehr sensitive Haut auf, wahrscheinlich die zarteste Haut unseres gesamten Körpers. Sie ist zudem sehr durchlässig und nimmt einen Teil der Stoffe auf, mit denen sie in Kontakt kommt. Eine allergische Reaktion weist die Symptome einer Pilz- oder einer bakteriellen Infektion auf:

- Juckreiz
- Irritationen
- Rötungen
- manchmal Ausfluss

Diese allergischen Reaktionen treten direkt nach dem Kontakt mit der auslösenden Substanz auf. Meist ist eine allergische Reaktion jedoch harmlos. Lindern kann man sie häufig mit einem kühlen Bad.

Was löst allergische Reaktionen der vaginalen Mukosa (Schleimhaut) aus?

Die Haut der Vagina und auch der Vulva kann allergisch reagieren auf:

- Sperma (nach dem Kontakt mit dem Ejakulat juckt entweder die Schleimhaut und schwillt an oder es kommt in sehr seltenen Fällen zu schweren anaphylaktischen Reaktionen auf das Sperma)
- Spermizide (viele Kondome sind mit Spermiziden überzogen. Das sind Chemikalien, die Spermien abtöten)
- Latex (Latexkondome bestehen beispielsweise aus einem bestimmten Protein, das unserem Abwehrsystem nicht zuträglich ist. In dem Fall kann es zu Nesselausschlag, Hautausschlag, Juckreiz und sehr selten zu anaphylaktischen Reaktionen kommen)

Was kann Allergien auslösen?

Allergien können eine Kolpitis, also eine Entzündung im Bereich der Vagina auslösen, genauer gesagt am Eingang zur Gebärmutter. Meist sind die Ursachen einer Kolpitis zwar Erreger, aber auch Allergien und Reizungen.

Eine Kolpitis macht sich durch eine starke Rötung, Juckreiz und Ausfluss aus der Scheide bemerkbar.

5.5.5 Pilzinfektionen

Bei einem Scheidenpilz haben sich Hefepilze in der Scheide vermehrt und dadurch eine Entzündung ausgelöst. Zu den häufigsten Ursachen von Entzündungen der Scheide und der äußeren Geschlechtsorgane zählen Infektionen mit Hefepilzen neben Bakterieninfektionen, zu denen auch die bakterielle Vaginose gehört.

Symptome der Pilzinfektionen

Die Symptome der Pilzinfektionen sind die folgenden:

- Juckreiz
- unangenehmes Brennen
- Schmerzen
- die Schleimhaut der Scheide ist gerötet und weißlich belegt
- auch die Schamlippen können rot und angeschwollen sein, wenn sich die Entzündung auf die äußeren Geschlechtsorgane ausgebreitet hat.

Wann sind Frauen besonders gefährdet, an Pilzinfektionen zu erkranken?

- in der Schwangerschaft
- Medikamente (Antibiotika, Kortison, Hormon-, Strahlen- oder Chemotherapie) erhöhen das Risiko für eine Pilzinfektion der Vagina, denn diese bringen die Vagina-Flora durcheinander.
- Diabetes mellitus zählt zu den Risikofaktoren für Pilzinfektionen der Scheide.
- Stress
- übertriebene Intimhygiene
- synthetische und enganliegende Kleidung
- Schwitzen
- Die Verwendung von luftdichten Slipeinlagen

5.5.6 Bakterielle Vaginose (BV)

Bakterielle Vaginose ist verbunden mit der Anwesenheit von gefährlichen Bakterien (Gardnerella vaginalis und Peptostreptococcus anaerobius) und einer Abnahme der Anzahl der guten Bakterien (Lactobacillus-Arten). BV ist eine komplexe, polymikrobielle Erkrankung, die durch die Störung des vaginalen Ecosystems gekennzeichnet ist, was zu einer Verringerung von Lactobacilli und einem Überwuchern von strengen oder fakultativen anaeroben Bakterien führt.

Bakterielle Vaginose ist eine weit verbreitete Erkrankung (rund 20 Prozent der Frauen sind mindestens einmal in ihrem Leben davon betroffen), die durch Bakterien ausgelöst wird. Sie ist meist auf Gardnerella vaginalis Bakterien zurückzuführen. In kleinen Mengen kommen diese Bakterien bei zahlreichen Frauen im Genitalbereich vor und haben erst einmal keinen Krankheitswert.

Gardnerella vaginalis werden durch Schmier- und Kontaktinfektionen (z.B. beim Geschlechtsverkehr) übertragen.

Die Erkrankung behandelt man mit einem Antibiotikum.

Trotz vielen Studien, um die genaue Ursache von BV zu bestimmen, sind die Beweise immer noch schlecht und gering. Mehrere Faktoren werden genannt, die an der Entwicklung von BV beteiligt sein sollen: Hormonelle Veränderungen, schlechte Ernährung, Kosmetika, Schönheitsprodukte, Vielzahl an Sexualpartnern, Rauchen, persönliche Hygiene, Antibiotika-Behandlung usw.

- **Symptome einer bakteriellen Vaginose**
- Die Symptome einer bakteriellen Vaginose können sein:
- Die Frauen leiden unter verstärktem und meist grau-weißlichem Ausfluss.
- Der Intimgeruch ist unangenehm und fischig.

Welche Frauen sind besonders gefährdet, an einer bakteriellen Vaginose zu erkranken?

Frauen mit einem geschwächten Immunsystem sind in der Regel gefährdet, eine bakterielle Vaginose zu bekommen.

In der Regel sorgen Laktobazillen (Milchsäurebakterien) für ein gesundes Scheidenmilieu mit einem sauren pH-Wert, der vor fremden Bakterien schützt. Auf Grund eines geschwächten Immunsystems kann es aber zu einer negativen Verschiebung des pH-Wertes kommen und die Scheidenflora gerät aus dem Gleichgewicht. Die Laktobazillen nehmen in Folge ab und fremde Bakterien, wie Gardnerella vaginalis, vermehren sich. Auf diese Weise können sie eine Scheideninfektion auslösen.

5.5.7 Entzündungen der Scheide (Kolpitis oder Vaginitis)

Eine Kolpitis ist der Fachbegriff für eine Entzündung im Scheidenbereich am Eingang der Gebärmutter. Sie kommt sehr häufig vor.

Ursachen einer Entzündung der Scheide (Kolpitis oder Vaginitis)

Die Ursachen können sein:

- meistens Erreger (z.B. Gardnerella vaginalis)
- Geschlechtskrankheiten wie Gonorrhoe oder eine Chlamydieninfektion
- Pilzinfektion (der häufigste Pilzerreger ist der Hefepilz Candida albicans)
- Trichomonaden (Mikroorganismen, die die Trichomonaden-Kolpitis verursachen)
- bakterielles Ungleichgewicht der Intim-Flora
- starke mechanische Reibung z.B. in der Reiterstellung beim Sex
- Allergien

Eine gute und richtige Intimpflege ist in dem Fall sehr wichtig.

Symptome der Entzündung der Scheide (Kolpitis oder Vaginitis)

Diese sind die Anzeichen und Beschwerden einer Scheidenentzündung:

- Rötung der Scheide
- Scheidenjucken
- Brennen im Intimbereich
- vaginaler Ausfluss

5.5.8 Scheidenkrebs und andere Krebs

Als Scheidenkarzinome bezeichnet man bösartige Veränderungen der Scheide. Man unterscheidet die Krebsarten der Scheide auf Grund der Zellen, aus denen die Erkrankung entsteht. Über 95 Prozent aller bösartigen Vaginalkarzinome entstehen aus den Veränderungen der obersten Schleimhautschicht und werden Plattenepithelkarzinome genannt. Die restlichen Karzinome zählen zu den Adenokarzinomen (Krebs des Drüsengewebes), malignen Melanomen (Schwarzer Hautkrebs) und Rhabdomysarkomen (Krebs mit Ursprung in der Muskulatur) bei Kindern.

Ursachen für Scheidenkrebs

Vor allem diese Risikofaktoren und Ursachen sind bekannt:

- Infektionen mit Humanen Papillom-Viren (HPV)
- früher erster Geschlechtsverkehr
- Promiskuität
- Rauchen

Symptome des Scheidenkrebses

- Meist verursachen Scheidenkarzinome erst im späteren Stadium Beschwerden. Zu diesen Anzeichen und Symptomen zählen:

- leichte Blutungen
- verstärkter Ausfluss

5.6 Schnelle Möglichkeiten, vaginale Infektionen rechtzeitig zu erkennen und zu vermeiden

Es ist sehr wichtig, dass jede Frau für vaginale Infektionen und deren Ursachen wachsam ist.

Es gibt verschiedene Tricks, die das Risiko ihres Auftretens verringern, aber es ist auch wichtig, ihr Auftreten rechtzeitig zu erkennen, bevor eine geeignete Behandlung angewendet wird.

Wie erkennst du vaginale Infektionen rechtzeitig?

Vaginale Infektionen können erkannt werden, wenn man auf bestimmte Symptome achtet, die oft schon zu Beginn der Erkrankung auftreten.

Zu diesen Symptomen gehören:

- Starker vaginaler Geruch

- vaginales Jucken
- vaginale Verbrennungen
- Schmerzen beim Urinlassen oder beim Sex
- Ein reichlich grüner, gelber, rosa oder weißer Ausfluss, mit oder ohne Geruch

Alle diese Symptome können vor dem Vorhandensein einer vaginalen Infektion warnen.

5.7 Was macht die Vaginalflora krank und bringt sie aus dem Gleichgewicht?

Die natürliche Zusammensetzung der Scheiden-Flora, die hauptsächlich aus Laktobazillen (Milchsäurebakterien) oder auch Döderlein-Bakterien besteht, schützt die Frauen vor krankheitserregenden Keimen. Durch ihre dichte Besiedlung können krankheitserregende Erreger nicht mehr eindringen. Abgesehen davon wird ihr Anhaften durch Biosurfactant aus den Döderlein-Stäbchen verhindert. Der zudem niedrige pH-Wert und die Bakteriozine verhindern das Wachsen schädlicher Keime. Wenn sich das Gleichgewicht der Vagina-Flora jedoch verschiebt, leidet auch ihre schützende Funktion darunter. Erreger, die zuvor nur in geringer Zahl vorkamen, die eng mit pathogenen (krankheitserregenden) Organismen verwandt sind, wie Bakterienarten der Gattungen Staphylococcus, Streptococcus,

Enterococcus, Klebsiella, Enterobacter und Neisseria können sich ausbreiten und eine Entzündung der Scheide auslösen.

5.7.1 Risikofaktoren für eine gestörte Vagina-Flora

Veränderungen in der normalen und gesunden vaginalen Mikrobiota sind ein Hinweis auf Infektionen, wie Candidiasis oder bakterielle Vaginose. Candida albicans hemmt das Wachstum von Lactobacillus-Arten, während Lactobacillus-Arten, die Wasserstoff-peroxid produzieren, das Wachstum und die Virulenz von Candida albicans in der Vagina und im Darm hemmen.

Die Ursachen und Risikofaktoren für eine kranke Vagina-Flora können Folgende sein:

- hormonelle Veränderungen, insbesondere in bestimmten Schlüsselmomenten im Leben einer Frau (Menstruation, Schwangerschaft, Wechseljahre)
- Stress
- Schwimmbad-Wasser
- entweder eine mangelhafte oder eine übertriebene Intimhygiene
- Schwangerschaften
- Vitamin-D-Mangel und auch Schwangerschaften in Kombination mit Vitamin-D-Mangel
- Veränderungen des Abwehrsystems (erhöhte Werte des Botenstoffes Interleukin-1)

- Östrogenmangel in Folge der Menopause
- Medikamente (Antibiotika und Kortison)
- Anti-Baby-Pille
- unreine Fremdkörper wie Sexspielzeuge
- synthetische Unterwäsche
- häufiges Tragen von Slipeinlagen
- nasse Badesachen anlassen
- enganliegende Kleidung
- falsche Monatshygiene
- falsche Toilettenhygiene
- Vaginalduschen
- ungesunde Ernährung
- häufig wechselnde Sexualpartner
- ungeschützter Geschlechtsverkehr
- Fäkalien
- Glattrasieren, denn das Haar schützt davor, dass Gifte und Bakterien in die Vagina gelangen
- Die Schwangerschaft verändert die Mikrobiota mit einer Verringerung der Arten-/Gattungsvielfalt

5.7.2 Schlechte Hygiene oder zu viel Hygiene und Schönheitsprodukte

Entgegen allen Erwartungen steht Hygiene ganz oben auf der Liste der Faktoren, die die vaginale Flora zerstören.

Zu viele Toilettengänge (Stuhlgang mehr als zwei Mal pro Tag), vaginale Duschen, die Verwendung von antiseptischen Produkten, Duschgel, Seife, Deo, Creme u.a. schaden der Vagina-Flora.

Chemikalienreiche Körperpflegeprodukte töten gute Bakterien in der Vagina-Flora ab und lassen schlechte Bakterien gedeihen. Benutze für den Vagina-Bereich nur qualitativ hochwertige Schönheitsprodukte, denn durch die Schleimhaut der Vagina gelangen am Einfachsten und Schnellsten Gifte in den Körper.

5.7.3 Tampons, Damenbinden

Die Anwendung von Tampons kann wegen den enthaltenen Chemikalien das Gleichgewicht der bakteriellen Präsenz verändern mit Abnahme der gesunden Bakterien gegenüber schlechten Bakterien.

Tampons absorbieren die vaginale Mikrobiota ebenfalls und damit auch die guten Bakterien, weshalb Frauen, die Tampons verwenden, anfälliger für wiederholte Hefeinfektionen sind.

Duftende Damenbinden und luftdichte Hygieneartikel, die hohe Temperaturen und Luftfeuchtigkeit verursachen bzw. begünstigen, schaden der Vagina-Flora.

5.7.4 Einfluss der Ernährung auf die Vagina-Flora und wie ungesunde Ernährung die Uterus- und Vagina-Flora krank macht

Eine gesunde Ernährung ist wichtig für die Vagina-Flora, die eine hohe Anzahl an gesunden Milchsäurebakterien (Laktobazillen) enthält. Sie unterstützt die Scheiden-Flora dabei, den pH-Wert im Scheidenmilieu stabil zu halten.

Antibiotika, Verhütungsmittel wie die Pille und eine zu zuckerhaltige Ernährung gefährden hingegen die Scheiden-Flora und ihr Milieu. Die Folge kann ein lästiger Scheidenpilz sein. Das Verzehren von Sauerkraut, Kimchi, Tempeh oder Miso kann hingegen förderlich für die Scheiden-Flora sein.

Eine Ernährung mit zu wenig pflanzlichen Fetten, die die guten Bakterien brauchen, um zu wachsen und ihre Arbeit zu verrichten schadet der vaginalen Flora. Gesunde Fette, wie sie enthalten sind in Nüssen, Olivenöl, Avocado und Co., sind wichtig und förderlich für die Scheiden-Flora. Sie sorgen für einen konstanten Östrogenspiegel in der Scheiden-Flora und sind Energielieferanten für die Stoffwechselprozesse in der Vagina und für den Aufbau der Zellwände und Hormone.

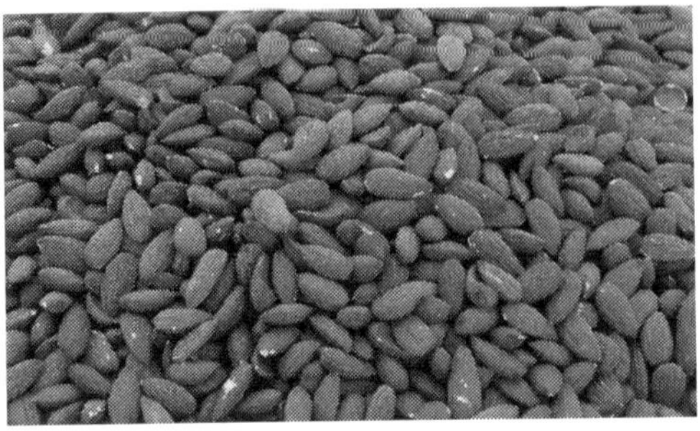

In diesem Kapitel wirst du auch erfahren, welchen schädlichen Einfluss Weißmehl und Zucker auf die Scheiden-Flora haben.

5.7.4.1 Diese Lebensmittel sind Gift für die Vagina-Flora

Regelmäßiger Verzehr von:
Weißmehl und ihre Erzeugnisse (Pizza, Nudel, Brot, Kuchen, Brezeln, u.a.), Zucker und Zuckererzeugnisse wie Nutella, Eis, Schokolade, Schokoriegel, schlechte Milch und gesüßte Milchprodukte aller Art, Chips, Donuts, Pommes, Transfette, verarbeitete Fleisch- und Wurstwaren, Fertigessen, Fastfood (MC Donald, Hamburger, KFC, China Food, auch wenn darin ein Paar Gemüse zu sehen sind, Döner, usw.), Plastik-Lebensmittel (alle Lebensmittel, die in Plastik verpackt sind, wie z.B. teilweise Salat. Sie enthalten mehr Plastik als Nährstoffe), Diät-Lebensmittel und

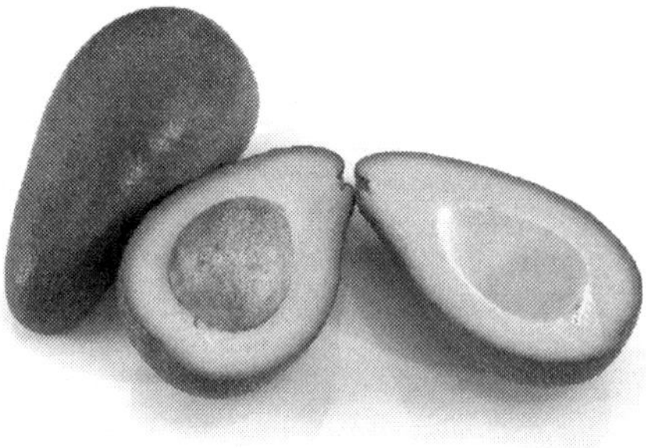

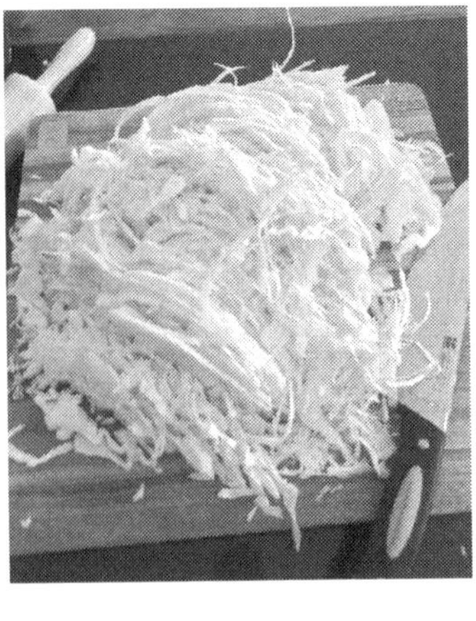

Light-Produkte, salzige Produkte, wie salzige geröstete Erdnüsse, gesüßte Getränke mit oder ohne Kohlensäure wie Cola, Fanta, ACE-Getränke, Eistee, Energiedrink, Alkohol und vieles mehr.

Ab und zu diese Lebensmittel zu verzehren, ist nicht schlimm. Aber diese jeden Tag zu essen, ist sehr ungesund und schädlich, denn sie sind Gift für unseren Körper. Sie zerstören alle Floren des Körpers, töten die guten Bakterien ab und lassen die schlechten krankmachenden Bakterien gedeihen und die Oberhand gewinnen, schwächen das Immunsystem, destabilisieren den Hormonhaushalt, ziehen Nährstoffe aus dem Körper, oxidieren den Körper, verlangsam den Stoffwechsel, verursachen die Bildung von freien Radikalen, Entzündungen und Infektionen und sind Ursache von Krankheiten wie Krebs, Diabetes, Herzkrankheiten, Demenz u.v.a.

5.7.4.2 Vagina-Flora und Weißmehl

Zu viel Weißmehl (und auch Zucker) belastet nicht nur den Darm, sondern auch die Vagina-Flora.

Weißmehl und seine Produkte zählen auch zu den Lebensmitteln, die zu einer Übersäucrung des Körpers führen können. Viele Menschen leiden heutzutage unter einem unausgeglichenen Säure-Basen-Haushalt und daraus entstehen viele Erkrankungen wie beispielsweise Arthrose, Arthritis, Stoffwechselabfallprodukte in den Nieren, in der Galle, in der Blase (die zu Nieren-, Blasen- und Gallensteinen führen können) und Cellulite sowie Falten. All dies resümiert aus einer Ablagerung der Stoffwechselabfallprodukte und Gifte in den falschen Körperzellen und Geweben. Schlimmstenfalls kann es auch zur Ablagerung in den Blutgefäßen kommen, was zu Verengungen, Bluthochdruck, Herzinfarkt und Schlaganfall führen kann.

Außerdem fördert eine kohlenhydratreiche Ernährung die Entstehung eines Scheidenpilzes.

5.7.4.3 Vagina-Flora und Zucker

Zuckerreiche Ernährung ist eine Gefahr für die Vagina.

Zucker sind ein bevorzugter "Brennstoff" für Pilze und Bakterien. Hefe liebt Zucker, Zucker fördert ein Überwachsen von Hefe und es kann so auch der pH-Wert verändert werden.

Zucker hat den Nachteil, dass er bakterielle Infektionen in der Scheide fördert. Er schädigt die Laktobazillen, also die Vaginalbakterien, die für ein Gleichgewicht sorgen, und tötet sie manchmal sogar ganz ab. Als Folge können Hefeinfektionen, Schmerzen und Irritationen auftreten.

Zucker fördert zudem, dass krankheitserregende Pilze im Darm wachsen. Wenn diese dann beim Gang zur Toilette über den Stuhlgang in die Scheide gelangen, kann ein Scheidenpilz entstehen.

5.7.5 Vagina und Alkohol, Zigaretten und Medikamente

Selbstverständlich haben auch Gifte und chemische Substanzen wie Alkohol, Zigaretten und Medikamente einen schädlichen Einfluss auf die Vagina und deren Flora. Schlimmstenfalls kann der Missbrauch dieser Substanzen sogar zur Unfruchtbarkeit führen.

Vagina und Zigaretten

Tabak-Konsum ist sehr schädlich für die Vagina-Flora. Zigaretten erhöhen um ein Mehrfaches das Risiko eines Ungleichgewichts der Flora. Die in Zigaretten enthaltenen Substanzen, wie Nikotin und Amine, führen zu einer Verringerung der Proliferation von Vaginalzellen und somit des Kraftstoffs Glykogen, von dem sich Laktobazillen ernähren. Dieser Glykogenmangel wird zu einer Verringerung der Anzahl dieser guten Bakterien und unweigerlich zu einem Ungleichgewicht der Mikrobiota (Dysbiose) führen.

Rauchende Frauen haben eine geringere Östrogenkonzentration im Blut und diese kann eine Senkung der Laktobazillen mit sich bringen.

Es dauert mindesten drei Monate, nachdem das Rauchen gestoppt wurde, bis die vaginale Mikrobiota wieder ins Gleichgewicht kommt.

Vagina und Alkohol

Zu viel Alkohol (Alkoholmissbrauch) schadet ebenfalls dem Vaginalmilieu. Er kann durch die entwässernde Eigenschaft zur Übersäuerung des Körpers führen. Zudem steigert Alkoholabusus das Krebsrisiko.

5.7.6 Abtreibung

Schon immer warnten die Wissenslehrer in Afrika vor Abtreibung (und besonders vor unkontrollierter Abtreibung), da Abtreibung die Vagina-Flora deutlich verändert und somit der Gesundheit der Frau schadet.

Auch viele wissenschaftliche Studien haben festgestellt, dass nach der Abtreibung eine deutliche Veränderung in der mikrobiellen Flora auftritt.

5.7.7 Antibiotika und Medikamente

Die meisten Antibiotika hemmen die Vermehrung der Laktobazillen, die wichtig für eine Senkung des pH-Wertes im Scheidenmilieu sind, und dadurch können Infektionen begünstigt werden. Infektionen wie Candidosen, bakterielle Vaginosen und auch Blasenentzündungen können in Folge davon auftreten.

5.7.8 Eine beeinträchtigte Vagina-Flora ist eine Ursache für wiederkehrende Infektionen in der Vagina

Wenn eine bakterielle Infektion in der Vagina festgestellt wird, wird sie fast ausschließlich mit Antibiotika behandelt. Das Problem aber ist, dass Antibiotika zwar die Infektion für diesen Moment stoppt und gleichzeitig aber viele hilfreiche und gute Bakterien abtötet. Dies führt zur schweren Schädigung des Schutzschilds im Genitalbereich. Aus diesem Grund leidet eine große Mehrheit der Frauen noch Monate danach unter wiederkehrenden alten Beschwerden und Symptomen im Genitalbereich. Harnwegsinfektionen ("Blasenentzündungen") kommen bei einem Viertel aller Frauen zurück und können sich häufig zu chronischen Erkrankungen entwickeln.

5.7.9 Toxine, Chemikalien

Der Körper ist Hunderttausenden von Chemikalien ausgesetzt, die Menschen selbst erzeugt haben. Die meisten sind krebserregend und verändern die Funktionen des endokrinen Systems. Sie zerstören die Floren, indem sie die nützlichen Bakterien abtöten.

Toxine töten die nützlichen Mikroorganismen ab. Eine sehr große Anzahl von Toxinen kann sowohl das Darm- als auch das vaginale Mikrobiom beeinflussen. Trinkwasserschadstoffe, entzündungshemmende Medikamente, Antikontrazeptiva, Antisäuren, Antidepressiva, Intimhygieneprodukte (die Chemikalien enthalten), Lebensmittelpestizide, Pflanzenschutzmittel (Pestizid- und Dioxinrückstände) u.v.m. sind Gift für die Vagina-Flora.

5.7.10 Darmerkrankungen

Es gibt einen nachgewiesenen Zusammenhang zwischen der Vaginal- und der Darm-Flora in unserem Körper.

Darmerkrankungen wie Kolitis, Reizdarmsyndrom, Sodbrennen, Blähungen, Verstopfung, Durchfall, Mundgeruch usw. können die Ursache einer kranken Vagina-Flora sein.

Schlechte Darmgesundheit (d.h. "wenn die schlechten Bakterien über die guten Bakterien wachsen") können Hefeinfektionen in der Vagina verursachen.

Ein weiteres gefürchtetes Gesundheitsproblem, das als Folge von Darmproblemen auftreten kann, ist die Harnwegsinfektion.

Darmstörungen, wie Durchfall oder Verstopfung, können die Vagina und ihre Mikroflora schädigen.

5.7.11 Schlechte Schlafhygiene

Schlechter Schlafrhythmus, Schlafstörungen, zu spät ins Bett gehen (nach 24 Uhr), zu langes Schlafen, sind alles Faktoren, die hormonelle Störungen hervorrufen und den Körper stressen.

5.7.12 Müdigkeit

5.7.13 Fehlende oder unregelmäßige Menstruation

Die monatliche Menstruation reinigt die Vagina und ihre Flora und versorgt sie mit guten Nährstoffen. Eine fehlende Menstruation kann zur Störung der Vagina-Flora führen.

5.7.14 Hormonelle Störungen, Menopause

Ein Mangel an Östrogen kann die Vagina-Flora krank machen. Menopause oder jeder Faktor, der eine Abnahme des Östrogens verursacht, kann den vaginalen pH-Wert aus dem Gleichgewicht bringen und Dysbiose verursachen. Vaginale Laktobazillen ernähren sich von Glykogen, aber die Wände der Vagina sind nur dann reich an Glykogen, wenn eine Frau eine ausreichende Menge an Östrogen in ihrem Körper hat. Wenn Glykogen zu wenig vorhanden ist, sterben Laktobazillen ab und der vaginale pH-Wert steigt an.

In der Menopause produziert der Körper weniger Hormone, was zu einer Abnahme der Laktobazillen führt. Darum ist es wichtig, seine Ernährung in der Menopause an diese Gegebenheiten anzupassen.

5.7.15 Antibabypille

Die Anwendung hormoneller Kontrazeptiva verändert die normale Mikrobiota der Vagina bei Frauen.

Die Anwendung von oralen Kontrazeptiva (Antibabypille) kann zu einer Zunahme der vaginalen Candidose führen. Vaginale Candidose ist eine Infektion der Vagina, des Intimbereichs und der Vagina-Flora durch eine Hefepilz-Infektion. Der Pilz trägt den Namen Candida Albicans und die Infektion ist als Candidiasis vulvovaginalis bekannt.

5.7.16 Slip, enge Kleidung, Jeans, Schlafkleider

Enge Kleidung oder Unterwäsche aus synthetischen Materialien ist nicht gesund für die Vagina-Flora. Diese synthetischen Fasern lassen keine Feuchtigkeit entweichen, was zu Staunässe und der Vermehrung von Krankheitserregern führen kann, die vaginale Infektionen auslösen.

Gleiches gilt für enge Kleidung wie Jeans oder Hosen. Sie hemmen sozusagen die Luftzirkulation im Genitalbereich sowie den Blutfluss.

Nachts ist es besser, ohne Unterwäsche und Schlafhose zu schlafen. Sie verursachen Feuchtigkeit und hemmen die Luftzirkulation im Genitalbereich. Eine feuchte Umgebung kann Bakterien und Pilzen begünstigen und „züchten".

Zudem enthalten Slips oft Chemikalien (auch die aus Baumwolle), die sich im Kontakt mit der Vagina-Flüssigkeit ablösen und in die Vagina eindringen können.

5.7.17 Schmutzige Gegenstände oder Handtücher und auch verunreinigte Finger oder Dildos in der Vagina

Viele Frauen machen sich nicht die Mühe, auf Sauberkeit zu achten, wenn sie ihre Vagina berühren oder sich befriedigen oder von einem/einer Partner:in befriedigt werden. Schmutzige Hände oder Gegenstände, auch schlecht gereinigte Dildos, Vibratoren usw. können Mikroorganismen in die Vagina einführen, die sich dort vermehren und das Gleichgewicht in der Flora zum Kippen bringen.

Die Benutzung öffentlicher Toiletten oder schmutziger Handtücher können ebenfalls Infektionen verursachen.

5.7.18 Entfernung von Schamhaaren

Die Schamhaare haben wichtige Schutzfunktionen für die Vagina. Ein Glatt-Rasieren dieser Region erleichtert es, dass schädliche Bakterien und Schmutz in die Vagina eindringen können.

5.7.19 Das Genital-Mikrobiom des Partners / der Partnerin

Das Mikrobiom des Partners/der Partnerin ist ebenso wichtig, wie das von der Frau selbst. Bei sexuellem Kontakt können viele pathogene Mikroorganismen eindringen, die sich vermehren können, wenn der vaginale pH-Wert nicht niedrig ist und bereits eine Dysbiose (Ungleichgewicht der Flora) vorliegt.

5.7.20 Geschlechtsverkehr, Kondome

Nicht nur die Vagina wird von Bakterien bewohnt, sondern auch der Penis. Beim Sex können die Bakterien aus dem Penis (und am Penis) in die Vagina eindringen und verschiedene Krankheiten auslösen.

Sperma ist basisch und kann den pH-Wert der Vagina erhöhen und das Milieu basisch machen und somit das Gleichgewicht in der Flora aufheben, was den Krankheitserregern den Weg erleichtert. Das hohe pH-Wert-Niveau in der Vagina nach einer Spermainjektion kann bis zu acht Stunden erhalten bleiben. Um dieses Risiko so weit wie möglich zu senken, wird immer empfohlen, ein Kondom zu verwenden. Jedoch die Art des Kondoms zählt.

Die Natur hat es aber so geschaffen, um die Chance einer Befruchtung zu erhöhen, denn Spermien sterben in säuerlichem Milieu ab und überleben besser, wenn das Milieu basisch ist.

Kondome von schlechter Qualität aber sind gefährlich für Vagina-Flora

Geschlechtsverkehr mit Kondomen von schlechter Qualität wurden mit dem Verlust von Lactobacilli in Verbindung gebracht. Studien haben herausgefunden, dass Geschlechtsverkehr mit einem Kondom den Lactobacilli-Spiegel zu verändern scheint und das Niveau von Escherichia coli in der Vagina-Flora erhöht. Kondome sind oft aus Plastik, das bedeutet aus Chemikalien, die sich beim

Sex ablösen können (genauso wie Weichmacher in Plastikflaschen) und die Darmflora angreifen. Dazu kann die Reiberei an den Vagina-Wänden Reizungen hervorrufen.

Der Wechsel von analem zu vaginalem Geschlechtsverkehr birgt zudem ein erhöhtes Risiko, an vaginalen Infektionen zu erkranken.

Ein Dilemma ist, dass ein Kondom nicht unbedingt gut für die Vagina-Flora ist. Es besteht aus Chemikalien, die sich im Kontakt und wegen der ständigen Reibungen an den Vagina-Wänden ablösen können und in den Körper und das Gewebe eindringen. Auch Parfümstoffe am Kondom sind Chemikalien, die schaden können.

Deswegen ist es wichtig, die Qualität des Kondoms zu beachten.

Samen können ebenfalls die vaginale Flora krankmachen. Der Samen, der alkalisch ist, kann den pH-Wert der Vagina stören, insbesondere, wenn er nicht niedrig genug ist oder nicht schnell genug ausbalanciert werden kann. Deswegen haben Frauen, die sehr viel ungeschützten Sex haben und somit ständig Samen ausgesetzt sind, oft eine Dysbiose.

5.7.21 Schwimmbad

Schwimmbadwasser kann Frauen sehr schaden.

Jeder kennt das obligatorische Duschen vor dem Betreten des Schwimmbeckens. Allerdings kann man damit nicht den gesamten Schmutz und alle Keime entfernen. Deswegen greifen die Schwimmbäder auf Chlor zurück, um das Wasser, in dem so viele Menschen schwimmen, möglichst sauber zu halten.

Die Nebenprodukte der Wasserdesinfektion im Schwimmbad können jedoch nicht nur chronische Krankheiten hervorrufen, sondern auch Krebs.

Was ist Chlor?

Chlor ist ein sehr giftiges, grün-gelbliches Gas. Früher wurde Chlor unter anderem im Ersten Weltkrieg als chemische Waffe eingesetzt. Es zersetzt organische Stoffe wie Urin, Schweiß, Speichel, Hautschuppen, Sperma oder Schmutz im Wasser. Dabei entstehen allerdings unerwünschte Nebenprodukte, die schlimme Krankheiten verursachen können.

600 bis 700 verschiedene, teilweise giftige Substanzen können entstehen, wenn Chlor mit organischem Material wie Haaren, Schuppen oder Urin reagiert.

Studien untermalen die Gefahren von chlorhaltigem Wasser

Forscher untersuchten 49 Personen, die 40 Minuten lang im gechlorten Becken eines öffentlichen Schwimmbads schwammen. Alle waren vor dem Schwimmbadbesuch kerngesund. Die Forscher ermittelten vorher und nachher die Konzentration bestimmter Biomarker im Blut, die auf krebserregende Stoffe hinweisen.

Das Ergebnis:

Das Ergebnis war verblüffend und erschreckend: Die Konzentration von Trihalogenmethanen (sehr giftige und krebserregende Stoffe) war nach dem Schwimmen siebenmal höher als vorher. Die Zahl der Mikrokerne in den Blutzellen stieg ebenfalls an, was darauf hindeutet, dass erbgutschädigende Mechanismen in Gang gesetzt wurden.

Viele andere Studien bestätigen die Krebsgefahr, die von Schwimmbädern durch Urin und von anderen Menschen stammenden organische Partikeln in Kombination mit Chlor ausgeht. Eine Studie der Landwirtschaftsuniversität in Peking (China) und der Purdue University im US-Bundesstaat Indiana in den USA zeigt, dass Urin im Wasser die Hauptursache für giftige Substanzen im Schwimmbad ist.

Chlor im Schwimmbad ist eine besondere Gefahr für Frauen und Mädchen

Die Schleimhäute des weiblichen Intimbereichs können besonders leicht Stoffe aufnehmen. Das bedeutet, dass all diese Giftstoffe im Wasser über den Intimbereich der Frauen in großen und gefährlichen Mengen viel schneller in die Blutbahn gelangen können als zum Beispiel durch die Ernährung. Es ist kaum vorstellbar, welche Konsequenzen diese Tatsache für Frauen hat. Eine reale Gefahr eines Schwimmbadbesuchs, die weder in der Schule noch bei Ärzt:innen oder in der Öffentlichkeit thematisiert wird!

5.7.22 Stress, psychologische Beschwerden und psychische Krankheiten

Auch wenn diese Faktoren in der Wissenschaft noch nicht klar bewiesen sind, so sind sie in der afrikanischen Naturmedizin Fakt. Ich habe Frauen betreut und mit vielen anderen eine Umfrage gemacht, die psychologische Beschwerden und/oder psychische Krankheiten hatten. Ich habe eine klare Tendenz zu dieser Annahme gesehen. Die psychischen Erkrankungen dieser Frauen können ihre Vagina-Flora aus dem Gleichgewicht bringen, aber auch umgekehrt. Eine kranke Vagina-Flora kann auch psychische Probleme hervorrufen.

Frauen, die oft Stress haben, oft unzufrieden oder unglücklich sind, die sich ständig Sorgen machen, die sich ständig Angst machen und oft negativ denken, die oft deprimiert sind, die ständig Kopfschmerzen oder Migräne haben, diese Frauen haben viel häufiger Störungen in ihrer Vagina-Flora, als Frauen, die psychisch stabil sind.

5.8 Wie erkennt man, dass eine Vagina- und Uterus-Flora krank ist? Die Symptome einer

unausgeglichenen Vagina-Flora

Ein Ungleichgewicht der Intim-Flora verursacht folgenden Symptome:

- Rötung der Scheide
- Scheidenjucken, Juckreiz
- Brennen im Intimbereich
- verfärbter vaginaler Ausfluss
- dicke, stinkende Sekrete
- Reizungen
- Schmerzen beim Geschlechtsverkehr
- Erhöhter Stress und Reizbarkeit
- Herpes
- Pickel
- Entzündungen ohne Erklärungen (beispielsweise Entzündung in Augen, im Mund usw.)
- Unterleibschmerzen

Die Wissenschaft glaubt allgemein, dass eine ungesunde vaginale Flora sich in der Regel auf die vorhandenen und oben genannten Symptome bezieht sowie auf die Anwesenheit von verschiedenen Infektionen und vor allem auf die Abwesenheit von Lactobacilli-Arten. Deren Abwesenheit gilt daher als Biomarker für die Bewertung von Gesundheit und Krankheit der vaginalen Flora.

Aus meiner Lehre aus Afrika sind zwar diese Symptome Zeichen einer defekten Flora, allerdings kann auch eine Flora krank sein, ohne all diese Symptome zu zeigen. Deswegen hatte unser Wissenslehrer grundsätzlich und in regelmäßigen Abständen seinen Patientinnen eine Reinigungstherapie zum Sanieren und Aufbauen ihrer Vagina-Flora empfohlen und unterzogen, unabhängig davon, ob sie Symptome hatten oder nicht. Er meinte, die vaginale Flora ist facettenreich und spielt vielfältige Rollen.

5.8.1 Symptome der bakteriellen Vaginose

Es ist eine bakterielle Infektion, welche die Vagina-Flora aus dem Gleichgewicht bringt.
Vorsicht: Nicht alle Frauen mit bakterieller Vaginose werden diese Symptome haben.

Diese Krankheit ist in der Regel durch bestimmte Symptome gekennzeichnet, darunter

- vaginaler Ausfluss mit einem unangenehmen Geruch, der oft als Fischgeruch empfunden wird
- vaginaler Ausfluss, der weiß oder grau und schaumig sein kann
- Winde zum Zeitpunkt des Ablassens
- Juckreiz und Reizungen um die Vagina herum

5.8.2 Symptome einer Candidiasis

Es ist eine Pilzinfektion.
Symptome dieser Krankheit ähneln oft den Symptomen der bakteriellen Vaginose, zu denen Folgende gehören:

- ungewöhnlicher vaginaler Ausfluss, der oft gekennzeichnet ist durch zähflüssig-wässrige und weißliche Konsistenz. Es wird oft als Cottage-Käse bezeichnet.
- juckt und brummelt in der Vagina und in den Schamlippen
- schmerzhafter Geschlechtsverkehr
- schmerzhaftes Wasserlassen
- Rötungen und Schwellungen im Bereich direkt außerhalb der Vagina.

5.8.3 Symptome von Trichomonase

Es ist eine sexuell übertragbare Infektion, die durch einen Parasiten verursacht wird. Symptome sind u.a.:

- oft stinkender oder juckender vaginaler Ausfluss
- vaginaler Ausfluss mit schaumiger Konsistenz
- vaginaler Juckreiz
- gelblicher oder graugrüner Ausfluss

- schmerzhaftes Wasserlassen.

5.8.4 Kolporrhexis

Die Kolporrhexis bezeichnet den vollständigen oder teilweisen Abriss der Vagina von der Gebärmutter.

5.9 Schwangerschaftsverhütung und Medikation über die Vagina

Schwangerschaftsverhütung kann heutzutage auch über die Scheide in Form eines Diaphragmas, eines Femidoms und eines Vaginalrings eingesetzt werden. In den USA sind zusätzlich statt des Diaphragmas bestimmte Verhütungsschwämme gebräuchlich. Weitere Verhütungsmethoden sind das LEA contraceptivum oder die Portiokappe.

Man kann über die Vagina auch eine Medikation mittels Zäpfchen (Suppositorien) einführen.

5.9.1 Verhütung

(Die wichtigsten und bekanntesten) Verhütungsmethoden über die Vagina sind möglich mittels

- Diaphragma
- Femidom
- eines Vaginalrings

Diaphragma

Ein Diaphragma lässt sich in das Scheidengewölbe einsetzen und mit der Einführung einer chemischen Wirksubstanz gegen die Spermien (Spermizid) kombinieren. Eine Alternative dazu und Variation des Diaphragmas sind Verhütungsschwämme aus Polyurethan, die in den USA angeboten werden.

Femidom

Das Pendant zum Kondom ist das Femidom.

Vaginalring

Der Vaginalring wird in die Vagina eingeführt und gibt dort 21 Tage lang Gestagen-Derivate ab. Diese Gestagen-Derivate haben die gleiche Wirkung, wie orale Kontrazeptiva (beispielsweise die Antibabypille).

5.9.2 Medikation

Es kann auch eine Medikation mittels Suppositorien (Zäpfchen) stattfinden.

Suppositorium (Zäpfchen)

Diese medikamentösen Zäpfchen können zur Behandlung eingesetzt werden von:

- gynäkologischer Erkrankungen
    - wie Soorkolpitis
    - zur Linderung von Regelbeschwerden
    - bei Stressinkontinenz, die durch einen Mangel an Östrogenen und eine damit einhergehende Atrophie der Scheidenhaut sowie der darunter liegenden bindegewebigen Strukturen entsteht
- zur Linderung von Menstruationsbeschwerden
- zur Empfängnisverhütung (spermizide Zäpfchen)
- zur Medikation (zur Behandlung gynäkologischer Erkrankungen

5.10 Beckenmuskel und Vagina

Der Beckenboden ist ein Muskelkomplex, der sich im Becken befindet und sich von der hinteren Schambeinoberseite bis hin zum

Steißbein erstreckt. Die Beckenbodenmuskulatur ist darüber hinaus durch mehrere Schichten von Muskeln, Sehnen und Gewebe gekennzeichnet. Interessant ist, dass Frauen in diesem Bereich über drei Körperöffnungen verfügen, die auch „Schließmuskel“ genannt werden und im Bereich der Harnröhre, der Vagina und des Anus angesiedelt sind.

Der Beckenboden ist für diese Organe und Funktionen von außergewöhnlicher Bedeutung:

- Er unterstützt die Blase, die Vagina und die Gebärmutter.
- Er beugt der Inkontinenz vor (indem er für das Verschließen von Harnröhre, Vagina und Anus verantwortlich ist).
- Er erfüllt eine wichtige Aufgabe beim Geschlechtsverkehr (er erhöht die Sensibilität und das Lustempfinden).

5.10.1 So funktioniert und arbeitet der Beckenboden

Der Beckenboden regelt die Kontraktion der Muskeln, genau genommen der sogenannten Schließmuskeln. Auf diese Weise können Körperöffnungen ganz oder teilweise geschlossen werden. Durch das Anspannen der Muskeln wird das Öffnen und Schließen verschiedener Kanäle reguliert (der Harnröhre, des Anus und der Scheide). Die Beckenbodenmuskulatur bildet die Blase und den Harnwegsschließmuskel. Dadurch wird der Verschluss der Harnröhre reguliert. Somit wird ein Heraustreten des Urins verhindert.

5.10.2 Gründe für eine Blasenschwäche

Dies können Gründe für das Entstehen einer Blasenschwäche sein:

- Eine Geburt (durch welche die Beckenbodenmuskulatur stark gedehnt wird)
- die Wechseljahre (und die damit verbundene Alterung des Gewebes)
- Übergewicht.

5.11 Vagina-Formen und die entsprechende Persönlichkeit einer Frau

Viele Frauen schämen sich auf Grund ihrer Vagina(-Form), doch dies ist nicht notwendig, da jede Vagina (in ihrer Form) einzigartig ist. Meist betrifft ihre Scham die Vulva. In Deutschland werden jährlich etwa 5400 Schamlippen-Operationen durchgeführt.

Es gibt in einigen Fällen medizinische Gründe für diese Eingriffe, aber in den meisten Fällen sind sie rein kosmetischer und ästhetischer Natur. Das heißt, die Vulva-Form stört nicht objektiv gesehen, die Frauen entwickeln aber wegen diverser Darstellungen der Vagina und Vulva in den Medien regelrechte Komplexe. Diese Minderwertigkeitsgefühle verändern selbstverständlich auch die Persönlichkeit einer Frau: Diese kann sich dann schlechter und weniger attraktiv fühlen.

6. Gebärmutter (Uterus)

Die Gebärmutter, lateinisch Uterus (lateinisch auch *matrix*; griechisch *mētra*, *hystéra*, *delphys*; mittelhochdeutsch *bërmuoter* und kurz *muoter*) zählt zu den inneren Frauengeschlechtsorganen. Sie ist der Teil, in dem sich nach einer Empfängnis die embryonalen Frühstadien einnisten und zum geburtsreifen Fötus entwickeln. Dabei hat die Befruchtung der haploiden Eizelle zur diploiden Zygote bereits im Eileiter stattgefunden.

Die Gebärmutter erstreckt sich vom äußeren Muttermund bis zur Öffnung zum Eileiter und besteht aus den folgenden drei Teilen:

- Gebärmutterhals
- Isthmus
- Gebärmutterkörper

Die Gebärmutter weist eine ausgeprägte Muskelschicht auf, die bei der Austreibung des Kindes unter der Geburt sehr stark beteiligt ist.

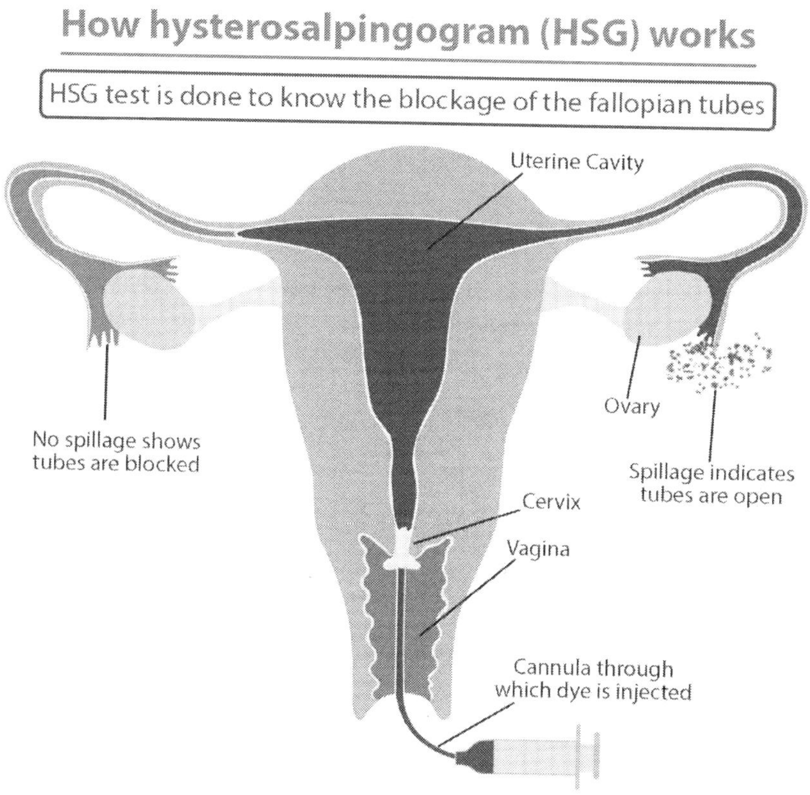

By https://zealthy.in/en - https://zealthy.in/en/topic/hysterosalpingography-test, CC BY-SA 4.0, https://commons.wikimedia.org/w/index.php?curid=94806216

6.1 Was ist die Gebärmutter?

Die Gebärmutter (Uterus) ist ein dickwandiges, muskulöses Hohlorgan, das die Form einer 7-10cm langen umgekehrten Birne hat und bei erwachsenen Frauen ca. 50-60g wiegt. Im Inneren der

Gebärmutter entwickelt sich während der Schwangerschaft das Baby.

Die Gebärmutter besteht aus der Gebärmutterhöhle im Inneren (auch Cavum uteri genannt), die einen flachen und dreieckigen Innenraum aufweist. Die oberen zwei Drittel der Gebärmutter bezeichnet man als Gebärmutterkörper (Corpus uteri) im obersten Bereich, die jeweils rechts und links zum jeweiligen Eileiter münden. Das untere schmale Drittel der Gebärmutter wird als Gebärmutterhals (Zervix uteri) bezeichnet.

Den Übergang zwischen dem Isthmus uteri und dem Gebärmutterhals bildet der innere Muttermund. Der unterste in die Scheide ragende Teil des Gebärmutterhalses wird Portio vaginalis uteri genannt. In der Mitte mündet der Gebärmutterhals mit dem äußeren Muttermund.

Die Gebärmutter ist in der Regel leicht nach vorne gebeugt (Anteversion) und gegenüber dem Gebärmutterhals leicht nach vorne abgeknickt (Anteflexion). Sie liegt auf der Harnblase auf und verschiebt sich je nach Füllung ein wenig.

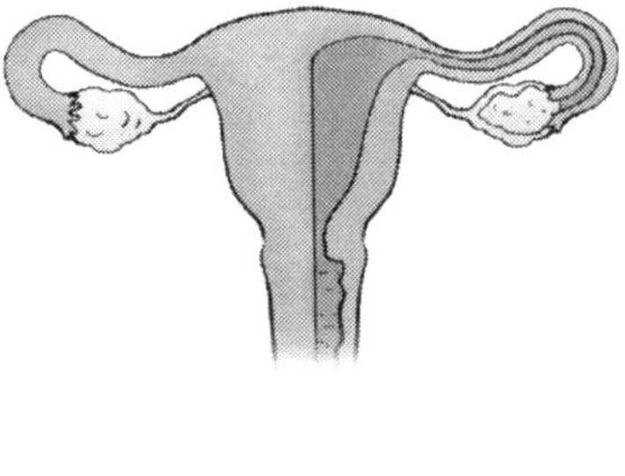

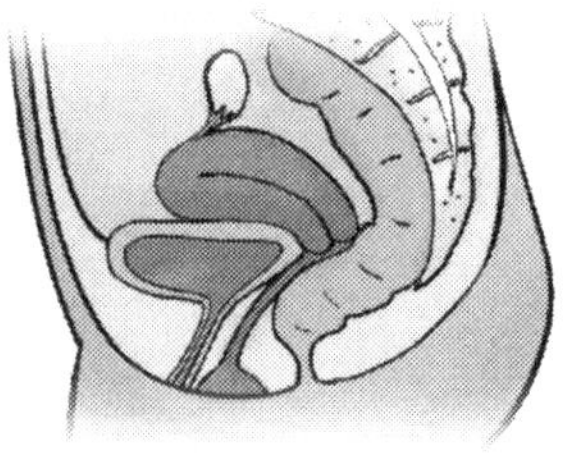

6.2 Wo befindet sich die Gebärmutter?

Die Gebärmutter befindet sich im kleinen Becken der Frau zwischen der Harnblase und dem Enddarm. Das Perimetrium reicht vom oberen Ende bis zur Vorderfläche des Uterus, der auf der Harnblase aufliegt und weiter unten bis zum Isthmus. Dort setzt es sich auf der Harnblase fort.

6.3 Welche Funktionen hat die Gebärmutter?

Die Funktion der Gebärmutter kommt erst in der Schwangerschaft zum Tragen, denn der Uterus (die Gebärmutter) bietet einen Raum, in dem sich die befruchtete Eizelle zu einem lebensfähigen Kind entwickelt. Diese Möglichkeit bietet sich jeden Monat. In der ersten Zyklushälfte verdickt sich das Endometrium unter dem Einfluss von Hormonen (Östrogenen) und erreicht damit eine Dicke von etwa 6 Millimetern. Danach kommt die Wirkung des Hormons Progesteron zum Tragen: Es bereitet das Endometrium auf die Einnistung einer potenziell befruchteten Eizelle vor und falls keine Befruchtung stattgefunden hat, wird die verdickte Schleimhaut abgestoßen und über die Regelblutung (das ist das Blut aus den zerrissenen Schleimhautgefäßen) weder ausgeschieden. Um das abgestoßene Gewebe nach außen zu befördern, bedarf es eines kräftigen Zusammenziehens der Muskelschicht im Inneren der Gebärmutter. Diese

Muskelkontraktionen werden als Menstruationsschmerzen unterschiedlich stark wahrgenommen.

Wenn innerhalb eines Zyklus die Eizelle befruchtet wird, nistet sich diese in der Gebärmutterschleimhaut ein. Diese wächst dann weiter und ernährt das Embryo. Die Gebärmutter wächst während der Schwangerschaft in Anpassung an das Wachstum des Kindes weiter und kann ein inneres Volumen von bis zu fünf Litern erreichen.

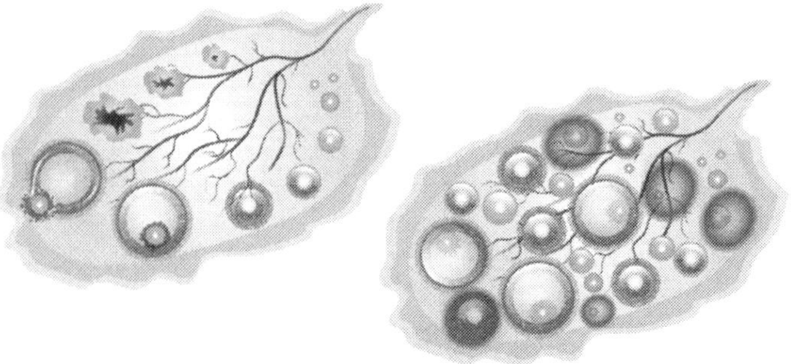

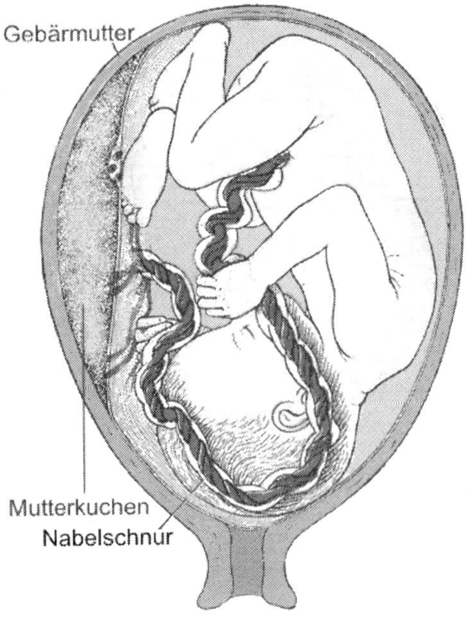

By Gray38.png: User Magnus Manske on en.wikipediaderivative work: Hic et nunc (talk) - Gray38.png, Public Domain, https://commons.wikimedia.org/w/index.php?curid=10641233

6.4 Veränderung des Endometriums in der Schwangerschaft

Kommt es zur Einnistung einer befruchteten Eizelle und somit zu einer Schwangerschaft, finden weitreichende hormonelle Veränderungen des Endometriums statt. Das Endometrium wird nun Dezidua graviditatis genannt. Die Dezidua graviditatis umschließt in der Form der Dezidua capsularis die äußere Fruchthöhle des Embryos (das Chorion).

In Folge dessen wölben sich Dezidua capsularis und Chorion mit zunehmendem Wachstum des Embryos immer weiter in das Uteruslumen hinein, bis dann die Dezidua capsularis mit der Dezidua der gegenüberliegenden Uteruswände verschmilzt. Die Dezidua wird in dem Bereich, in dem sich die Eizelle ursprünglich an die Uteruswand geheftet hatte, Dezidua basalis genannt. Zusammen mit dem Chorion bildet sie die Plazenta aus.

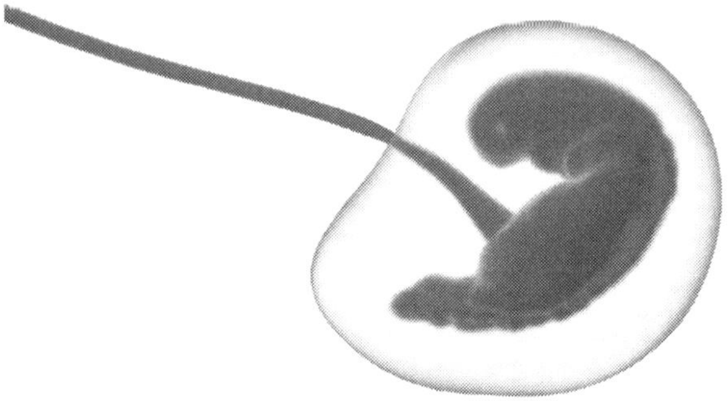

6.5 Veränderungen der Gebärmutter im Laufe eines Lebens

Bei Frauen im reproduktionsfähigen Alter erfährt das Endometrium, bedingt durch die Ausschüttung von Sexualhormonen, morphologische und funktionelle Veränderungen. Die Schleimhaut wird auf die Einnistung vorbereitet.

Vor der Pubertät und nach der Menopause fehlt die hormonelle zyklische Beeinflussung und Steuerung und diese Veränderungen finden nicht mehr am Gewebe statt. Mit der Menarche (erste Regelblutung) hingegen bereitet sich die Gebärmutter bei jedem Zyklus auf die Aufnahme und Einnistung einer befruchteten Eizelle vor und somit kommt es sowohl zum Wachstum als auch zur Spezialisierung (Differenzierung) des Endometriums während des Menstruationszyklus.

Das Endometrium besteht bei Primaten aus einer oberen (funktionalen) und einer unteren Zellschicht (Basalis).

6.6 Fehlbildungen der Gebärmutter

Die Gebärmutter und ihre Form haben einen großen und direkten Einfluss auf die Schwangerschaft, da in dem genannten Organ die befruchtete Eizelle zum überlebensfähigen Kind heranwächst. Das embryonal-fötale Wachstum findet also in der Gebärmutter statt.

Gebärmutter-Anomalien und Uterus-Fehlbildungen sind hingegen das Resultat einer in der Entwicklung der Gebärmutter aufgetretenen Störung und können Einnistungsversagen und wiederkehrende Fehlgeburten zur Folge haben. Aus dem Grund müssen manche Frauen auf eine Leihmutterschaft zurückgreifen.

Zu den häufigsten Gebärmutterfehlbildungen gehören Uterus bicornis, didelphys und septus. Meist existieren diese Gebärmutterveränderungen von Geburt an, in einigen Fällen sind sie jedoch erworben. Sie führen in dem Fall auf eine frühere Erkrankung zurück.

6.7 Wodurch und wie entstehen Fehlbildungen der Gebärmutter (anatomisch)?

In der Regel erfolgt die Differenzierung des weiblichen Fortpflanzungssystems in drei Schritten:

- Bildung der Müller-Gänge, die in der 8. Woche der Embryoentwicklung stattfindet.
- Verschmelzung dieser Kanäle in der 10. Woche.
- Resorption oder Verschwinden der Scheidewand, die die Müller-Gänge zum Zeitpunkt der Geburt voneinander trennt.

Kommt es jedoch zu Fehlern in der Embryonalentwicklung, können Gebärmutteranomalien entstehen. Der Grund hierfür ist die gestörte Entwicklung der Müller-Gänge, die dazu führt, dass die Gebärmutter eine abnormale Form annimmt.

6.8 Was sind die (äußeren und inneren) Ursachen für das Entstehen von Gebärmutteranomalien?

Abnormale Veränderungen während der Differenzierung in den Müller-Gängen können entweder auf genetische Ursachen oder aber auch auf pränatale Umgebungseinflüsse zurückzuführen sein. Zu diesen zählen:

- Strahleneinwirkung auf das Embryo
- Infektion der Gebärmutter während der Schwangerschaft
- Toxika mit teratogener Wirkung (z.B. Diethylstilbestrol, DES)

Tatsache ist, dass diese Fehlbildungen bei etwa 5,5% der weiblichen Bevölkerung vorhanden sind. Wenn man die Frauen betrachtet, die eine Kinderwunschbehandlung beanspruchen, steigt der Prozentsatz auf 8%. Bezieht man Patientinnen mit ein, die an wiederholten Fehlgeburten sowie diagnostizierter Unfruchtbarkeit leiden, so steigt der Anteil auf 24,5%. Somit stellen diese Faktoren eine bedeutende Ursache für wiederholte Fehlgeburten dar. Dennoch hängen ihre Auswirkungen von der Art und dem Schweregrad der Gebärmutterfehlbildung ab.

Viele betroffene Frauen klagen über keinerlei Symptome und erfahren erst bei einem routinemäßigen gynäkologischen Ultraschall oder Schwangerschaftswunsch die Ursache.

Die Symptome (Beschwerden) variieren selbstverständlich je nach Art und Schweregrad der Fehlbildung.

6.8.1 Küster-Hauser-Syndrom

Bei dieser Gebärmutteranomalie ist keine Gebärmutter vorhanden, da die Müller-Gänge nicht gebildet wurden. Diese Erkrankung führt zum sogenannten Mayer-Rokitansky-Küster-Hauser-Syndrom.

Darüber hinaus fehlen bei diesen Patientinnen Eileiter, Gebärmutterhals sowie ein Teil der Vagina. Dennoch entwickeln sie funktionelle Eierstöcke, haben ihre eigenen Eizellen und es findet ein normaler Eisprung statt.

Charakteristisch für diese Fehlbildung sind eine Amenorrhoe (ausbleibende Menstruation), Schmerzen beim Sex und eine fehlende Penetrationsmöglichkeit auf Grund einer teilweise fehlenden Vagina. Meist wird die Diagnose noch vor dem 20. Lebensjahr gestellt.

Man kennt nicht die genauen Ursachen dieser Fehlbildung, vermutet aber, dass mehrere Gene und Faktoren daran beteiligt sein können. Beispielsweise kann das Fehlen bestimmter Rezeptoren für Sexualhormone in den Müller-Gängen eine Ursache dafür sein.

Leider können Frauen mit dieser Anomalie nur auf eine Leihmutterschaft oder Gebärmuttertransplantation zurückgreifen, um ein leibliches Kind zu bekommen. Dennoch weist eine fehlende Gebärmutter nicht auf fehlende Eizellen hin. Somit kann eine betroffene Frau ihre eigenen Eizellen verwenden und muss nicht auf eine Eizellspende zurückgreifen.

6.8.2 Uterus unicornis

Beim uterus unicornis wird nur einer der Müller-Gänge entwickelt. In Folge dessen kommt es zu einer kleinen, gekrümmten und länglichen Gebärmutter mit einem einzigen Eileiter und der Form einer Banane. Diese Anomalie entspricht etwa 20% der angeborenen Gebärmutterfehlbildungen.

Man unterscheidet hierbei vier Subtypen des Uterus unicornis:

- Ohne rudimentäres Horn (in 35% der Fälle).
- Mit rudimentärem Horn, in dem ein Cavum Hohlraum) vorhanden ist, der zur entwickelten Seite hin kommuniziert (in 10% der Fälle).
- Mit rudimentärem Horn, das einen Hohlraum darstellt, der nicht zur entwickelten Seite hin kommuniziert (in 22% der Fälle). Dieser Fall kann Endometriose und Adenomyose verursachen.
- Mit rudimentärem Horn ohne Cavum uteri (Gebärmutterhöhle) (in 33% der Fälle).

6.8.3 Uterus duplex / Uterus didelphys (vagina duplex)

In 5% der Fälle tritt diese Gebärmutterfehlbildung auf, die sich dadurch charakterisiert, dass sich zwar zwei Kanäle entwickeln, aber nicht miteinander verschmelzen. Aus dem Grund bilden sich zwei unabhängige Gebärmutterhöhlen heraus. Man unterscheidet in dem Fall zwei Subtypen voneinander:

- Uterus didelphys bicollis (jede Höhle hat ihren eigenen Zervix-Kanal und ihre eigene Scheide. Dieser Fall betrifft zwei Drittel der betroffenen Frauen).
- Uterus didelphys unicollis (es existieren zwei Gebärmutterhöhlen, die aber im Muttermund miteinander kommunizieren. Es gibt nur eine Vagina).

Diese Anomalie ist asymptomatisch, sofern kein Vaginalverschluss vorliegt. Dennoch können in dem Fall wiederkehrende Fehl- und Frühgeburten auftreten.

6.8.4 Uterus bicornis (zweihörnige Gebärmutter)

Uterus bicornis entsteht durch eine unvollständige Verschmelzung der Müller-Gänge und tritt bei 19% der Patientinnen mit Gebärmutterfehlbildungen auf. In dem Fall weisen die Frauen zwar zwei symmetrische Gebärmutterhöhlen auf, die Hörner sind jedoch nicht vollständig entwickelt (und kleiner als beim Uterus didelphys). Die Gebärmutter hat im besagten Fall nicht die Form einer umgedrehten Birne, sondern die eines Herzens. Oben tritt eine Spalte auf, die den Gebärmutterraum reduziert, in dem sich der Fötus entwickelt. Abhängig vom Ausmaß der Spalte wird unterschieden in

- Uterus bicornis unicollis (der Spalt erreicht die innere Zervix-Öffnung oder die Äußere)
- Uterus bicornis partialis (der Spalt reicht nur bis in die Gebärmutter)

6.8.5 Uterus septus

Diese Gebärmutterfehlbildung tritt bei 55% der Patientinnen auf und zeichnet sich dadurch aus, dass das Septum, das die Müller-Gänge voneinander trennt, nicht verschwindet. Die Gebärmutterhöhle wird also durch eine Scheidewand getrennt und je nachdem, wie weit die Scheidewand reicht, unterscheidet man diese Varianten des Uterus septus:

- Die Scheidewand kann entweder bis zur Mitte des Gebärmutterraums gehen oder aber
- bis zum Zervix-Hals hinreichen (komplette Septierung).

Uterus septus ist die häufigste Gebärmutterfehlbildung und bereitet die größten Empfängnisprobleme, da in einigen schweren Fällen, in denen keine Operation durchgeführt werden kann, eine Schwangerschaft sehr kompliziert ist und aus dem Grund eine wichtige Ursache für die weibliche Unfruchtbarkeit darstellt.

6.8.6 Uterus arcuatus

Manche betrachten diese Anomalie als eine Variante des Uterus septus und andere als Variante der normalen Gebärmutter. Fakt ist, dass sie sich vom Uterus septus dahingehend unterscheidet, dass die Scheidewand zwar viel weniger ausgeprägt ist, dafür aber breiter angelegt.

In der Regel stellt der Uterus arcuatus kein Problem bei der Fruchtbarkeit dar, es kann jedoch zu größeren Komplikationen bei der Empfängnis kommen. Bei wiederholten Fehlgeburten sollte eine Operation in Betracht gezogen werden.

6.9 Krankheiten der Gebärmutter (Metropathien)

Es gibt vielfältige Erkrankungen der Gebärmutter und der Eierstöcke, zu denen die folgenden zählen:

- Endometriose
- Myome
- Zysten
- Polypen
- Gebärmuttersenkung
- Gebärmutterentzündungen
- Eierstockentzündungen

6.9.1 Blutungsanomalien

Zu den Symptomen der Blutungsanomalien zählen:

- Besonders starke Monatsblutungen (Hypermenorrhoe)
- verlängerte Monatsblutungen (Menorrhagie)
- krampfartige oder ziehende Regelschmerzen (Metorrhagie)

Geringere Beschwerden und Blutungsanomalien sind die Folgenden:

- Oligomenorrhoe (die Monatsblutung kommt zu selten)

- die Monatsblutung bleibt völlig aus (Amenorrhoe)

6.9.2 Ursachen von Blutungsanomalien

Die Ursachen dieser Blutungsanomalien können vielfältig sein, die häufigsten Ursachen sind jedoch:

- Polypen des Endometriums
- Myome
- Adenomyose
- bösartige Veränderungen und Endometrium Hyperplasie
- Störung der Ovulation

6.9.3 Aplasie und Dysplasie (Fehlbildungen)

Bei der Aplasie fehlt der Gebärmutterhals.

Bei der Dysplasie bestehen Fehlbildungen des Gewebes am Gebärmutterhals, in der Scheide und an den Schamlippen. Eine Dysplasie wird auch als Krebsvorstufe bezeichnet. Es handelt sich hierbei um nicht bösartige Zellveränderungen, die sich jedoch im Laufe der Jahre zu bösartigen Zellveränderungen und somit zu einer Krebserkrankung entwickeln können.

6.9.4 Tumore und Myome

Myome sind gutartige Geschwülste im Muskelkörper der Gebärmutter. Unter Umständen können sie am Ende der Schwangerschaft eine normale Geburt verhindern. Mitunter können sie in schlimmsten Fällen zur Sterilität führen.

Ursachen von Myomen

Es ist zwar nicht weitgehend geklärt, wodurch Myome entstehen, man weiß jedoch, dass sie unter dem Einfluss von Östrogenen entstehen. Aus dem Grund betrifft es meistens Frauen im gebärfähigen Alter. Junge Mädchen, die noch keine Regelblutung hatten, sind also in der Regel noch nicht davon betroffen und nach der Menopause verkümmern Myome meistens.

6.9.5 Uterusprolaps (Gebärmuttervorfall)

Wenn eine Gebärmuttersenkung (eine Gebärmuttersenkung betrifft jede zweite Frau im Laufe ihres Lebens) lange Zeit unbemerkt bleibt, kann die Gebärmutter ganz oder teilweise aus der Scheide hervortreten. In dem Fall sprechen Mediziner:innen von einem Uterus-Prolaps oder einem Gebärmuttervorfall. Manchmal kann sogar der Enddarm betroffen sein.

Eine Gebärmuttersenkung macht sich meist durch diese Beschwerden bemerkbar:

- Fremdkörpergefühl in der Scheide
- Ziehender Schmerz im Unterleib
- Unwillkürlicher Urinabgang beim Lachen, Niesen oder Husten, Hüpfen oder Heben (sogenannte Belastungsinkontinenz)
- Schmerzen beim Geschlechtsverkehr
- Häufige Harnwegsinfekte
- Verstopfungen oder unvollständige Darmentleerung

6.9.6 Uterusatonie (Kontraktionsschwäche der Gebärmutter nach der Geburt)

Als Uterusatonie bzw. atonische Nachblutung bezeichnet man in der Geburtshilfe die Kontraktionsschwäche (Atonie) der Gebärmutter. Das heißt, dic Gebärmuttermuskulatur weist eine fehlerhafte oder mangelnde Fähigkeit auf, sich nach der Geburt des Kindes und des vollständig oder unvollständig geborenen Mutterkuchens zusammenzuziehen.

6.9.7 Pyometra (eitrige Entzündung der Gebärmutter)

Als Pyometra (von altgriechisch πύον pyon, deutsch ‚Eiter' und metra ‚Gebärmutter') bezeichnet man die eitrige Entzündung der Gebärmutter. Synonyme hierfür sind auch eitrige Gebärmutterentzündung und purulente Endometritis.

Ursachen einer Pyometra

Meist sind aus der Vagina verschleppte Erreger die Ursache, die über die Portio aufsteigen (z.B. Staphylokokken, Streptokokken oder Escherichia coli). Das Eindringen der Erreger bewirkt eine Infektion des Endometriums mit Eiterbildung.

Weitere Faktoren können sein:

- Tumore
- Zervizitis
- Vaginitis
- Kolpitis
- Intrauterinpessare

6.9.8 Hämatometra, Hämometra (Blut in der Gebärmutter)

Eine Hämatometra (altgriechisch αἷμα haima, deutsch ‚Blut' und μήτρα metra, deutsch ‚Gebärmutter') ist eine Blutansammlung in der Gebärmutter, die beim Menschen meist durch die Menstruation bedingt ist. Ist auch die Vagina mit Blut gefüllt, spricht man von Hämatometrokolpos (κόλπος kolpos ‚Scheide'). Wenn lediglich die Scheide davon betroffen ist, handelt es sich um ein Hämatokolpos.

Ursachen der Hämatometra

Die Ursache dieses Krankheitsbildes liegt in einem Verschluss der Scheide begründet. Dieser ist meist bedingt durch eine Hymenatresie, oder seltener durch eine Vaginalmembran (einer Form der Gynatresie).

Es besteht eine Assoziation mit dem Robinow-Syndrom, dem Uterus didelphys oder Duplikaturen der Vagina und/oder des Uterus (der Gebärmutter).

6.9.9 Physometra (Gasansammlung in der

Gebärmutter nach der Geburt)

Unter einer Physometra versteht man landläufig eine Gasansammlung in der Gebärmutter, die durch die Zersetzung körpereigener Produkte nach der Entbindung entsteht.

6.9.10 Endometriose (Wucherung des Endometriums, der Gebärmutterschleimhaut)

Eine Endometriose bezeichnet die Wucherung bzw. Ausbreitung und Ansiedlung Gebärmutterschleimhaut-artiger Zellen außerhalb der Gebärmutterhöhle.

Diese Form der Erkrankung ist zwar gutartig, aber viele betroffene Frauen leiden unter starken Menstruationsbeschwerden, Unterleibsschmerzen zwischen den Regelblutungen, Schmerzen beim Geschlechtsverkehr und Unfruchtbarkeit.

6.10 Die Bedeutung bestimmter Bakterien für die Gebärmutter

Heute weiß man, dass bestimmte Bakterien wichtig für die Gebärmutter sind. Die Gebärmutter ist kein keimfreier Ort. Auch die ungeborenen Kinder sind während der Schwangerschaft nicht von allen Bakterien, Pilzen und Keimen getrennt. Der erste Kontakt erfolgt also nicht erst beim Geburtsvorgang mit Keimen.

In der Reproduktionsmedizin hat man übrigens herausgefunden, dass eine künstliche Befruchtung nur in einem Uterus (in einer Gebärmutter) möglich ist, der nicht keimfrei ist.

Wissenschaftler:innen sowie Ärzte und Ärztinnen konnten bislang die Bakterien in zwei Gruppen einteilen:

- Laktobazillen
- Bakterien anderer Formen

Wenn die Bakterienkultur zu 90 Prozent aus Laktobazillen (LD) besteht, hat sich ein regelrechtes LD-Mikrobiom gebildet. Ein LD-Mikrobiom ist offenbar der gesunde Zustand der Gebärmutter.

- Wenn die von Ärzten und Ärztinnen eingesetzten befruchteten Eizellen mit LD-Mikrobiom eingesetzt wurden, nistete sich in 60,7 Prozent der Fälle eine Eizelle ein. Waren hingegen die Bakterien anderer Formen zu stark vertreten, gelang die Befruchtung nur in 23,1 Prozent der Fälle.

- Bei einem LD-Mikrobiom war die Schwangerschaft in 70,6 Prozent erfolgreich, bei einem NLD-Mikrobiom nur in 33,3 Prozent der Fälle.
- Die Zahl der Lebendgeburten sank sehr stark: Sie lag bei einem LD-Mikrobiom bei 58,8 Prozent und bei einem NLD-Mikrobiom ging sie auf 6,7 Prozent zurück.

6.11 Beckenboden und Uterus (Gebärmutter)

Der Beckenboden kann durch so manche Faktoren beansprucht werden. Einige Ursachen davon sind

- eine schwere Geburt (ohne Kaiserschnitt)
- viele Geburten
- das Heben schwerer Lasten
- Übergewicht
- chronischer Husten

6.12 Die Uterus-Flora (und Vagina-Flora)

Wir wissen, dass der Mensch nicht nur aus humanen Zellen besteht, sondern er eine Gemeinschaft aus verschiedenen Lebewesen ist, die sich zum gegenseitigen Vorteil zusammengeschlossen haben. Diese Gesamtheit der

Mikroorganismen wird als Mikrobiom bezeichnet. Vor allem die Sequenzierung des Gens der 16S-rRNA erlaubt eine schnelle und auch genaue Kartierung aller Mikroorganismen, die ein bestimmtes Organ besiedeln. Die Bakterienprofile von Uterus und Plazenta tragen insbesondere zu unserem Verständnis von der Rolle von Mikroorganismen für unsere Gesundheit bei. Dies trifft auch auf Infektionen in der Schwangerschaft und auf wiederholte Implantationsversagen (Einnistungsversagen) zu. Diese neuen Erkenntnisse ermöglichen somit eine Aussicht auf neue Behandlungsverfahren.

Eine Vielzahl von Mikroorganismen bewohnen die Gebärmutter gesunder, asymptomatischer Frauen im reproduktiven Alter. Das Mikrobiom der Gebärmutter unterscheidet sich deutlich von dem der Vagina und des Magen-Darm-Traktes.

6.13 Gebärmutter und andere Organe: Darm, Herz, Lungen, Gehirn

Die Gebärmutter ist mehr als ein Fortpflanzungsorgan und stark mit anderen Organen verwoben. Sie ist mitverantwortlich für die monatliche Regelblutung und übernimmt auch nach der Menopause noch wichtige Aufgaben.

Durch die anatomische Lage und die enge Verbindung zum Hormonstoffwechsel kann es allerdings zu verschiedenen Problemen und Beeinträchtigungen im Uterus und an benachbarten Organen kommen.

6.13.1 Gebärmutter und Darm

Geringe Schmerzen im kleinen Becken oder Unterleibsschmerzen zu verschiedenen Zeiten des Monatszyklus sind für viele Frauen nichts Besonderes und auch nicht bedenklich. Manche Frauen werden jedoch von Schmerzen geplagt, die sich nicht durch die normalen physiologischen Vorgänge an der Gebärmutter und an den Eierstöcken erklären lassen. Bestimmte Ursachen können auf das harnableitende System, den Darm oder auch andere Organe zurückzuführen sein. Manchmal kann beispielsweise auch eine Endometriose vorliegen: In disem Fall verirren sich Zellen, die der Gebärmutterschleimhaut ähneln, im Becken, am Eierstock, in der Blase oder im Darm.

6.13.2 Gebärmutter und Herz

In der Maya-Kultur- und -Medizin spricht man von der Gebärmutter als vom zweiten Herzen der Frauen. Die Gebärmutter hat genauso viel wie das Herz mit Emotionen zu tun, denn sie ist an wichtigen Aufgaben während eines Frauenlebens beteiligt: An der Menstruation, Schwangerschaft, Geburt und an der Menopause. Darüber hinaus ist bekannt, dass die Frauengeschlechtsorgane wie auch alle anderen Organe in direkter oder indirekter Verbindung zueinanderstehen: Wurde einer Frau beispielsweise wegen Myomen die Gebärmutter entfernt, kann dies seelische Auswirkungen haben wie Depressionen, Minderwertigkeitskomplexe, Verunsicherung und Selbstzweifel. Oftmals kann auch das Herz darunter leiden.

Abgesehen davon ist bekannt, dass die weiblichen Sexualhormone schützend auf das Risiko einwirken, eine koronare Herzkrankheit oder einen Schlaganfall zu erleiden. Nach dem Einsetzen der Menopause sind Frauen viel gefährdeter, solche Erkrankungen zu entwickeln, als in ihrer reproduktiven Phase.

Ein Wissenschaftler und eine Wissenschaftlerin der University of Oxford (England) untersuchten auch andere Faktoren der Frauengesundheit und deren Einfluss auf das Risiko für Herz-Kreislauf-Erkrankungen. Dabei begünstigten dramatische Schwangerschaftsverläufe (Fehl- und Stillgeburten) und die operative Entfernung der Gebärmutter das Risiko für Herz-Kreislauf-Erkrankungen. Wurden vor der Gebärmutter auch dic Eierstöcke entfcrnt, erhöhte sich das Risiko zusätzlich. Den größten Risikofaktor stellte eine Gebärmutterentfernung mit vorangegangener Eierstockentfernung dar und dies auch noch von einer frühen Menopause gefolgt. Ein frühes Alter bei der Geburt des ersten Kindes und eine hohe Kinderanzahl begünstigten ebenfalls das Risiko für eine Herz-Kreislauf-Erkrankung.

6.13.3 Gebärmutter und Lungen

Es ist bekannt, dass Brustkrebs die häufigste Tumorerkrankung der Frau ist (im Osten erkranken weniger Frauen daran als im Westen), dass Lungenkrebsfälle vor allem bei Frauen zunehmen und Gebärmutterkrebs der häufigste Tumor der weiblichen Geschlechtsorgane ist. Doch gibt es auch einen konkreten Zusammenhang zwischen der Gebärmutter und den Lungen?

Bei der Endometriose siedeln sich kleine Bereiche der Gebärmutterschleimhaut auch außerhalb der Gebärmutterhöhle an, wie zum Beispiel in der Gebärmuttermuskulatur, an den Eierstöcken, am Bauchfell und sogar (selten) an der Lunge. Im Fall, dass die Endometriose-Herde Kontakt zu den Bronchien haben, kann dies periodisch auftretenden Reizhusten und blutigen Auswurf zur Folge haben.

Beim Gebärmutterkrebs bilden sich häufig Metastasen in der Lunge oder in den Knochen, die in dem Fall schwer zu behandeln sind.

6.13.4 Gebärmutter und Gehirn

Ein Forscherteam der Arizona State University stellte fest, dass möglicherweise ein ernstzunehmender Zusammenhang zwischen der Gebärmutter, dem Gehirn und dem Nervensystem besteht und dass eine gesunde Gebärmutter wahrscheinlich stark zu einem guten Gedächtnis beiträgt. Das Forscherteam behauptet, die Verbindung zwischen dem Gehirn und der Gebärmutter sei auf das autonome Nervensystem zurückzuführen. Das Zentralnervensystem beeinflusst das Gehirn und die Gebärmutter und hilft dem Körper, neben dem Fortpflanzungsprozess, bei den Vorgängen der Verdauung, der Atmung, der Stoffwechselregulation, der Pulsfrequenz und der sexuellen Erregung.

Das Forscherteam hat zudem herausgefunden, dass die Entfernung der Gebärmutter hingegen einen negativen Einfluss auf das Gedächtnis hat. Dies zeigte ein Experiment mit Ratten. Die Ratten wurden dabei in vier Gruppen unterteilt: Bei einer Gruppe entfernten die Forscher:innen

- die Eierstöcke,
- bei der anderen die Gebärmutter,
- bei der dritten Gruppe wurden sowohl die Eierstöcke als auch die Gebärmutter entfernt und
- bei der vierten Gruppe wurde den Ratten nichts operativ entfernt.

Sechs Wochen nach Beginn dieses Experiments mussten die Ratten komplexe Gedächtnisübungen ausführen und die Forscher:innen konnten feststellen, dass die Ratten, die eine operative Entfernung der Gebärmutter (Hysterektomie) erhalten hatten, die größten kognitiven Defizite bei diesen Übungen und Tests zeigten.

Man weiß nur noch nicht, ob die Folgen und Effekte dieser hormonellen Veränderungen dauerhaft oder kurzfristig sind.

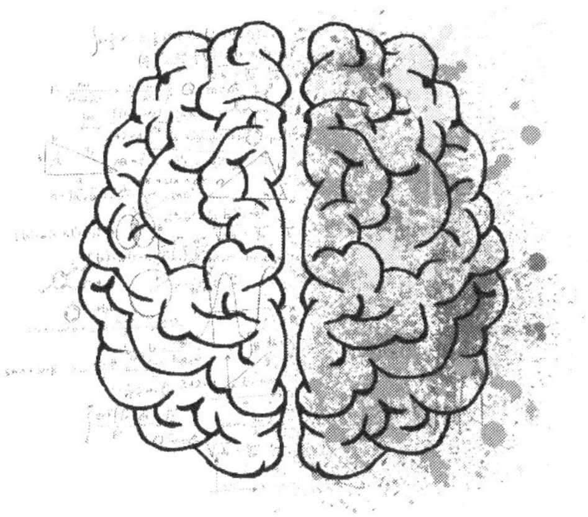

6.14 Uterus-Flora

Aufgrund der Barrierewirkung von Gebärmutterschleim mit hohen Konzentrationen von anti-entzündlichen Zytokinen, Immunglobulinen und Peptiden mit antimikrobiellen Eigenschaften wurde lange die Gebärmutterhöhle bei gesunden Frauen als steril angenommen, das bedeutet als keimfrei.

Bis vor kurzem hatte die Wissenschaft angenommen, dass die Besiedlung des oberen Genitaltraktes durch Mikroben auf den pathologischen Aufstieg von Organismen aus der Vagina durch den Gebärmutterhalskanal zurückzuführen ist und stand somit lange Zeit gegen die Naturmedizin, die seit Jahrtausend das Gegenteil behauptet, nämlich dass der Uterus seine eigene Flora hat, die bei ihrer Zusammensetzung zwar ähnlich der der Vagina ist, aber doch auch anders ist.

Heute weiß man, dass die Gebärmutter-Flora nicht keimfrei ist.

In der Gebärmutter, in den Eileitern und in der Bauchhöhle befindet sich eine reiche und vielfältige aktive Gemeinschaft von Mikroben. Im Gebärmutterhals sind hunderte Millionen Bakterien vorhanden.

Die Gebärmutter-Flora besteht hauptsächlich aus Laktobazillen (Milchsäurebakterien) und Bakterien anderer Formen. Wenn die Bakterienkultur der Gebärmutter zu über 90 Prozent aus Laktobazillen besteht, dann hat sich ein LD-Mikrobiom gebildet. Ein LD-Mikrobiom ist der gesunde Zustand der Gebärmutter und beeinflusst eine gesunde Empfängnisbereitschaft.

Die Bakterien in der Gebärmutter sind sehr wichtig und beeinflussen auch eine künstliche Befruchtung positiv: Als die Ärzt:innen befruchtete Eizellen bei Frauen mit LD-Mikrobiom einsetzten, nistete sich die Eizelle in 60,7 Prozent der Fälle ein. Waren nicht genügend Milchsäurebakterien vorhanden, lag ein NLD-Mikrobiom vor und die Befruchtung gelang nur in 23,1 Prozent der Fälle.

Bei einem LD-Mikrobiom gelang die Schwangerschaft in 70,6 Prozent der Fälle, bei einem NLD-Mikrobiom nur in 33,3 Prozent der Fälle.

Auch die Zahl der Lebendgeburten sank drastisch: Bei einem LD-Mikrobiom lag sie bei 58,8 Prozent und bei einem NLD-Mikrobiom ging sie auf 6,7 Prozent zurück.

6.14.1 Zusammensetzung der Gebärmutterhals-Flora

Die Bakterien der Gebärmutter bestehen aus den beiden Gruppen der Laktobazillen und der Bakterien anderer Formen. Eine gesunde Gebärmutter-Flora besteht zu über 90 Prozent aus Laktobazillen.

6.14.2 Eigenschaft der Gebärmutterhals-Flora

Milchsäurebakterien sind stäbchenförmige Bakterien, die Zucker in Milchsäure umwandeln und auf diese Weise zu einem sauren Milieu der Vagina mit einem niedrigen pH-Wert von etwa 3,8-4,5 beitragen. Diese saure Umgebung wehrt Krankheitserreger ab.

Die Eigenschaften dieser Milchsäurebakterien sind es, die den Körper vor Krankheitserregern schützen.

Sie heißen auch Döderlein-Bakterien. Diese haben die Funktion und Rolle, Frauen beispielsweise vor verschiedenen Scheideninfektionen zu schützen und anderen schädlichen Bakterien den Zugang zu verwehren.

6.14.3 Vergleich Vagina-Flora und Gebärmutterhals-Flora

Gynäkologische Abstrichergebnisse weisen diese Ergebnisse auf: Beide Floren enthalten Milchsäurebakterien und Bakterien anderer Arten, haben eine ähnliche Zusammensetzung und vergleichbare Funktionen. Beide haben Gy (+) -grampositive Bakterien, von denen 90% Milchsäurebakterien oder Doderlein-Sticks sind.

Laktobazillen kommen allerdings nur in der Vagina vor, sie fehlen im Gebärmutterhalskanal (und in der Harnröhre).

Sowohl die Vagina als auch der Gebärmutterhals weisen zudem Schleim auf.

In der Vagina überschreitet der normale Leukozyten-Gehalt im Sichtfeld und im Gebärmutterhalskanal bis zu 30%.

Der Gebärmutterhals fungiert als Teilfilter und moderiert zum Teil die Last der Bakterien aus der Vagina, die aufsteigen.

6.14.4 Vergleich Gebärmutterhals-Flora und Darm-Flora

Insgesamt siedeln etwa 100 Billionen Bakterienzellen im Darm. Heutzutage nennen Forscher:innen die Mikroben und deren Welt Mikrobiom. Heute wissen wir, dass sie wichtig sind und dass auch die Darm-Flora, so wie die Gebärmutterhals-Flora, eine Menge mit wichtigen Körperfunktionen (und anderen Organen) zu tun hat. Das Mikrobiom wird heutzutage als „Organ im Organ“ und auch als „Superorgan“ bezeichnet, und tatsächlich soll das Mikrobiom auch für Übergewicht, Depressionen, Autismus, Diabetes und multiple Sklerose verantwortlich sein.

Darmbakterien hingegen betrachtet man heutzutage in vielen Kreis sogar als Heilmittel.

Zur detaillierten Information und Übersicht: Unter dem Begriff Darmflora versteht man alle Mikroorganismen, die den menschlichen Darm (Teile des menschlichen Dickdarms und in geringer Menge auch des Enddarms) besiedeln. Das sind bis zu 99 Prozent aller Bakterien, die im menschlichen Körper leben.

Der Großteil der Darm-Flora lebt im Dickdarm (an der Darmwand). Man schätzt ihre Anzahl auf etwa 10 Billionen.

Man unterscheidet, abhängig vom jeweils dominierenden Bakterienstamm, grob drei verschiedene Typen von Darm-Flora, sogenannte Enterotypen (von lat. entero=Darm):

- Enterotyp 1: Enthält besonders viele Bakterien der Gattung Bacteroides, die Kohlenhydrate spalten und gute Produzenten für die Vitamine Biotin, Riboflavin und Pantothensäure sind.
- Enterotyp 2: Enthält besonders viele Bakterien der Gattung Prevotella, die Zucker-Eiweiß-Komplexe abbauen und Vitamin B1 und Folsäure herstellen können.
- Enterotyp 3: Enthält besonders viele Ruminococcus-Bakterien, die sehr gut Zucker und Eiweiße verdauen können.

Die Vagina- und Gebärmutter-Floren enthalten im Vergleich dazu vorwiegend Milchsäurebakterien (Laktobazillen).

6.14.5 Gebärmutterhals-Flora und Hormone

Der Gebärmutterhals wird ebenfalls von Hormonen gesteuert. Beispielsweise ist der Gebärmutterhals-Kanal (Zervikal-Kanal) von einer Schleimhaut ausgekleidet, deren Drüsen einen zähflüssigen Schleim bilden. Während der fruchtbaren Tage und bei der Menstruation verdünnt sich der Schleim und der Kanal öffnet sich um wenige Millimeter. Während einer Schwangerschaft schließt der geschlossene Gebärmutterhals die Fruchthöhle nach unten ab. All dies wird von Hormonen gesteuert. Der Zervix-Schleim ändert auf Grund von Hormonen seine Konsistenz.

Das Hormon Östrogen wird vor dem Eisprung von den heranreifenden Eibläschen gebildet und sorgt, je nach

Östrogenmenge, für einen flüssigeren Zervix-Schleim. Der pH-Wert des östrogenreichen Zervix-Schleimes ist basisch und kann die eindringenden Spermien vor dem sauren Scheidenmilieu schützen.

Nach dem Eisprung wird das Hormon Progesteron von dem Gelbkörper (Corpus Luteum) gebildet. Je nach Progesteron-Menge wird der Zervix-Schleim zunehmend zähflüssiger und trockener. Der Körper wird auf diese Weise vor Krankheitserregern geschützt, genauer gesagt vor deren Eindringen.

Die Beobachtung des Zervix-Schleims kann auch helfen zu erkennen, ob eine Frau schwanger werden kann oder nicht.

6.15 Der Einfluss der Ernährung auf die Gebärmutter(-Flora)

Eine nährstoffreiche Kost ohne potenziell schädliche Substanzen wirkt sich sehr gut auf die Uterus-Region aus. Ein normales Gewicht ist ebenfalls wichtig für eine gesunde Gebärmutter. Mediziner:innen sind sich weitgehend einig, dass sehr dünne Frauen anfälliger für Probleme sind, wie beispielsweise für einen Uterusvorfall. Ein Uterusvorfall kann zudem weitere Beschwerden und Erkrankungen hervorrufen, wie beispielsweise Infektionen.

6.15.1 Uterus(-Flora) und Weißmehl

Myome, gutartige Geschwülste in der Gebärmutter, ließen sich sehr gut und effektiv mit der richtigen Ernährung vermeiden: Man hat festgestellt, dass beispielsweise Übergewicht das Risiko für viele Erkrankungen, und demzufolge auch für Myome, ansteigen lässt: Bei übergewichtigen Frauen ist das Myom-Risiko doppelt so hoch, wie bei normalgewichtigen Frauen.

Weißmehl-Produkte sind jedoch sehr kalorienhaltig und tragen stark zur Gewichtszunahme bei.

Zudem fördert eine Ernährung mit hohem glykämischem Index die Entstehung sowohl gutartiger als auch bösartiger Tumore. Eine solche Ernährung zeichnet sich durch einen hohen Anteil an isolierten Kohlenhydraten aus, wie Zucker und zuckerhaltigen Produkten sowie Back- und Teigwaren aus Weißmehl.

6.15.2 Uterus(-Flora) und Zucker

Im Mai 2010 konnte man im „American Journal of Clinical Nutrition“ nachlesen, dass eine Ernährung mit hohem glykämischem Index und hoher glykämischer Last zur Tumorentstehung beitrage (sowohl von bösartigen Tumoren, wie Gebärmutter- oder Eierstockkrebs als auch von Gutartigen wie Myomen). Eine solche Ernährung erhöht den IGF-Spiegel (insulinähnlicher Wachstumsfaktor) in gleichem Maße wie die Bioverfügbarkeit des Östradiols.

Eine Ernährung mit hohem glykämischem Index definiert sich durch einen hohen Anteil an isolierten Kohlenhydraten wie Zucker und zuckerhaltigen Produkten und Back- und Teigwaren aus Weißmehl.

6.15.3 Uterus(-Flora) und Alkohol, Zigaretten, Medikamente,

Alkohol-, Medikamente und Nikotinabusus können der Gebärmutter nachweislich schaden. In diesem Kapitel erfahrt ihr mehr Brisantes dazu.

Uterus(-Flora) und Alkohol

Alkohol, Zigaretten und chronischer Medikamentenkonsum tragen nicht gerade zu einer gesunden Gebärmutter(-Flora) bei. Eine Studie aus 2009 zeigte beispielsweise, dass die getrunkene Alkoholmenge das Entstehen von Myomen stark negativ beeinflusse. Bereits ein Bier pro Tag kann laut der Studie das Risiko erhöhen, ein Myon zu bekommen, wie eine Untersuchung aus dem Jahr 2004 zeigte. Auch ein Review aus 2017 zeigte, dass Alkoholkonsum signifikant zum Entstehen von Myomen beiträgt.

Uterus(-Flora) und Zigaretten

Wissenschaftler:innen sagen, dass bestimmte toxische Substanzen, die in Zigaretten enthalten sind, dazu neigen, sich in Flüssigkciten anzusammeln und dann im gesamten Fortpflanzungssystem zu zirkulieren.

Uterus(-Flora) und Medikamente

Ein Medikamentenmissbrauch schadet dem gesamten Körper und kann zu einer Vergiftung des gesamten Organismus und auch der Fortpflanzungsorgane führen.

Schädliche Medikamente können auch Medikamente zur Behandlung sein:

- von Soor und anderen Geschlechtskrankheiten
- Medikamente gegen Erkältungen, laufende Nase und Husten
- Antibiotika
- Sulfonamide
- antivirale Medikamente
- Medikamente gegen Pilzkrankheiten
- Krebsmedikamente
- bestimmte Drogen.

Abgesehen davon kann ein bestimmtes wehenförderndes Medikament wie beispielsweise ein Magenschutzmittel, das zwar nie für die Geburtsmedizin zugelassen wurde, aber dennoch manchmal eingesetzt wird, zu einem Wehen-Sturm und somit zu Geburtskomplikationen bis hin zu Folgeschäden beim ungeborenen Kind führen.

6.16 Erkrankungen des Uterus und der Uterus-Flora

Zu den wichtigsten Erkrankungen des Uterus zählen unter anderem

- Myome
- Gebärmuttersenkung
- Endometriose
- schmerzhafte, sehr starke oder unregelmäßige Monatsblutungen.

Diese Erkrankungen gilt es zu behandeln, denn andernfalls können sie starke Beschwerden auslösen und die Lebensqualität stark einschränken. Gutartige Erkrankungen der Gebärmutter sind zudem in der Regel gut behandelbar.

6.16.1 Gebärmutter(körper)krebs

Gebärmutter(körper)krebs zählt neben Eierstockkrebs und Gebärmutterhalskrebs zu den Krebserkrankungen der inneren Geschlechtsorgane. In über 90 Prozent der Fälle handelt es sich hierbei um Krebs der Gebärmutterschleimhaut, es gibt auch seltenere Krebsformen, die sich in der Muskelschicht der Gebärmutter entwickeln können.

Etwa 11.000 Frauen erkranken jedes Jahr an einem Endometriumkarzinom.

Am häufigsten sind Frauen nach der Menopause davon betroffen.

6.16.2 Gebärmutterhalskrebs

Gebärmutterhalskrebs ist eine Bezeichnung für Tumoren, die am unteren Teil der Gebärmutter entstehen. Sie entwickeln sich meist aus Veränderungen am Muttermund, also dem Ausgang des Gebärmutterhalses in die Scheide. Jedoch können solche Vorstufen durch Früherkennungsuntersuchungen erkannt und entfernt werden. Mit Hilfe einer Impfung gegen krebsauslösende Viren (HPV-Impfung) lässt sich das Erkrankungsrisiko jedoch minimieren.

Der Gebärmutterhals (Zervix) ist ein kräftiger Muskelschlauch, dessen unteres Ende den Muttermund bildet, der sich leicht in die Scheide vorwölbt. Eine Schleimhaut kleidet den Gebärmutterhals innen aus. Schleimhautdrüsen produzieren eine zähe Flüssigkeit (Zervix-Schleim), die verhindert, dass Krankheitserreger aus der Scheide in die Gebärmutter eindringen können.

6.17 Was macht die Uterus-Flora krank?

Bestimmte Antibiotika und toxische Substanzen sowie eine ungesunde Ernährung können die Uterus-Flora krank machen. Sie haben einen signifikanten Einfluss auf die entsprechenden Bakterienkulturen.

7. Verbindung Vagina- und Uterus-Flora mit anderen Organen

Es besteht eine Verbindung zwischen der Vagina- und Uterus-Flora mit anderen Organen. In diesem wissensreichen Kapitel werdet ihr mehr, bisher wenig Diskutiertes und relativ Unbekanntes, darüber erfahren.

7.1 Verbindung Vagina- und Uterus-Flora mit dem Gehirn

Es ist erwiesen, dass beispielsweise pränataler Stress bei Mäusen das vaginale Mikrobiom verändert und zu einer Beeinträchtigung der Gehirnfunktion männlicher Nachkommen führt. Somit besteht durchaus ein Zusammenhang zwischen der Vaginal-Flora und dem Gehirn (der Nachkommen).

Ergebnisse der an der University of Maryland School of Medicine durchgeführten Studie deuten darauf hin, dass die negativen Folgen von Stress auf neugeborene Mäuse übertragen werden können, wenn sie während des Geburtsvorgangs mit den Vaginalmikroben gestresster weiblicher Mäuse in Berührung kommen. Die Mikroben aus der Vaginalflüssigkeit besiedeln während der Geburt den Darm der neugeborenen Maus und die

Zusammensetzung des Darmmikrobioms beeinflusst anschließend die Gehirnentwicklung sowie den späteren Umgang mit Stress der Maus.

7.2 Verbindung Vaginal-Flora mit der Leber

Ein Zusammenhangzwischen der Vaginalflora mit der Leber kann sich folgendermaßen erklären lassen: Die Mikropille beispielsweise enthält künstliche Hormone, die in ihrer Wirkung den körpereigenen Hormonen Östrogen und Progesteron sehr ähnlich sind. Die Pille kann auf diese Weise in den Hormonzyklus der Frau eingreifen und verhindern, dass eine Eizelle im Eierstock heranreift und es daraufhin zu einem Eisprung kommt. Die Pille begünstigt aber auch das Auftreten von Scheidenpilz-Infektionen. Diese sind vermutlich auf die Hormone dieses Verhütungsmittels und auf die verminderte Menge des Östrogens zurückzuführen. Östrogen sorgt für den Aufbau und die Regeneration der Vaginalschleimhaut (ein hoher Östrogengehalt lässt auch den Zuckergehalt in Form von Glykogen in der Scheide ansteigen) und das Glykogen bildet wiederum eine gute Vermehrungsgrundlage für die nützlichen Milchsäurebakterien.

7.3 Verbindung Vagina- und Uterus-Flora mit der Niere

Eine gestörte Vagina-Flora, die auch zur bakteriellen Vaginose führen kann, hat zudem den Nachteil, dass sie auch die Nieren schädigen und sogar zu einer lebensbedrohlichen Sepsis (Blutvergiftung) führen kann.

Forschungen haben ergeben, dass eine kurzzeitige Besiedlung mit dem Vaginalkeim Gardnerella vaginalis die E- coli-Bakterien aktivieren und vermehren kann, die für Harnwegsinfektionen verantwortlich sind. Milchsäurebakterien, die in einer gesunden Vagina-Flora dominieren, schützen hingegen davor.

In geringer Anzahl können Gardnerella vaginalis auch in einer normalen Vagina-Flora vorkommen, aber in diesem Fall dominieren die Milchsäurebakterien.

Sogar abgetötete Gardnerella-Bakterien hinterlassen Schäden an der Blasenwand und können somit eine E- coli-Reaktivierung auslösen.

7.4 Verbindung Vagina- und Uterus-Flora mit der Lunge

Streptokokken, die zur Haut- und Schleimhaut-Flora gehören und den Darm, den Mund- und Rachenraum sowie die Scheide besiedeln, sind kugelförmige Bakterien und können krank machen.

Es gibt verschiedene Arten dieser Gattung. Man kann sie auf Grund ihrer Eigenschaft, rote Blutkörperchen aufzulösen, einteilen.

Eine andere Einteilungsmöglichkeit besteht darin, Streptokokken nach bestimmten Zellwandbestandteilen in die Gruppen A-Q einzuteilen.

Streptokokken der Gruppe A verursachen häufig Infektionen in den oberen Atemwegen wie zum Beispiel Mittelohr-, Nasennebenhöhlen-, Rachen- oder Mandelentzündungen. Scharlach sowie Weichteilgewebe-Infektionen wie die Wundrose werden ebenfalls von A-Streptokokken hervorgerufen.

Streptokokken der Gruppe B spielen insbesondere bei abwehrgeschwächten und Neugeborenen eine Rolle und in der Schwangerschaft besteht die Gefahr, dass sich das Baby während der Geburt bei der Mutter ansteckt und schlimmstenfalls an einer Meningitis (Hirnhautentzündung) oder Neugeborenen-Sepsis (Blutvergiftung bei Neugeborenen) erkrankt.

Enterokokken sind Bakterien, die man früher zu den Streptokokken der Gruppe D gezählt hat und die heute als eigene Bakteriengattung gelten. Sie kommen im Darm vor und verursachen bei gesunden Menschen nur selten Krankheiten. Dennoch gelten sie als Erreger von Blasenentzündungen.

Und nun kommen wir zu den Bakterien, die die Lunge betreffen können: Bakterien der Art Streptococcus pneumoniae (oder auch Pneumokokken genannt) besiedeln den Nasenrachenraum des Menschen und können zu verschiedenen Formen der Lungenentzündung (Pneumonie) sowie anderen schweren Infektionen führen. Vor allem Säuglinge, Kleinkinder und ältere und abwehrgeschwächte Menschen sind besonders gefährdet.

7.5 Verbindung Vagina-Flora mit dem Herzen

Es ist bekannt, dass psychosoziale Belastungen und Vaginosen die Lebensqualität von Frauen stark reduzieren und zu einer allgemeinen Verschlechterung der Gesundheit führen (können). Es kommt zu depressiven Verstimmungen, die den (körperlichen) Allgemeinzustand bedrohen können. Auf diese Weise kann auch die Herzgesundheit in Mitleidenschaft gezogen werden.

7.6 Verbindung Vagina-Flora mit dem Darm

Es gibt eine klare Verbindung zwischen Darmflora und Vagina-Flora.

Die Entwicklung der Vagina-Flora beginnt nach der Geburt mit Hilfe von Darmbakterien.

Ein Querschnitt des weiblichen Beckens zeigt, dass der Analbereich oder das Rektum (Mastdarm oder Enddarm, es ist der letzte Abschnitt des Dickdarms) der Vaginalbereich und die Harnwege keine geschlossenen Systeme bilden. Sie sind mit Öffnungen miteinander verbunden. Und zwischen Anal- und Vaginalbereich befindet sich ein schleimiger Weg, der ermöglicht, dass Laktobazillen vom Rektum (das als Reservoir für hilfreiche Milchsäurebakterien dient) in die Vagina transportiert werden.

Die Scheiden-Flora der Frau setzt sich vor allem aus Laktobazillen (den sogenannten Döderlein-Bakterien) und weiteren anaeroben sowie aeroben Bakterien der Haut- und Darmflora zusammen. Östrogen bewirkt in den Plattenepithelien der Schleimhautzellen, dass Glykogen gebildet wird, das dann von Lactobazillen zur Milchsäure (Laktat) verstoffwechselt wird und für einen sauren pH-Wert von 3,8-4,4 sorgt.

8. Was die Art der Vaginalflüssigkeit über die Gesundheit einer Frau aussagt

Der vaginale Ausfluss, auch Vaginal-Sekret genannt, ist Teil der weiblichen Intimität. Er hat wichtige Funktionen:

- Reinigung und Befeuchten der Vagina.
- Er ist auch verantwortlich für die Errichtung einer Schutzbarriere, um verschiedene Arten von Infektionen zu bekämpfen und zu verhindern.

Die Menge, Farbe und Textur des vaginalen Sekrets variiert von Frau zu Frau und hängt vor allem von den hormonellen Veränderungen ab.

Ein normaler Vaginalfluss ist kristallklar und seine Textur ähnelt der von Eiweiß. Wenn der Vaginalfluss Schwankungen hat, ist es wahrscheinlich, dass eine Infektion vorliegt. Die meisten Veränderungen im vaginalen Sekret sind Zeichen dafür, dass die Vagina-Flora angegriffen ist und eine Störung vorliegt. Es kann eine durch Bakterien, Viren oder Pilze hervorgerufene Infektion sein.

Die Veränderungen, die im Vaginal-Ausfluss auftreten, können das offensichtliche Symptom einer sexuell übertragbaren Krankheit sein, die sofort behandelt werden muss, um Komplikationen zu vermeiden.

Generell wird ein vaginaler Ausfluss als abnormal und alarmierend angesehen, wenn:

- sein **Geruch sich verändert** und schlecht riecht und der Geruch unangenehm wird
- seine **Farbe sich verändert**, vor allem, wenn sie grünlich, grau, kotig oder rötlich-blutig (außerhalb der Menstruation) aussieht
- seine **Textur sich ändert** (der Ausfluss wird schaumig oder sehr dick-/ zähflüssig).
- er **Blutpartikel enthält**, obwohl es keine Menstruation gibt
- Er **Schmerzen verursacht**, Verbrennungen, Schwellungen oder Rötungen in der Vagina bzw. im äußeren Genitalbereich.

Was dein Vaginalfluss dir sagt:

- Der Ausfluss hat eine **weiße Farbe:**

  Wenn der vaginale Ausfluss eine dicke und fast klumpige weiße Farbe hat und wie steinige Milch wird, ist es sehr wahrscheinlich, dass du an einer mykotischen Infektion leidest, die durch Candida-Pilz verursacht wird

  Weißer und stinkender Ausfluss: Das ist ein Zeichen der Vaginose, vor allem, wenn er grün wird und fischig riecht.

  Cremiger weißer Ausfluss: Dies kann ein Zeichen für eine Vaginitis sein, vor allem, wenn er dick und körnig mit weißen Klumpen ist.

- Der Ausfluss hat eine **gelbe Farbe**:

Infektion durch Darmparasiten (Trichomona sind die Häufigsten).

Die Infektion verursacht einen vaginalen Ausfluss, der zwischen einem gelben und einer grünlichen Farbe liegen kann.

Dieses Problem geht in der Regel mit einem starken und unangenehmen Geruch einher und mit vaginalen Verbrennungen und Harnschmerzen. Auch der Sex kann schmerzhaft sein. Diese Störung ist in der Regel häufiger in den Tagen nach der Menstruation.

Sie können sexuell übertragbar sein.

- **Brauner Ausfluss:**

  Eine braune Flüssigkeit wird durch den Verlust von altem Blut vor oder nach der Periode oder während des Eisprungs verursacht. Dies kann eines der Symptome des Eisprungs sein, wenn die Frau nicht verhütet. Bei einer Frau, die eine hormonelle Antibabypille verwendet, kann dieser braune Ausfluss jedoch auch durch einen falschen oder unzureichenden Hormonhaushalt durch das Verhütungsmittel verursacht werden.

  Es kann ein Zeichen der Vormenopause für Frauen ab 44-45 sein, vor allem, wenn er von Hitzewallungen, plötzlichen Stimmungsschwankungen oder unregelmäßiger Periode begleitet wird.

  Er kann auch auf Gebärmutterhalsreizungen, entzündliche Beckenerkrankungen, Polypen oder Gebärmutteranomalien hindeuten.

Brauner Ausfluss begleitet von Beckenschmerzen und einem unangenehmen Geruch kann ein Zeichen für einen Pilz, eine Vaginose oder eine Gebärmutterkrankheit sein.

- Der Ausfluss hat eine **graue oder grüne Farbe**:

  Bakterielle Infektion.

  Der Ausfluss ist dick und sehr reichlich vorhanden und wird durch einen sehr starken Geruch gekennzeichnet, ähnlich dem von Fisch.

  Dieses Problem ist in der Regel auf eine bakterielle Infektion zurückzuführen, die meistens mit dem Keim Gardnerella assoziiert ist, der sexuell übertragen wird. Dieser Keim kann großen Schaden in der Vagina verursachen. Diese Farben stehen in der Regel für sexuell übertragbare Infektionen wie Chlamydien.

- Wenn der Ausfluss **grün, schaumig und üppig** ist und unangenehm riecht, kann dies ein Zeichen für eine weitere sexuell übertragbare Infektion sein, wie zum Beispiel Trichomonase.

Wie erkennst du schnell und rechtzeitig vaginale Infektionen?

Vaginalinfektionen können erkannt werden, wenn man auf bestimmte Symptome achtet, die oft schon zu Beginn der Erkrankung auftreten.

Zu diesen Symptomen gehören:

- Starker vaginaler Geruch

- Vaginaler Juckreiz
- Vaginale Verbrennungen
- Schmerzen beim Urinlassen oder beim Sex
- Ein reichlich grüner, gelber, rosa oder weißer Ausfluss, mit oder ohne Geruch.

Alle diese Symptome können vor dem Vorhandensein einer vaginalen Infektion warnen.

9. Kranke Vagina- und Uterus-Flora. Wie sie die Gesundheit von Frauen gefährden und Krankheiten verursachen

Eine gesunde Vagina- und Uterus-Flora ist wichtig für die Gesundheit einer Frau. Es ist bekannt, dass die Scheidengesundheit und ein gesundes Scheidenmilieu sehr stark zur Realisierung eines Kinderwunsches beitragen. Eine gestörte Scheidenflora dagegen kann Fehl- und Frühgeburten mit sich bringen.

Abgesehen davon dient der Ausfluss mit seiner bakteriellen Zusammensetzung – das gute Scheidenmilieu -für eine optimale Infektionsabwehr und der richtige pH-Wert der Scheide hilft bei der Erregerabwehr. Der Säuregrad der Scheide verhindert, dass Bakterien, Pilze und Viren in die Scheide gelangen und dort wachsen können.

Verantwortlich für das saure Milieu in der Scheide sind Milchsäurebakterien. Nehmen diese in Folge einer Antibiotika-Behandlung, eines Östrogen-Abfalls, wegen Stress, einer ungesunden Ernährung oder Rauchen ab, dann kann man sie dem Körper mit Hilfe von Zäpfchen wieder zuführen.

Da es eine Verbindung zwischen der Vagina- und Uterus-Flora mit anderen Organen gibt, sind die Vagina- und Uterus-Flora umso wichtiger für die allgemeine Gesundheit einer Frau und nicht nur in Anbetracht eines Kinderwunsches.

9.1 Vagina-Flora und Gesundheit

Die Vagina ist komplett mit einer dicken Schleimhaut ausgekleidet, die sie schützt und auch eine Vielzahl weiterer Funktionen übernimmt. Vor allem wird sie somit vor Pilzen und Bakterien geschützt. Dafür braucht die Vagina jedoch selbst Bakterien, die auch als Scheiden-Flora bezeichnet werden.

Für eine Vagina-Flora-Gesundheit empfiehlt es sich vor allem auf eine

- frische und vitaminreiche Ernährungsweise zu achten,
- von der Rasur mit Rasierklingen abzusehen,
- viel zu trinken,
- auf Nikotin, Medikamente und Alkohol zu verzichten sowie
- Weißmehl und Zucker

zu vermeiden.

9.2 Welche Krankheiten werden von einer kranken Vagina-Flora verursacht?

Es gibt viele Krankheiten, die auf eine gestörte Vagina-Flora zurückzuführen sind, die aber vielen Frauen unbekannt sind. Dazu zählen nicht nur körperliche Symptome wie Juckreiz, Brennen und Ausfluss, sondern auch psychische Probleme wie Stress, Depressionen, eine Destabilisierung des Hormonhaushaltes und Weiteres. Umgekehrt sind nicht nur eine falsche Intimpflege, häufig wechselnde Sexualpartner:innen und Sexspielzeuge der Auslöser für eine kranke Vagina-Flora, sondern auch psychische Ursachen.

(Eine Liste im Kapitel 2.1 zu finden.)

10. Gesunde Vagina- und Uterus-Flora und ihre Bakterien fördern die Gesundheit der Frau

Lust-, Fortpflanzungs- und Sexualorgane (ich nenne sie vereinfacht hier Vagina-Flora) haben einen maßgeblichen Anteil an der Gesundheit einer Frau.

In der Vagina-Flora existieren Millionen von Bakterien und benötigen eine saure Umgebung, um dort ihre Aufgaben erfüllen zu können. Während die Schulwissenschaft -nachdem sie in der Vergangenheit die Bedeutung von Darmbakterien für die Gesundheit abgestritten hat- diese nun immer mehr anerkennt und sich aber überwiegend nur die Darm-Flora für ihren Beitrag zu unserer Gesundheit untersucht, haben Naturwissenschaftler:innen in Afrika die Bedeutung der Vagina-Flora als ein Gehirn und Medizinzentrum erkannt und tiefgehender untersucht. Erkenntnisse daraus nutzen sie, um die ganzheitliche Gesundheit der Frauen zu fördern.

Bei Frauenuntersuchung begrenzen sich Ärzt:innen darauf, zu kontrollieren, ob keine schlechten Keime vorhanden sind. Die Zusammensetzung der Bakterien wird nicht kontrolliert und diese ist aber wichtig bei der Bekämpfung von Krankheiten und dem Erhalt der Gesundheit.

Gesunde Vagina- und Uterus-Flora - gesunder Körper

Die positiven Auswirkungen einer gesunden Vagina und Vagina-Flora auf die Gesundheit der Frau.

Die Gesundheit der Frau liegt in ihren Floren: Die Vagina- und Uterus-Flora bestimmen die körperliche und seelische Gesundheit der Frau mit.

Ein gesundes vaginales Mikrobiom hilft bei der Prävention von bakteriellen Vaginosen, Hefeinfektionen und anderen möglichen Problemen.

Ein kleiner Auszug der Vorteile einer gesunden Flora:

10.1 Vagina- und Uterus-Flora und Gesundheit

Das vaginale Mikrobiom ist essentiell für die Gesundheit des weiblichen Genitalsystems und des ganzen Körpers.

Das menschliche Mikrobiom hat in letzter Zeit viel Aufmerksamkeit für seine Rolle bei Gesundheit und Krankheit gewonnen. Angesichts des Einflusses, den das Mikrobiom in praktisch jedem Organsystem hat, ist es nicht verwunderlich, dass subtile Veränderungen im Mikrobiom mit (sinnvollen) Veränderungen der Gesundheits-Qualität verbunden sind.

Daten aus dem vaginalen Mikrobiom deuten darauf hin, dass viele Organismen nicht mit dem jetzigen Stand der Wissenschaft identifiziert werden können, was dazu führt, dass die Vielfalt dieses Ökosystems unterschätzt wird und potenziell wichtige Organismen bei der Beschreibung ihres Zusammenhangs zu Gesundheit und Krankheit nicht identifiziert werden. Daher sind viel Wissen, dass ich mir theoretisch durch meine Wissenslehre in Kamerun angeeignet habe, noch nicht wissenschaftlich belegbar. Die Wissenschaft braucht oft Jahrhunderte, um Wissen zu beweisen und bestätigen, die die Natur schon lange besitzt.

Vagina und Uterus: Mikrobielle Flora-Störungen sind eine der häufigsten Ursachen von Unfruchtbarkeit.

Bakterien spielen auch für das gesunde Aussehen eine entscheidende Rolle, denn manche Mikroben helfen beim Muskelaufbau, beeinflussen die Gesundheit und Beschaffenheit der Haare, der Zähne und der Haut.

Viele Erkenntnisse, die du aus diesem Buch erfahren wirst, wirst du in anderer Literatur so noch nicht lesen. Und in vielen meiner Bücher bereichere ich die Menschen mit Wissen aus der Naturmedizin, das in dieser Form noch unbekannt ist.

11. Fortpflanzungsfloren beeinflussen Persönlichkeit, Identität und Attraktivität der Frauen

Die Art von Bakterien in der Vagina-Flora und ihre Zusammensetzung kann Persönlichkeit und Identität einer Frau formatieren. Das Mikrobiom kann die Laune, Gefühle, Denken, Verhalten und die Gelüste einer Frau beeinflussen. Diese Floren empfangen, verarbeiten und versenden Informationen.

Vagina

Eine saubere Vagina mit einer gesunden Flora kann Männer anziehen und das Gegenteil kann Männer abstoßen. Eine Frau kann - attraktiv oder unattraktiv wirken wegen ihre Vagina-Flora. Die Natur hat es in sich. Frauen setzen auch aus der Vagina Chemikalien-, Erkennungs- und Sexuallockstoffe frei, die sie ausscheiden, um potenzielle Partner anzulocken (Pheromone). Dies geschieht automatisch und völlig lautlos und zumeist auch geruchslos. Es wirkt ziemlich zuverlässig unabhängig vom Willen und dem Bewusstsein der Menschen (sowie bei Tieren auch).

Der Zustand der Fortpflanzungsorgane und ihrer Floren beeinflusst die Qualität und Menge und den Geruch dieser Lockstoffe, die bewusst nicht wahrgenommen werden. Man kann sich gar nicht gegen Sexuallockstoffe wehren.

Die Natur ist perfekt.

12. Kontakt mit Penis oder Mund: Wenn Penis (-Flora) und Mund (-Flora) die Vagina-Flora infizieren und entzünden

Der Penis und besonders Sperma (Samen) kann die Vagina-Flora verändern und Vaginosen verursachen.

Wenn die Penis-Flora die Vagina-Flora entzündet

Infektion in der Vagina kann durch Sex verursacht werden.

Wenn die vaginale Bakterien-Flora nicht ausgeglichen ist, schafft sie eine günstige Umgebung für die Entwicklung anderer Arten von Bakterien, die zu einer Infektion führen können, die als bakterielle Vaginose bezeichnet wird. Vaginose ist eine sehr häufige Krankheit bei Frauen und verursacht Juckreiz, starken Geruch und Ausfluss.

Diese Infektion wird nicht immer nur durch schlechte Intimhygiene, vaginale Spülung, Kosmetika, Medikamente usw. ausgelöst.

Ein anderer überraschender Faktor als Ursache dieser Krankheit kann sein: Der Penis und der Mund.

"Sex mit Penetration oder Oralsex erhöht die Vielfalt von bestimmten Bakterien bei Frauen, was eine sexuelle Übertragung von einer Gruppe potenziell pathologischer Organismen ermöglicht.

Wenn es beim Sex zur Ejakulation kommt, kann der Samen des Partners eine noch höhere Konzentration von schlechten Bakterien aufweisen und dadurch das Risiko für die Frau steigen, an bakterieller Vaginose zu erkranken.

Schlechte Bakterien können auch durch Oralsex übertragen werden, genauso wie es bei Bakterien geschieht, die sexuell übertragbare Krankheiten verursachen können. Wenn die Flora im Mund ungesund ist, wenn der Mund entzündet ist und auch infiziert ist, kann durch Oralsex das Gleichgewicht in der Vagina-Flora kippen. Was wiederum das Risiko erhöht, an bakterieller Vaginose zu erkranken.

Normalerweise kann der Körper die Infektion selbst behandeln, solange der pH-Wert der Vagina wieder säuerlich wird und somit wiederhergestellt wird.

Es gibt Frauen, die auf Sperma allergisch reagieren und es gibt Frauen, die nach dem Sex oft Blasenentzündungen haben.

13. Empfängnis-Perioden auf natürliche Weise erkennen durch Veränderung in der Vagina-Flüssigkeit und am Gebärmutterhals. Dein Körper spricht mit Dir!

13.1 Durch die Vagina und ihren Schleim, den Eisprung und die Fruchtbarkeitstage Schwangerschaft erkennen - ohne Messung der Temperatur und Tests (urafrikanisches Wissen)

Viele Leute fragen sich, wie es sein kann, dass früher Paare in Afrika eine genauere Familien- und Kinderplanung machten ohne Pille, Kondome, Sterilisation oder schulische Methoden, Messung der Temperatur, Zählen der Tage usw. und ohne Verzicht auf Sex, um Schwangerschaften zu vermeiden. Die Antwort dazu bekam ich in meiner Wissensschule.

Neben der täglichen Körpertemperatur ist die Überprüfung des Schleims der Vagina eine der Methoden, die bei der natürlichen Familienplanung verwendet werden kann.

Sekrete aus der Vagina und diejenigen, welche vom Gebärmutterhals kommen (Zervix-Schleim), ändern sich in der Konsistenz während des Zyklus. Wenn der Hormonspiegel steigt und fällt, kann man an der Beschaffenheit der Fortpflanzung-Sekrete erkennen.

Wenn eine Frau genau auf Ihren Vagina-Schleim schaut, kann Sie Sex zum Zeitpunkt der Empfängnis vermeiden. Sie kann dies überprüfen, indem sie einen sauberen Finger in ihre Vagina einführt. Wenn das Sekret, was als Eiweiß-Zervix-Schleim oder EWCM bekannt ist, eine dehnbare und rutschige Konsistenz hat, dann ist eine Frau in ihren fruchtbaren Zeiten. Das geschieht einige Tage vor dem Eisprung. Kurz nach dem Eisprung nimmt der Zervix-Schleim ab und wird dickflüssiger, wolkiger und weniger auffällig. Sozusagen: **Die Natur ist perfekt.**

Brauner Ausfluss wird durch den Verlust von altem Blut vor oder nach der Periode oder während des Eisprungs verursacht bei Frauen, die keine Empfängnisverhütung anwenden. So kann man schnell erkennen, nur anhand der Farbe der Vagina-Flüssigkeit, wann was ist und dementsprechend den Sex planen.

13.2 Die Veränderungen des Gebärmutterhalses zeigen, wann frau fruchtbar ist und wann nicht

Die Position des Gebärmutterhalses [ein schwammiges, knopfartiges Gewebe mit einem zentralen Bereich (Os)] und seine Flüssigkeit sind die beiden Aspekte, die bei der Bestimmung des Zeitpunkts des Menstruationszyklus helfen. Dieser Textur ist nützlich bei Frauen, die versuchen, Schwanger-Werden zu fördern oder Schwangerschaft zu vermeiden.

Der Gebärmutterhals, der sich öffnen kann und der Übergang der Gebärmutter zur Vagina ist, kann zu verschiedenen Zeiten des Menstruationszyklus bestimmte Veränderungen erfahren.

Richtlinie, wie man den Gebärmutterhals fühlt

- Die Hände müssen sauber sein
- Die Frau steht hockend mit einem erhobenen Fuß auf einem stufenartigen Gegenstand (wie einem Tritthocker).
- Der längste Finger muss verwendet und in die Vagina eingeführt werden, bis der Gebärmutterhals gefühlt wird. Es

fühlt sich an, wie ein kleiner, schwammiger Zylinder in Richtung der Rückseite der weichen Vaginalwände

- Wenn man den Gebärmutterhals herum befühlt, sollte man in der Lage sein, eine kleine Vertiefung in der Mitte der Struktur zu finden, und das ist das (Os).

Gebärmutterhals-Veränderungen und Ihre Bedeutungen

- Gebärmutterhals ist niedrig und weich: Du bist **ca. eine Woche vor deiner Periode**.
- Gebärmutterhals fühlt sich fest an, hängt niedrig und das Os ist offen, damit Blut aus der Gebärmutter entweichen kann: **Menstruation**.
- Das Os schließt sich dann, sobald das gesamte Blut aus der Gebärmutter ausgeflossen ist. Der Gebärmutterhals neigt sich leicht zur Seite und liegt nicht zentral.
- **Eisprung nähert sich**:
- Der Gebärmutterhals fühlt sich höher in der Vagina an, denn da die Eierstöcke Östrogen produzieren, führt dies dazu, dass sich die Bänder der Gebärmutter straffen, was dazu führt, dass die Gebärmutter weiter in das Becken gezogen wird und somit der Gebärmutterhals dem Beispiel folgt. Es kann auch zu diesem Zeitpunkt schwieriger sein, den Gebärmutterhals zu fühlen, da er sich höher in den Körper bewegt. Zu diesem Zeitpunkt fühlt sich der Gebärmutterhals weicher an, wie

Lippen, die geschürzt sind, und fühlt sich zentraler an, wobei das Os nur leicht geöffnet ist.

- **Nach dem Eisprung**: Der Östrogenspiegel sinkt und damit auch die Lage des Gebärmutterhalses. Daher fühlt sich die Struktur tief unten in der Vagina an, ist fest und das Os ist geschlossen.

Diese Veränderungen sind selbstverständlich nicht bei allen Frauen gleich.

14. VORTEILE EINER VAGINALEN GEBURT FÜR BABY UND MUTTER

Es gibt eine starke Korrelation zwischen der Darm-Mikrobiota von vaginal entbundenen Neugeborenen und den mikrobiellen Gemeinschaften der Vagina der Mutter.

Der Darm von Kindern, die durch vaginale Entbindung geboren werrden, wird zuerst von Bakterien der Vagina und des Darms ihrer Mutter besiedelt.

VORTEILE DER VAGINALEN GEBURT:

Das Baby erhält nützliche Bakterien.

- Das verringert das Risiko von Krankheiten (im Kindesalter oder später im Erwachsenenalter) wie: Fettleibigkeit, Allergien (Asthma, Heuschnupfen und Ekzeme), Gelenkentzündungen, Migräne, Kopfschmerzen, Zöliakie (Zöliakie ist die Allergie gegen Gluten und sie verzögert die Entwicklung des Kindes), neonataler Respiratorie-Morbidität, Bronchiolitis, Atemwegsinfektionen, Magen-Darm-Entzündung, Darmerkrankungen, Leukämie, Typ-1-Diabetes usw.
- Stärkung des Immunsystems

- Es ist weniger wahrscheinlich, dass die Mutter bei zukünftigen Schwangerschaften Komplikationen hat.
- Es ist weniger wahrscheinlich, dass die Mutter an nachfolgenden Fruchtbarkeitsproblemen leidet.
- Der Krankenhausaufenthalt wird kürzer und die Mutter-Genesungszeit wird schneller sein.

Kaiserschnitt kann der Gesundheit des Kindes schaden

Bei einem Kaiserschnitt fehlt die Übertragung der mütterlichen Bakterien. Die Darm-Mikrobiota von Kaiserschnitt-Neugeborenen weist einen geringeren mikrobiellen Reichtum und eine geringere Vielfalt von Bakterien auf und das kann langfristige Folgen für die Gesundheit von Kindern haben, wie Schwächung des Immunsystems, Fettleibigkeit, Allergien (Asthma, Heuschnupfen und Ekzeme), Neigung zu Gelenkentzündungen und Kopfschmerzen, Zöliakie (Zöliakie ist die Allergie gegen Gluten. Sie verzögert die Entwicklung des Kindes), neonataler Respiratorie-Morbidität, Bronchiolitis, Atemwegsinfektionen (respiratorische Synzytialvirus-Infektion), Kehlkopfentzündung (Laryngitis), Magen-Darm-Entzündung (Gastroenteritis), chronisch-entzündliche Darmerkrankung, Leukämie, ein hochmaligner embryonaler Tumor des Kindesalters (Neuroblastom), Arthritis, Augen- und Zahnprobleme, und Typ-1-Diabetes.

Das Stillen ist sehr wichtig für die Gesundheit des Kindes

Die Pflege der Darm-Mikrobiota der Mutter während des Stillens ist sehr wichtig, denn auch in der Muttermilch findet man Bakterien, die aus dem Darm kommen und somit spielt das Stillen eine sehr wichtige Rolle bei der Entwicklung der Darm-Mikrobiota des Babys.

Vertikale Übertragung von Mikrobiota

Die vaginale Entbindung ist mit der neugeborenen Darm-Mikrobiota verbunden, die auf eine mütterliche vaginale Quelle zurückzuführen ist (3, 52). Säuglinge, die durch vaginale Entbindung geboren werden, erwerben eine Darm-Mikrobiota, die der vaginalen Mikrobiota ihrer Mütter ähnelt. Die Analyse des Mekoniums von vaginal entbundenen Neugeborenen zeigt das Vorhandensein von Lactobacillus, Prevotella und Sneathia, ähnlich der vaginalen Mikrobiota der Mutter (52). Der Säuglingsdarm wird auch von Bifidobacterium longum, Bifidobacterium catenulatum (53) und anderen Anaerobiern wie Faecalibacterium, Roseburia, Staphylococcus, Streptococcus, Atopobium, Akkermansia, E. coli, Bacteroides, Prevotella, Methanobrevibacter, Peptostreptococcus, Veillonella usw. besiedelt (3, 15, 54, 55). Bifidobakterien, die zu den ersten Kolonisatoren des menschlichen Darms gehören, machen bis zu 90% der gesamten Dickdarm-Mikrobiota bei vaginal gestillten Säuglingen im ersten Lebensjahr aus (56). Es besteht eine starke Korrelation zwischen der Darm-Mikrobiota von vaginal entbundenen Neugeborenen und den mikrobiellen

Gemeinschaften der Vagina der Mutter (53). Dies wird durch die vertikale Übertragung der Mikrobiota von der Vagina der Mutter auf den Darm des Säuglings erreicht (54).

Im Gegensatz dazu weist die Darm-Mikrobiota von Kaiserschnitt--Neugeborenen einen geringeren mikrobiellen Reichtum und eine geringere Vielfalt auf (53, 57) mit unterrepräsentierten Escherichia-, Shigella-und Bacteroides-Arten (57). Die Mikrobiota wird jedoch von Staphylococcus, Corynebacterium, Propionibacterium spp. aus der Umwelt und der Mikrobiota der Mutterhaut dominiert (3, 52). Einige Kaiserschnitt-entbundene Säuglinge haben sogar nicht-mütterliche Hautmikroben gezeigt (58, 59). Analproben von Säuglingen, die vaginal und per Kaiserschnitt geboren abgegeben wurden, aber mit der vaginalen Mikrobiota ihrer Mutter abgetupft wurden, wurden mit Lactobacillus und Bacteroides angereichert. Auf der anderen Seite fehlten Kaiserschnitt-Neugeborenen, die nicht der vaginalen Mikrobiota ihrer Mutter ausgesetzt waren, diese Mikroben und sie beherbergten stattdessen hohe Mengen an Clostridium (60).

Da die vertikale Mutter-Kind-Übertragung von Mikrobiota für den Wirtsstoffwechsel und die Immunentwicklung wichtig ist, haben Säuglinge, die durch Kaiserschnitt geboren werden, ein erhöhtes Risiko für chronische Immunerkrankungen, einschließlich neonataler Respiratorie-Morbidität, Bronchiolitis, respiratorische Synzytialvirus-Infektion, Allergien (Asthma, Heuschnupfen und Ekzeme), Laryngitis, Gastroenteritis, IBD, Zöliakie, Leukämie, Neuroblastom, atopische Dermatitis, juvenile idiopathische Arthritis, Fettleibigkeit und Typ-1-Diabetes (61, 62). Dies ist in gewisser Weise auf eine verminderte Th1-Entwicklung und -Aktivität zurückzuführen, die zu einer verminderten Antikörper- und Zytokin-Produktion, verminderter Phagozytose und allergiebedingter Th2-Überaktivität führt. Abgesehen davon, dass die Vagina nicht durchquert wird, um ihre Mikrobiota zu erwerben, fehlt die arbeits-assoziierte Zytokin-vermittelte Entzündungsreaktion und Inaktivierung der Hypothalamus-Hypophysen-Nebennieren-Achse, was zu einem reduzierten Corticotropin-Releasing-Hormon und Cortisol führt, die für die Reifung von Organen einschließlich der Lunge, GIT und des Immunsystems notwendig sind (50, 63).

Teil B:

Vagina- und Uterus-Flora ganzheitlich und ganzzeitlich aufbauen, sanieren, heilen und regenerieren durch Ernährung und Lebensstil, ohne Medikamente

Gesunde Ernährung und eine gesunde Lebensweise ist der beste Weg, um sicherzustellen, dass deine Vagina in ihrem angenehm sauren Zustand und somit gesund bleibt. Eine gesunde Vagina hält Frauen allgemein gesund und schützt sie vor vielen Krankheiten.

Bestimmte Lebensmittel besitzen traditionelle Beweise, um bei Beschwerden und Infektionen in der Vagina verwendet zu werden, wie Vaginitis, insbesondere bakterielle Vaginitis. Die Verwendung von pflanzlichen Heilmitteln und Lebensmitteln bei infektiöser Vaginitis hat sich in vielen Traditionen als wirksam erwiesen. Frauen und Frauenprobleme gibt es nicht erst, seitdem es Schulmedizin gibt. Das bedeutet, dass es schon früher Lösungen gegeben hat, um Frauenprobleme zu beseitigen.

Eine gesunde Ernährung ist auch einer der Schlüssel, um nicht an vaginalen Infektionen zu leiden.

Zahlreiche Studien haben gezeigt, dass regelmäßiger Konsum von Zucker und Alkohol sowie Stresssituationen diese Art von Infektionen auslösen kann.

Vagina-Flora hier bedeutet vereinfacht: Lust-, Fortpflanzungs- und Sexual-Floren.

Idealerweise sollte der vaginale pH-Wert im Bereich von 3,5 – 4,5 liegen. Mit speziellen Messstreifen kannst du deinen pH-Wert jederzeit überprüfen. Auf diese Weise kannst du eine Einschätzung davon erhalten, ob du ein Infektionsrisiko hast.

1. Allgemeine Bedingungen für eine ganzheitliche und ganzzeitliche Therapie, die den Körper gesund hält und Lust- und Fortpflanzungs-Floren schützt, saniert, regeneriert und heilt

1.1 Worauf verzichten? Lebensmittel und Ernährungsstil, die den Körper krank machen und die Vagina-Flora

zerstören und Infektionen fördern

Du solltest auf folgende Lebensmittel als Ernährungsstil verzichten, das bedeutet, sie nicht als festen Bestandteil deiner täglichen Ernährung regelmäßig essen und vor allem nicht viel davon:

☹ **Zucker und Süßigkeiten**: Zucker ist der Fluch unserer Existenz, das schlimmste Lebensmittel überhaupt. Du musst darauf eine lange Zeit verzichten und ihn ersetzen. Dies wird ein harter Schritt für viele sein, weil die meisten Menschen nicht erkennen, dass Zucker zu fast allen industriell verarbeiteten Lebensmitteln hinzugefügt ist und süchtig macht. Sich davon zu trennen, wird bei manchen sehr schwierig sein, weil sie wie von Drogen davon süchtig geworden sind und sie wissen es nicht. Es ist zu notieren, dass der Verzehr von Lebensmitteln mit hohem Zuckergehalt den pH-Wert der Vagina verändern kann, was zu einem Überwachsen von Hefe und anderen infektions-verursachenden Organismen führt.

☹ **Weizen und Weißmehlprodukte** aller Art. Zucker, Milchprodukte und Mehlprodukte sind die Hauptverursacher von Entzündungen in unserem Körper, die es nahezu unmöglich machen werden, unnötige und schädliche Pfunde zu verlieren. Es handelt sich um Produkte wie Brötchen, Pizza, Croissants, Döner, Kuchen, Nudeln usw. und alle fertigen Lebensmittel, die Mehl enthalten, auch Soßen und Suppen in Tüten u.a.

☹ **Milch und Milchprodukte** wie Sahne, Butter, Käse, Quark sollten in den ersten Wochen ganz vermieden werden. Danach geht es hier um die Vermeidung eines übermäßigen Verzehrs von Milchprodukten. Gelegentlich in bisschen davon stört die Gesundheit ganz sicher nicht.

☹ **Verarbeitete Fleischprodukte** wie Wurt, Salami usw.

☹ **Fertiggerichte** und verarbeitete Speisen: Sie enthalten zu viele Chemikalien, welche die Fettverbrennung praktisch unmöglich machen

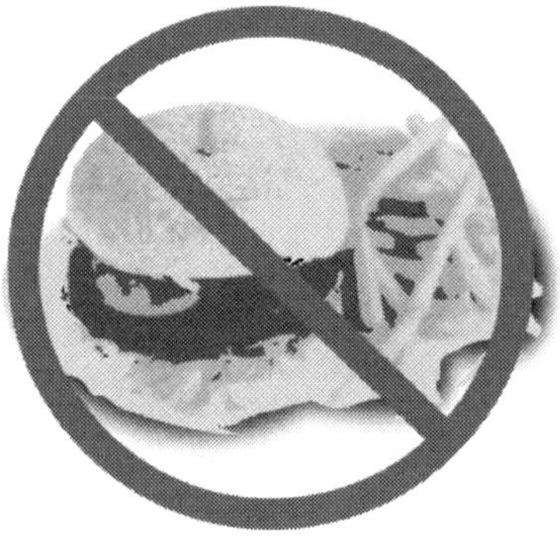

☹ **Fast Food** Fertigessen, Fastfood (Mc Donald, Hamburger, KFC, China Food, auch wenn darin ein Paar Gemüse zu sehen sind, Döner, usw.)

☹ **zuckerreiche Nahrung**

☹ **fades Essen**

☹ alle **fettarmen Produkte** und *Light*-Nahrungsmittel

☹ **kaltes Essen**

☹ **fettfreies Essen** (pflanzliches Fett)

☹ **Transfette**. Sie finden sich in Produkten wie Backwaren: Croissants, Kuchen, Kekse, Donuts. Cremige Brotaufstriche wie Nutella.
Fast Food: Pommes Frittes, Pizza, Burger.
Fertiggerichte: Trockensuppen, Panaden auf tiefgefrorenen

Hähnchen- und Fischfilets.
Süßwaren und Snacks: Kartoffelchips, Popcorn, Cracker Müsliriegel.
Natürlicher vorkommend in Milch und Milchprodukten

☹ **Müsli**

☹ **Alkohol**

☹ **Fruchtsäfte** nur ab und zu trinken, wenn es wirklich sein muss. Sonst gänzlich darauf verzichten. Obst und Früchte sind in maßvoller Weise gesund, aber nicht unbedingt ihre Säfte, die auch dazu weniger Ballaststoffe enthalten als die Früchte selbst. Sie können schnell den Blutzuckerspiegel erhöhen und fett machen.

☹ **Gesüßte Getränke** und **kohlensäurehaltige Getränke** wie Cola, Fanta, Energy Drink, ACE-getränke, Eistee

☹ **Plastik-Lebensmittel** (alle Lebensmittel, die in Plastiktüten verpackt sind wie Salat. Sie enthalten mehr Plastik als Nährstoffe)

☹ **salzige Produkte** wie salzige geröstete Erdnüsse usw.

Ab und zu diese Lebensmittel verzehren, ist nicht schlimm. Aber wenn wir sie als tägliche regelmäßige Lebensmittel essen, wirken sie wie Gift für den Körper. Sie zerstören alle Floren des Körpers, töten die gute Bakterien ab und lassen die schlechten krankmachenden Bakterien die Oberhand gewinnen. Sie schwächen das Immunsystem, destabilisieren den Hormonhaushalt, ziehen Nährstoffe aus dem Körper, oxidieren den

Körper, verlangsam den Stoffwechsel, verursachen die Bildung von freien Radikalen, Entzündungen und Infektionen, und sind Ursache von Krankheiten wie Krebs, Diabetes, Herzkrankheiten, Demenz usw.

1.2 Gesunder Darm und gesunde Darmflora: Erste Voraussetzung für erfolgreiche Krankheitsvorbeugung und gesunde Vagina-Flora - die Darmreinigung

Jegliche Regeneration und Entgiftung und Heilung beginnt im Darm. Das bedeutet über die Ernährung. Genauso wie das Abnehmen. Diese Erkenntnis hat eine zentrale Bedeutung in der afrikanischen Medizin. Unser Darm ist von Bakterien, Archaeen und Eukaryoten besiedelt und die Nahrung hat einen großen Einfluss auf diese Besiedlung. Welche Baktcrien in welcher Menge den Darm besiedeln, hängt von unserem Alter und unserer Ernährung ab. Stimmt ihre Zusammensetzung nicht und verliert der Darm sein Gleichgewicht, dann werden unsere Abwehrkräfte geschwächt und die Folge ist, dass wir nicht mehr genügend Vitalstoffe aus der Nahrung aufnehmen können und die Verdauung nicht mehr gut funktioniert. Dadurch wird der Darm zum Krankheitsherd für die Vagina-Flora, auch, da sie mit dem Darm verbunden ist. An der Darm-Flora kann man sogar erkennen, ob ein Kind gestillt wurde oder die Flasche bekommen hat.

Um gesund zu sein und zu bleiben, ist eine gesunde Flora und Darmschleimhaut erforderlich.

Ist der Darm nicht in Ordnung, ist kaum Heilung durch Lebensmittel oder natürliche Heilmittel möglich, denn im Darm findet die Aufspaltung, Verarbeitung und Aufnahme von Nährstoffen statt und von dort werden sie dann im ganzen Körper verteilt.

Viele Krankheiten wie Allergien, Rheuma, chronische Entzündungen, sogar Krebs, Diabetes, Kopfschmerzen, Müdigkeit, Akne, Migräne, Bauchschmerzen und Übergewicht können mit einem gesunden Darm schon vermieden bzw. erfolgreich bekämpft werden.

Glücklicherweise geht eine Darmreinigung, -stabilisierung und -stärkung ganz einfach und man braucht dafür weder Ärzt:innen, Heilpraktiker:innen oder sonstige Therapeut:innen.

Eine Darmreinigung ist wie ein Hausputz für den Körper. In Afrika findet die Darmreinigung schon im Baby-Alter statt. Regelmäßig werden Kinder entschlackt, um den Darm zu reinigen und ihn dann mit gezielten Lebensmitteln wieder neu aufzubauen, zu stärken und zu stabilisieren.

Um den Darm ganz einfach zu reinigen, ist die Entleerung auf natürliche Weise eine sehr gute Methode. Dafür reicht schon ein gutes pflanzliches Öl, das man sehr früh, gegen 5-6 Uhr morgens, zu sich nimmt, ohne vorher etwas anderes gegessen zu haben. Und dann fastet man ca. 6 bis 10 Stunden. Höchstens Wasser darf getrunken werden. Am besten nimmt man aber nichts zu sich. Nach einigen Stunden wird alles aus dem Darm und Magen abgeführt. Es ist so, als ob man Durchfall hätte. Das ist auch eine sehr gute Methode, um Würmer aus dem Darm zu entfernen. Sie kommen noch lebendig raus aus dem „Bauch“.

Die Darmreinigung entfernt Parasiten, Pilze, Gifte und ermöglicht dann, dass die guten Bakterien entstehen, die für die Verdauung und Verarbeitung von Lebensmitteln und für den Transport von Nährstoffen und Vitaminen durch den ganzen Körper zuständig sind.

Difo-Sauce

Die ultimative Sauce für die Säuberung, den Schutz und die Regeneration des Darms und der Vagina-Flora.

DIFO - DANTSE IMMUN FORTE
Life & health protect energy sauce

Geheimrezept: Kur-Sauce nur auf Bestellung

Drei Esslöffel am Tag schützen dich vor Krankheiten, stärken dein Immunsystem und deine Psyche, sanieren und schützen deine Darm- und Vagina-Flora, erhöhen dein tägliches Glücksgefühl und vor allem - schmecken fantastisch.

https://indayi.de/difo-dantse-immun-forte/ oder www.mycoacher.jimdo.com

Therapeutische Sauce DIFO: Die Mischung aus vier 4 Wunder-Gewürzen, die leckerste Variante den Darm zu reinigen, zu sanieren und zu stärken.

Vier Gewürze, die die Darmflora super reinigen und sie regenerieren:

☺ Ingwer

☺ Zwiebel

☺ Knoblauch

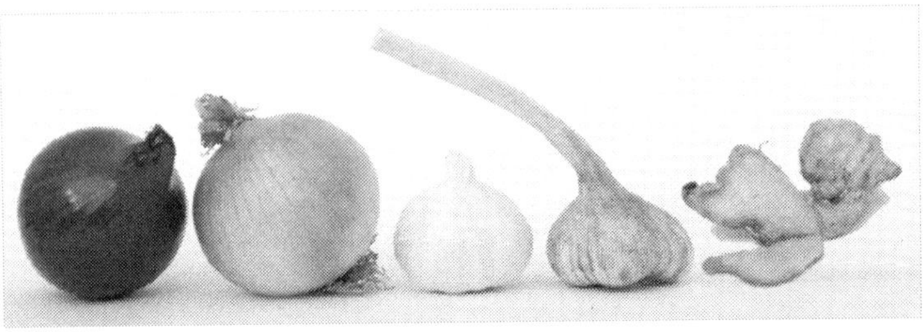

☺ Habanero Chilischoten, besonders die frischen, runden Schoten. Sie sind grün, gelb oder rot. Sie enthalten einen Wirkstoff namens Capsaicin. Dieser schützt den Magen viel besser als viele Medikamente. In Afrika wird Chili benutzt, um die kranke Darmflora zu behandeln und dies ganz einfach, indem man scharf kocht oder die Blätter der Pflanzen zu Tee macht und trinkt.

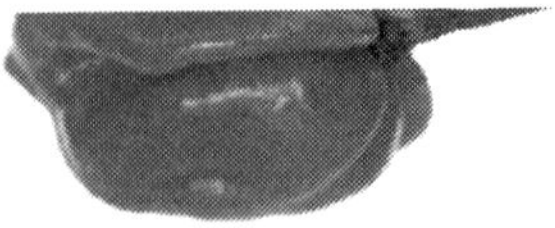

Würde man bei der Essenzubereitung öfter diese vier Lebensmittel benutzen, am besten zusammen, bräuchte man kaum noch etwas anderes tun, es würde völlig ausreichen.

Öl-Fasten

Bei dieser Fastenvariante löst das Öl auch alte Stoffwechselabbauprodukte. Das kann man alle acht Wochen wiederholen. Ist der Darm schon sehr krank, sollte man nach dieser Öl-Kur dann die Kräuter-Tee-Kur machen und gleichzeitig die leckere Therapie-Sauce zu den Mahlzeiten benutzen. Nicht einmal eine Woche dauert es, und dann ist der Darm wieder saniert.

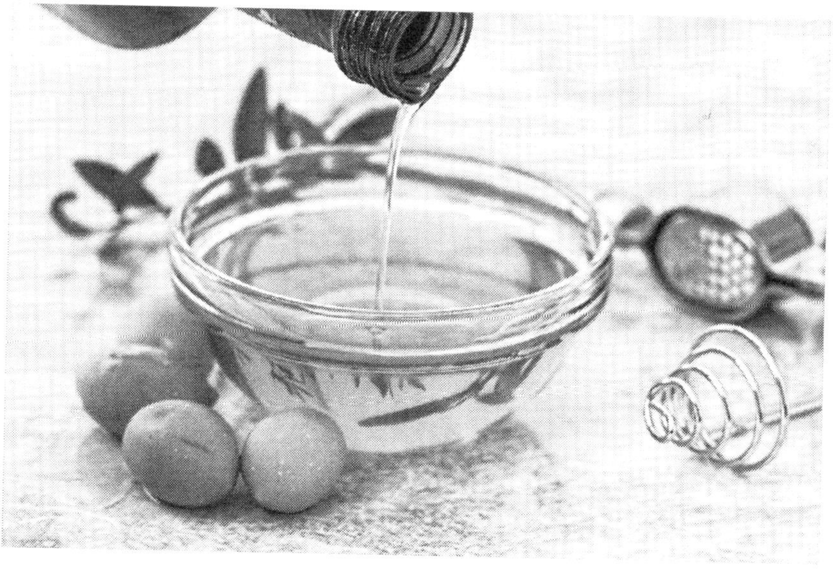

Man kann den Darm nur durch eine gute Ernährung mit genügend Öl, gesundem Fleisch, viel frischen Kräutern und Gewürzen, basischen und vor allem bitteren Lebensmitteln und in normalem

Maße (nicht übertreiben) und Obst gleichzeitig reinigen, stabilisieren, stärken und heilen:

☺ Öl: Palmöl, Olivenöl, Erdnussöl, Kokosöl

☺ Basische Lebensmittel: Kochbanane, Yams, Lauch, Kürbis

☺ Bittere Lebensmittel, am besten bitteres Gemüse wie Rosenkohl, Brokkoli, Chicorée, Artischocken, Schwarzwurzeln, Grünkohl usw.

☺ Power Küchen-Kräuter und Gewürzen

Mit Kräutern

Mit Kräutern (meist basisch) kann man seinen Darm sehr gut reinigen und heilen. In meiner Herkunftsheimat gibt es eine Sauce mit über 20 Gewürzen, die man so trinken kann oder mit Maisbrei zusammen isst. Diese Sauce (Nkui) wäscht den Bauch regelrecht und beseitigt Darmschleimhautentzündungen.

Kräuter bekämpfen Krankheitserreger im Darm, Darminfektionen, Darmkrämpfe, Durchfall. Sie stärken die Immunabwehr des Darms und regenerieren ihn, regen die Säurebildung an.

Es handelt sich zum Beispiel um

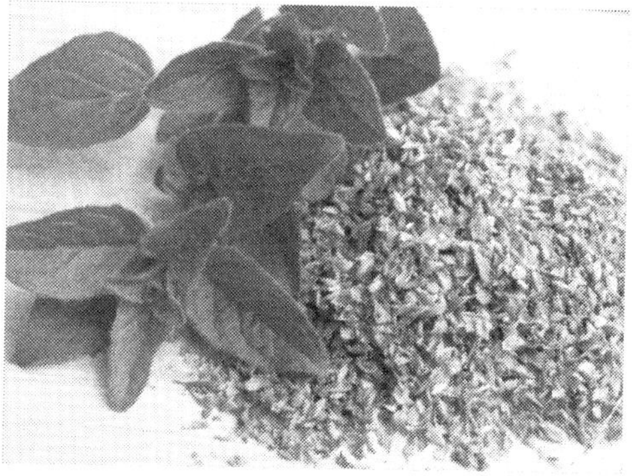

- ☺ Basilikum
- ☺ Enzian
- ☺ Oregano
- ☺ Anis
- ☺ Sellerie
- ☺ Dill
- ☺ Kapuzinerkresse
- ☺ Bärlauch
- ☺ Kurkuma

Ballaststoffe

Ballaststoffe sind für den Darm sehr wichtig. Ballaststoffe reinigen nicht nur den Darm, sondern machen ihn gesund. Wenn du zu den Kräutern regelmäßig gute und gesunde Ballaststoffe isst, wird dein Darm gesund bleiben. Das ist auch der Grund, warum Menschen in Afrika selten Magen- oder Darmkrebs, Magenentzündungen und solch epidemischen Mageninfektionen haben, wie ich sie hier in Europa kennengelernt habe.

Tee-Kuren: Tees aus Gewürzen, Kräutern und bitterem Gemüse

Zubereitung für alle Rezepte: Alle Zutaten frisch mit viel Wasser pürieren. Ca. 6 Stunden ziehen lassen und trinken. Den Rest der Kräuter weiter im Wasser belassen, damit sie noch weiterziehen. Am nächsten Tag dann die Flüssigkeit in eine Flasche gießen und abwechselnd mit anderen Tees trinken. Jeden Tag immer ein Glas trinken, am besten morgens vor dem Frühstück. Es wird empfohlen, einen Löffel Öl beizumischen. Das hilft dem Körper, die Wirkstoffe noch besser aufzunehmen.

Bittere-Gemüse-Tee-Kur
Artischocke, frische Pfefferminze, Rosenkohl, Chicorée, Brokkoli.

Bittere-Kräuter-Tee-Kur
Du kannst alle oben aufgelisteten Kräuter nehmen, weitere wichtige Bitterstoffkräuter der heimischen Flora sind: Liebstöckel (auch als Maggikraut bekannt), Lorbeerblätter, Kerbel, Majoran, Rosmarin und Estragon.

Gewürz-Tee-Kur
Ingwer, Zwiebel, Knoblauch und Chili (ist besser, muss aber nicht sein) pürieren. Mit Wasser mischen und stundenlang ziehen lassen. Danach filtern, 3-4 Mal in der Woche ein Glas am Tag trinken. Das saniert den Darm vollständig.

Viele Gemüse

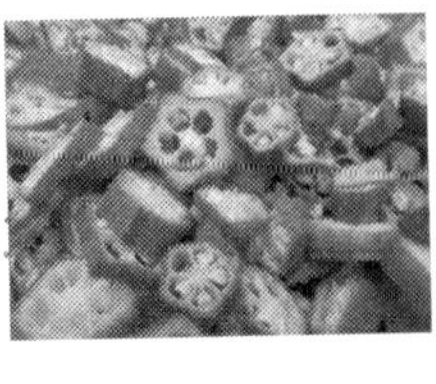

Viele Gemüse aus den Tropen sind extrem wirksam für die Darmsanierung, zum Beispiel Okra oder Moringa (mehr darüber in Kapitel B 2.9). Okra ist eines der besten Gemüse für den Darm. Jeder Mensch sollte mindestens 2-mal im Monat genügend Okra essen und er wird merken, wie seine Verdauung sehr erleichtert und verbessert wird.

Mit Probiotika

Mit Probiotika kann man dieses Ergebnis auch erfolgreich erreichen. Probiotische Milchsäurebakterien sind beispielsweise in Sauerkraut enthalten.

Erde: Einfach normale Erde (am bestens rot-braune oder dunklere Erde) regelmäßig essen, das saniert den Darm und bekämpft viele Krankheiten.

Mehrmals im Monat **Holzkohle** zu Pulver verreiben, mit Wasser mischen und etwas davon trinken. Am besten nimmt man direkt die Asche. Achtung, es sollte sich um gesundes Naturholz handeln, das nicht vorher chemisch präpariert wurde!

Weitere Beispiele therapeutischer Lebensmittel gegen Darmerkrankungen:

☺ Sauerkraut

☺ Bestimmte Obstsorten wie Apfel (Braeburn), Heidelbeeren, Brombeeren, Grüne Mango, Banane, Papaya, Ananas, Guaven (sie haben eine desinfizierende Wirkung). Bio-Mangos mit Haut essen ist ein toller Darmreiniger und -sanierer zugleich. Unbedingt zu empfehlen! Willst du die Haut nicht essen, dann kannst du daraus Tee machen und trinken.

☺ Vitamin C über Sanddornsaft

☺ natürliche „Antibiotika", wie kaltgeschleuderter Bienenhonig, lindern Entzündungen im Darm

☺ Tees wie Pfefferminze, Kamille, Ingwer

☺ Sehr wirksam: Tee mit Ingwer in vielen Variationen

☺ Afrikanische Kohlenhydrate (siehe Kapitel B 2.7.2)

☺ Pflanzliche Öle (Olivenöl, Palmöl, Kokosöl) sind sehr wichtig bei der Wiederherstellung einer gesunden Darmflora

In meinen Darm-Bücher-Serien Am Anfang war der Darm ISBN ISBN-13: 978-3-947003-12-9 erfährst du detailliert, wie du deine Darmflora pflegen kannst.
Das Buch „**Heil dich selbst, sonst heilt dich keiner**"
(**ISBN 978-3-946551-60-7**) kann dir ebenfalls helfen.

PS: Mit Fasten

Mit Fasten kann man seine Darmflora ebenfalls bereinigen. Regelmäßige Fastentherapien wirken nach meiner eigenen Erfahrung meist besser als Medikamente.

1.2.1 Bis zu 90% des Immunsystems befindet sich im Darm. Ein starkes Immunsystem bekämpft Infektionen

Ein starkes Immunsystem bedeutet eine starke Vagina. Ein Rückgang der Immunität oder der Kontakt mit anderen Mikroorganismen kann das Gleichgewicht der Vagina-Flora durcheinanderbringen und Infektionen und Beschwerden für die Frau verursachen.

Ein starkes Immunsystem fördert eine intakte Vagina-Flora. Ein intaktes Immunsystem verhindert Infektionen und damit ein Ungleichgewicht der Scheiden-Flora, denn es kann potenzielle Erreger abwehren.

Heute wissen wir, dass sich große Teile des Immunsystems, wie Billionen nützlicher Bakterien, in unserem Darm aber auch in unserer Vagina befinden. Der Darm und der gesamte

Verdauungstrakt (vom Mund bis zur Darm-Flora) ist das größte Kompartiment des Immunsystems. Es ist ständig Antigenen und immun-modulatorischen Wirkstoffen aus der Nahrung und der Mikrobiota ausgesetzt. Er ist der Haupteingang für viele Krankheitserreger. Die Darmmikroben bilden die Grundlage unseres Immunsystems.

Forscher:innen haben herausgefunden, dass unser Darm weitaus wichtigere Aufgaben meistert, als bloß Nahrung zu verdauen. Das bisher kaum beachtete und unterschätzte Organ hat in den letzten Jahren an Relevanz gewonnen. Das Immunsystem arbeitet mit dem Verdauungstrakt zusammen, um uns vor Infektion zu schützen.

Wir wissen heute, dass sich bis zu 90% Prozent aller Zellen, die Antikörper produzieren, in der Darm- und Vagina-Schleimhaut befinden. Um ihre Aufgabe gut leisten zu können, brauchen sie eine intakte Darm- und Vagina-Flora, also Billionen gut funktionierender und nützlicher Bakterien. Sie werden von uns mit Nahrung, Wärme und Feuchtigkeit versorgt und diese sorgen im Gegenzug dafür, dass Krankheitserreger wie Bakterien, Viren und Pilze kaum mehr Platz haben. Des Weiteren bauen sie Ballaststoffe ab und stellen Vitamine her, die unverzichtbar für unseren Körper sind. Aus dem Grund ist ein gesunder Darm unerlässlich für ein gut funktionierendes Immunsystem. Ist unser Darm dagegen krank, funktioniert auch unser Immunsystem nicht mehr richtig, es wird defekt. Falsche und schlechte Lebensmittel wirken sich negativ auf die Bakterien im Darm aus. Die Menschen werden anfälliger für eine Reihe von Krankheiten.

Abgesehen von schwerwiegenden Erkrankungen, wie Autoimmunerkrankungen, bekämpft ein starkes Immunsystem Erkältungen, Grippe und anderen Antigen-Erkrankungen.

Eine gute Darmgesundheit spielt eine große und positive Rolle bei der Immunität des Körpers gegen Infektionen. Die Darmbakterien stimulieren das Immunsystem. Das Coronavirus kann auch über das Verdauungssystem verbreitet werden und somit zeigt sich, warum ein gesunder Darm das Virus bekämpfen kann.

Bis zu 90% des Immunsystems befindet sich im Darm

Um gesund zu sein und zu bleiben und ein starkes Immunsystem zu haben, ist eine gesunde Flora und Darmschleimhaut erforderlich.

Ist der Darm nicht in Ordnung, ist kaum Heilung durch Lebensmittel oder natürliche Heilmittel möglich.

Viele Krankheiten, wie Infektionen, Allergien, Rheuma, chronische Entzündungen, sogar Krebs, Diabetes, Kopfschmerzen, Müdigkeit, Akne, Migräne, Bauchschmerzen, Übergewicht, können mit einem gesunden Darm schon vermieden bzw. erfolgreich bekämpft werden.

Viren und Bakterien greifen den Darm an

Zudem weisen Studien darauf hin, dass im Kot von Patient:innen nicht wenige Mengen an Erregern gefunden wurden, die also die Darmpassage passiert haben. Der Magen-Darm-Trakt übernimmt durch die Funktion der Magensäure eine Abtötungs- und Ausscheidungsfunktion von Viren aus dem Körper.

Wie mache ich meinen Darm gesund?

Hierzu kannst Du viele hilfreiche Tipps in unseren Büchern nachlesen

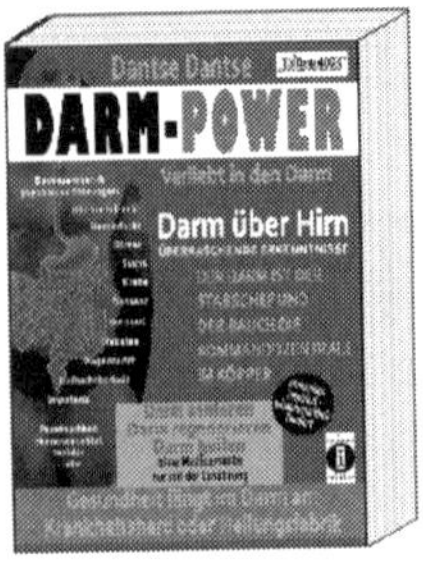

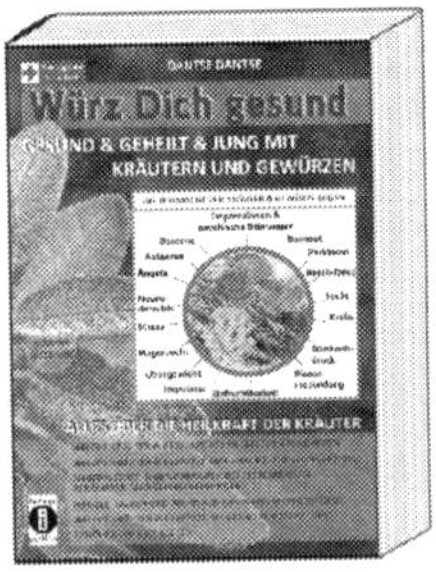

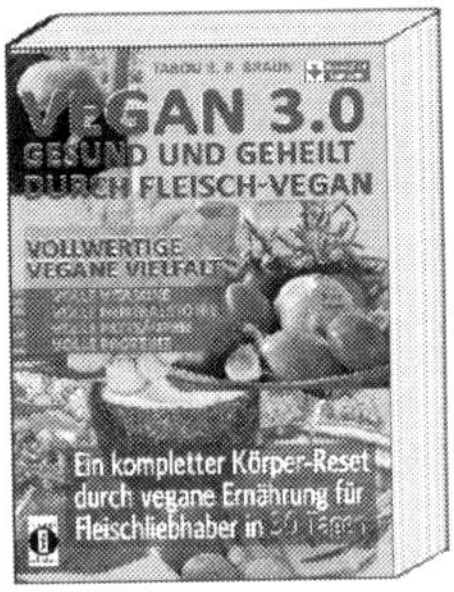

DARM-POWER ISBN | WÜRZ DICH GESUND | VEGAN 3.0 ISBN

978-3-947003-72-3 | 978-3-947003-87-7 | 978-3-947003-94-5

1.3 Gesunde Leber und Nieren

Die Leber ist ein Mitglied des Immunsystems mit Immunzellen, die sich größtenteils in einem aktivierten Zustand befinden. Die Leber baut abgestorbene oder sterbende Zellen im Körper ab und leistet somit einen wertvollen Beitrag für die Gesundheit. Die Fresszellen namens Phagozyten, die Immunzellen der Leber, sind dafür zuständig.

Leber und Nieren gesund halten ist sehr wichtig, wenn man gesund sein und bleiben will. Sie sind wichtige und fleißige Organe im Körper. Sie erfüllen zahlreiche Funktionen wie die Ausscheidung von Abfällen, den Stoffwechsel vieler Substanzen, die hormonelle Regulation und die richtige Verdauung sowie die richtige Koagulation.

Die Leber ist das Organ unter der Lunge, das wie ein Filter für das Blut wirkt und es ist das einzige innere Organ, das nachwachsen kann. Die Leber wandelt Nährstoffe in Energie um, bildet Proteine und speichert Glykogen, Kohlenhydrate, Vitaminen und Mineralien. Weitere Grundfunktionen der Leben sind:

- Galleproduktion
- Ausscheidung von Bilirubin (ein gelbes Abbauprodukt des Häm-Anteils des roten Blutfarbstoffes Hämoglobin und damit ein Gallenfarbstoff)
- Ausscheidung von Cholesterin, Hormonen, Medikamenten und anderen Giften
- Stoffwechsel von Fetten, Proteinen und Kohlenhydraten
- Enzymaktivierung
- Synthese von Plasmaproteinen wie Albumin und Gerinnungsfaktoren
- Blutentgiftung und Reinigung.

So entgiftest du deine Leber

Einige Lebensmittel helfen dabei, die Leber zu entgiften:

Knoblauch, Zwiebel, Ingwer, Chilischoten
Diese Gewürze, wenn regelmäßig im Essen oder in Suppen mitgekocht oder als Tee mitgetrunken, entgiften die Leber und halten sie gesund.

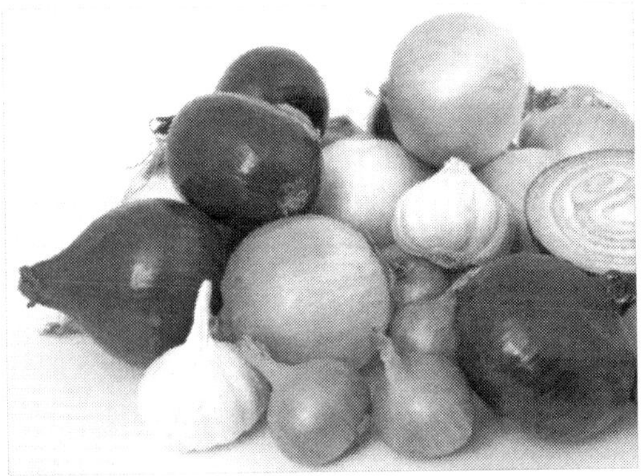

Vollkornprodukte und afrikanische Kohlenhydrate
Wegen den enthaltenen Ballaststoffen und weil sie den Fettstoffwechsel anregen.

Lebensmittel, die Vitamin B enthalten:

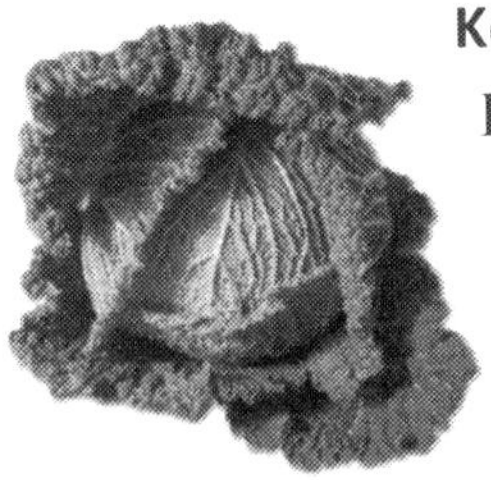

Kohlgemüse
Blumenkohl, Kohl, Brokkoli, Rosenkohl, Grünkohl, Kohlrabi, etc. Sie sind sehr geeignet für die Entgiftung der Leber.

Äpfel

Sie enthalten viel Pektin und weitere chemische Stoffe, die dem Körper helfen, Giftstoffe im Verdauungstrakt zu eliminieren.

Nüsse und Hülsenfrüchte

Sie sind sehr nützliche Lebensmittel für die Entgiftung der Leber und helfen dem Körper, die unerwünschten Giftstoffe zu vertreiben.

Trauben

Rote Trauben aktivieren die Produktion der Gallenflüssigkeit und das Filtersystem der Leberfunktion.

Auberginen

Sie aktivieren die Funktion der Gallenblase.

Tropische Früchte

Wie Ananas, Papaya, Mangos. Sie reinigen die Leber und den Darm.

Grüner Tee, Ingwertee

Enthalten viele Antioxidantien, die gut für die Leber sind.

Öl

hilft dem Körper und der Leber Gift auszuscheiden. Sehr gut geeignete Öle sind Palmöl, Olivenöl, Kokosöl.

Beeren

Erdbeeren, Himbeeren, Brombeeren und Heidelbeeren.

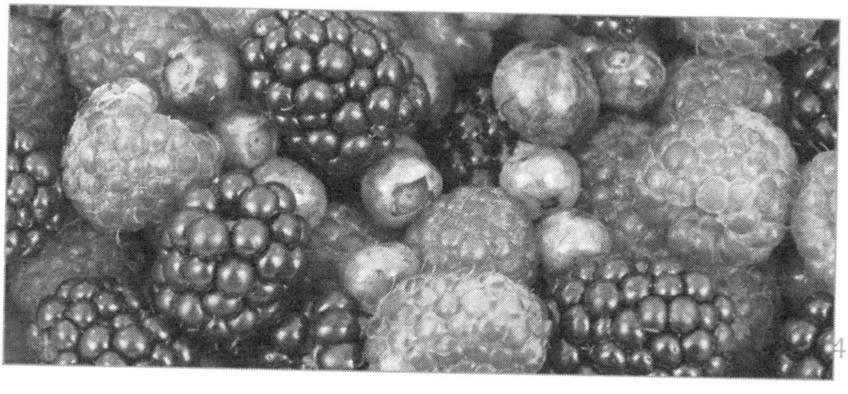

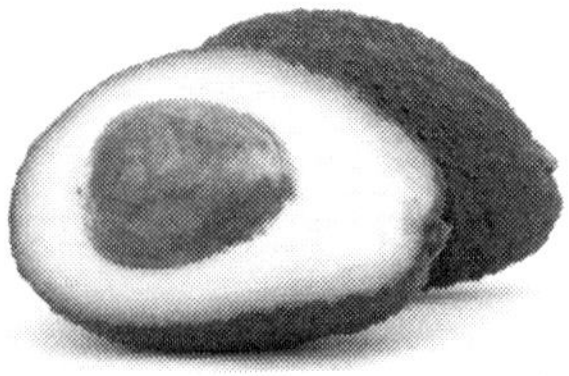

Avocado
schützt die Leber, wenn es im Körper eine toxische Überlastung gibt.

Grünes Gemüse
hat eine leberschützende Funktion und ist außergewöhnlich, weil es Dank des Chlorophylls Giftstoffe aus dem Blut absorbieren kann.

Endiviensalat
enthält eine Substanz mit bitterem Geschmack, die hilft, die Blase natürlich zu entleeren.

Lebensmittel, die reich an Flavonoiden und Beta-Carotin sind, wie Karotten zum Beispiel. Sie stimulieren die Leberfunktion.

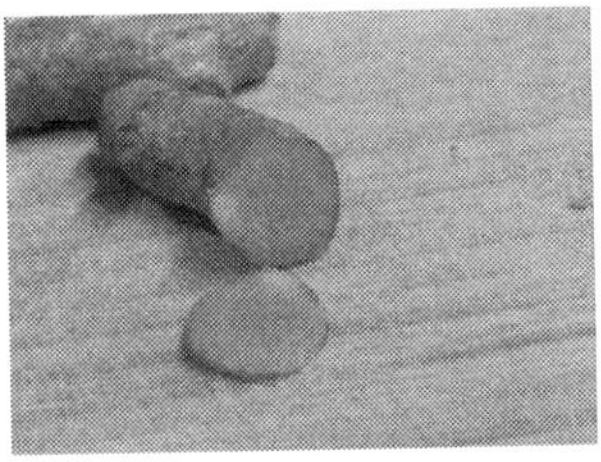

Kurkuma
hat antiseptische Eigenschaften und ist ein ausgezeichnetes Mittel, das die Entgiftungsprozesse der Leber unterstützt.

Vermeide den vermehrten Konsum von isolierten Kohlenhydraten, wie Zucker, von Salz und von Transfetten.

Das Immunsystem und die Nieren sind eng miteinander verbunden

Ein gestörtes Immunsystem kann entweder direkte oder indirekte Niereneffekte haben. Mehr als fünfundneunzig Prozent der Nierenerkrankungen werden durch Immunerkrankungen verursacht, während Nierenerkrankungen wiederum das Immunsystem beeinträchtigen können.

Die Nieren sind auch Filter. Einige Medikamente werden mehr von den Nieren als von der Leber gefiltert. Die Nieren halten das Blutvolumen aufrecht, damit das Blut zu den lebenswichtigen Organen fließt. Sie regulieren den Mineralgehalt im Blutkreislauf. Andere Grundfunktionen der Nieren sind:

- Regulation des extrazellulären Flüssigkeitsvolumens
- Regulation der Osmolarität oder osmotischen Konzentration
- Regulierung der Ionenkonzentrationen
- Regulierung des pH
- Ausscheidung von Abfällen und Toxinen
- Produktion von Hormonen.

Durch das Reinigen der Leber und Nieren steigt deren Stoffwechsel-Leistung an. Du verarbeitest Fett besser und schneller, du hast mehr Energie und bist aktiver.

Menschen mit kranken Nieren verlieren viele Proteine. Proteine sind aber wichtige Stoffe für unsere Immunität, denn einige wichtige Immunsubstanzen wie Enzyme, Antikörper usw. bestehen hauptsächlich aus Proteinen. Der vermehrte Verlust von Proteinen kann dazu führen, dass das Immunsystem geschwächt wird.

Beschädigte Niere können dazu führen, dass sich viele Toxine und Abfälle im Blut ansammeln und sich überall in unserem Körper verbreiten und einlagern. Viele von ihnen sind schädlich für die Organe und Gewebe unseres Körpers und können unsere Immunität schädigen. Zum Beispiel das Knochenmark, ein Hauptorgan unseres Immunsystems, kann durch Toxine zu stark beeinträchtigt werden, um seine Funktion zur Produktion von Zellen noch gut ausführen zu können.

1.4 Ein guter und gesunder Stoffwechsel

Was in dich hineingeht, wird verarbeitet und umgewandelt, ein Teil wird ausgeschieden und ein anderer Teil wird durch das Blut in den ganzen Körper transportiert und verteilt, damit alle Organe versorgt werden. Diesen Prozess nennt man den Stoffwechsel. Der Stoffwechsel bestimmt, wie Fett, Zucker usw. aufgenommen, umgewandelt und verbrannt werden. Nun siehst du, warum er für den Körper so wichtig ist.

Ein guter und gesunder Stoffwechsel ist essenziell, damit das Immunsystem stark ist und du gesund bleibst. Durch Ernährung und Sport kannst du deinen Stoffwechsel am besten ankurbeln.

Es gibt eine empfindliche Verbindung zwischen unserem Stoffwechsel und dem Immunsystem und der Immunantwort unseres Körpers. Diese hat entscheidende Auswirkungen auf eine Reihe chronischer Krankheiten wie Fettleibigkeit, Diabetes und Herz-Kreislauf-Erkrankungen, Krebs, Infektionen, Entzündungen

„Die Art und Weise, wie unser Körper Energie reguliert und verwaltet - unser Stoffwechsel - und die Fähigkeit unseres Körpers, sich gegen Krankheitserreger - die Immunantwort - zu verteidigen, sind eng miteinander verbunden, da eine starke Immunantwort auf Energie beruht“, schreibt Hotamisligil, Professor für Genetik und Stoffwechsel. Ein Ungleichgewicht in dieser Beziehung erhöht das Risiko für chronische Stoffwechselerkrankungen wie Diabetes mellitus, Gicht und Hashimoto, die wiederum das Immunsystem schwächen.

Einige Stoffe, die für die Anregungen des Stoffwechsels sehr wichtig sind:

☺ L-Carnitin (besonders in Fleisch)

☺ Magnesium

☺ Vitamin D (durch die Sonne)

☺ Omega-3-Fettsäuren (ungesättigte Fettsäuren)

☺ Capsaicin (aus Chilischoten) gilt als anregender Stoff für den Stoffwechsel

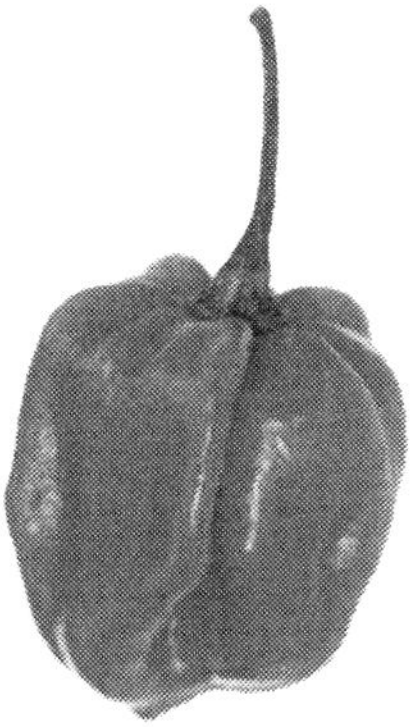

☺ Das Coenzym Q10

Das Coenzym Q10 hat eine große Bedeutung für die Energiegewinnung in den Zellen. Es aktiviert das Immunsystem, stärkt das Herz, die Leber, die Nieren, die Nerven und Muskeln und steigert die Fettverbrennung.

Der Organismus kann Q10 auch selbst herstellen, aber nur wenn genügend Folsäure und andere B-Vitamine vorhanden sind. Das Problem ist, dass durch die westliche Ernährungsart diese Stoffe im Körper Mangelware sind.

Q10 findet man in

☺ Fleisch (viel in Leber oder Niere)

☺ Fisch (Sardinen, Makrelen, Lachs usw.)

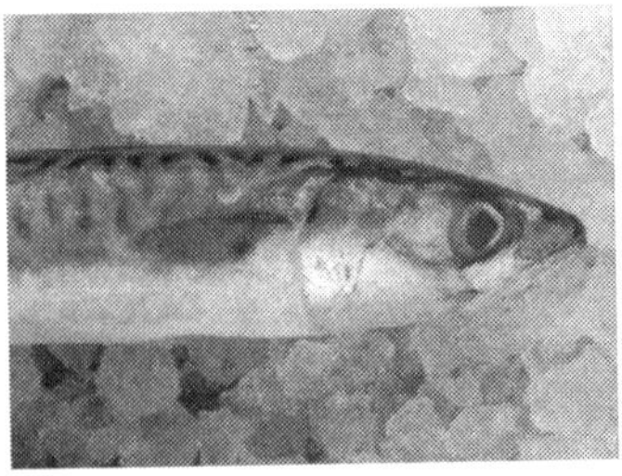

☺ Nüssen

☺ Hülsenfrüchten

☺ Sonnenblumenkernen

☺ Pflanzenölen

☺ Pflanzlichen Lebensmitteln (Kohl, Zwiebeln, Ingwer, Knoblauch, Spinat, Grünkohl, Kartoffeln, Spinat, Rosenkohl, Brokkoli usw.)

Alle Lebensmittel, auch Getränke, die in diesem Buch aufgelistet sind, sind wichtig, denn sie regen automatisch deinen Stoffwechsel an. Wenn du diese regelmäßig zu dir nimmst und dich bewegst, wirst du kein Problem mit deinem Stoffwechsel haben.

Meide Fertigprodukte und Fast Food sowie gesüßte Getränke und Limo, wie Cola.

1.5 Ausgeglichener Hormonhaushalt

Viele Menschen wissen nicht, welche Rolle ihre Hormone für die Stärke ihres Immunsystems spielen. Ein starkes Immunsystem erfordert einen ausgeglichenen Hormonspiegel. Das Gleichgewicht der Hormone ist von entscheidender Bedeutung, wenn du voller Gesundheit sein willst.

Viele Menschen sind heute krank oder können nicht gesund werden, weil ihr Hormonhaushalt aus der Balance geraten ist. Ein winziges Ungleichgewicht kann eine Reihe von Systemen und Funktionen (zer)stören.

Unsere Hormone sind vielleicht am Wichtigsten, damit wir gut funktionieren können. Sie kontrollieren fast alles, was unser Körper tut. Sie helfen dabei, jeden physiologischen Prozess im Körper, inklusiv Wachstum, Stoffwechsel, Gefühlsystem, Immunsystem, Menstruationszyklus und Fortpflanzung zu kontrollieren. Ein guter Hormonhaushalt ist entscheidend für die ordnungsgemäße Funktion des Körpers. Hormone wirken als Botenstoffe. Sie sind die chemischen Botenstoffe des Körpers. Nachdem sie sich von ihren jeweiligen Drüsen in den Blutkreislauf abgesondert haben, reisen sie zu verschiedenen Körperteilen, um Anweisungen zu erteilen und zu transportieren. Je ausgeglichener dein Hormonspiegel ist, desto besser funktioniert dein Körper, dein Geist und deine Emotionen. Die Aufrechterhaltung eines gesunden hormonellen Gleichgewichts ist für dein Leben enorm wichtig. Ein ausgeglichener Hormonhaushalt ermöglicht es dem Körper, mit höchster Effizienz zu arbeiten und schützt ihn auch.

- Hormone regulieren die meisten unserer physiologischen und psychologischen Funktionen und sorgen dafür, dass der Körper reibungslos läuft.
- Sie kontrollieren auf physiologischer Ebene viel von dem, was wir fühlen.
- Jede Drüse produziert Hormone, die eine bestimmte Funktion erfüllen. Hormone steuern über das endokrine System Verhalten, Entwicklung, Fortpflanzung und im Grunde - alles.
- Sie helfen bei der Bekämpfung schädlicher Bakterien und Viren.
- Sie fördern eine insgesamt saubere Funktion, zu der ein gutes Gefühl und ein jugendlicheres Aussehen gehören.
- Sie steigern die Gehirnfunktionen.

Heutzutage einen ausgeglichenen Hormonhaushalt zu haben, ist eine Herausforderung. Die schlechte Ernährung (viel Zucker, viel isolierte Kohlenhydrate wie Nudeln und Brot, Fertigessen, schlechte Getränke usw.), die zahlreichen hormonell wirkende Chemikalien in der Ernährung und Kosmetik, Übergewicht und krankes Mental machen es sehr schwierig, dass Menschen einen ausgeglichenen gesunden Hormonhaushalt haben.

Besonders bei Frauen ist der Hormonhaushalt sehr wichtig. Das Hormonsystem einer Frau ist komplex und zerbrechlich und es aufrechtzuerhalten ist nicht einfach, da die Umgebung, in der wir leben, mit Xeno-Östrogenen (Chemikalien, die Östrogen im Körper imitieren) gesättigt ist. (Xeno bedeutet "fremd", weil sie von außerhalb des Körpers kommen.)

Wie stark beeinflussen Hormone die Immunität?

Eigentlich ziemlich stark. Die Nebenniere produziert eine Reihe von Hormonen, die für die Stoffwechselfunktionen und Immunität wichtig sind, darunter DHEA, Progesteron, Testosteron, (etwas) Östrogen, Cortisol und Adrenalin. Wir denken an Cortisol als Stresshormon, aber etwas Cortisol ist gut für die Stärkung des Immunsystems. Zu viel unterdrückt jedoch das Immunsystem. Gleiches gilt für Progesteron - zu viel unterdrückt das Immunsystem, aber zu wenig kann zu Autoimmunerkrankungen wie Arteriosklerose, Diabetes, Colitis ulcerosa (chronisch-entzündliche Darmerkrankung), Multiple Sklerose, Neurodermitis und Schuppenflechte, chronischer Leberentzündung oder Schilddrüsenentzündung führen.

Die Schilddrüse spielt auch eine wichtige Rolle für den Hormonhaushalt und die Immunität. Wenn die Schilddrüsenwerte „normal“ sind, ist die Immunität stark. Bei niedrigen Werten ist die Immunität jedoch schwach und das Entzündungsrisiko ist höher. Niedrige Schilddrüsenwerte können auf zu viel Östrogen im Körper zurückzuführen sein. Hohe Östrogenspiegel unterdrücken die Schilddrüse und beeinträchtigen die Immunität, während niedrige Östrogenspiegel auch die Immunität beeinträchtigen und zu einem höheren Entzündungsspielgel führen.

Ein paar Tipps für Frauen (und auch für Männer) für einen gesunden Hormonhaushalt:

- Esse Kräuter und Gewürze reichlich. Kräuter und Gewürze bringen den Körper wieder ins Gleichgewicht, indem sie die physiologischen Funktionen fördern und wiederherstellen. Sie können auch die Widerstandsfähigkeit gegenüber den negativen Auswirkungen von Stress und anderen Widrigkeiten erhöhen.
- Esse weniger isolierte Kohlenhydrate und wenig zuckerreiche Lebensmittel
- Vermeide industriell gefertigte Nahrungsmittel
- Halte deinen Blutzucker konstant. Ein ausgeglichener Blutzucker unterstützt das hormonelle Gleichgewicht. Wenn wir zu viel Zucker oder raffinierte Kohlenhydrate essen, wird überschüssiges Insulin produziert, was wiederum die Produktion eines Enzyms namens Aromatase erhöht. Und rate was dann passiert? Aromatase ist das Hauptenzym, das für die Östrogenbildung verantwortlich ist.
- Halte deinen Darm gesund. Der Darm ist eine wichtige Stelle für die Östrogenentgiftung. Was bedeutet das? Die Leber sendet überschüssiges Östrogen zur Entfernung aus dem Körper in den Dickdarm. Wenn der jedoch verstopft ist, kann dies den Austritt verlangsamen. Keine gute Sache. Wenn schlechte Bakterien den Darm beherrschen, produzieren diese Kerle möglicherweise ein Enzym namens Beta-Glucoronidase. Dieses Enzym entkoppelt Östrogen von seiner Bindung im Darm und lässt es wieder frei herumlaufen. Wieder nicht gut.

- Benutze am besten nur natürliche Kosmetika
- Entfernen chemikalienreiche Körperpflegeprodukte, die Stoffe wie Parabene, Phthalate, Bisphenol A und viel mehr enthalten. Die Haut ist porös und durch die Verwendung gelangen diese östrogen-haltigen Chemikalien in den Körper. Benutze für den Vagina-Bereich nur gute Schönheitsprodukte, denn durch die Schleimhaut der Vagina gelangen am Einfachsten und Schnellsten diese Gifte in den Körper.
- Vermeide Lebensmittel in Plastik, Konserven- und Getränkedosen einschließlich Wasser und andere Getränke. Sie enthalten Weichmacher wie Bisphenol A. Weichmacher sind hormonell wirksam.
- Reduziere Fisch, Fleisch und Hähnchen aus der Fabrik.
- Vermeide Käse und andere Milchprodukte, wenn die Quelle nicht sicher ist. Sie enthalten Quecksilber, oft Hormonreste, (die Tiere aufgenommen haben, um schnell zu wachsen oder Milch zu bekommen) und andere Chemikalien.

Achtung: Auch viele Bio-tierischen Produkte und Käse können Hormonreste enthalten!

1.6 Gesundes Knochenmark ist essentiell für ein gesundes Immunsystem

Es ist besonders wichtig, dass Knochenmarkzellen gut funktionieren, da alle Immunzellen von hämatopoetischen Stammzellen des Knochenmarks produziert werden. Unser Immunsystem schützt den Körper vor Krankheiten. Es tötet unerwünschte Mikroorganismen wie Bakterien und Viren ab, die in unseren Körper eindringen können.

Knochenmark ist das schwammige oder zähflüssige Gewebe, das das Innere der Knochen füllt. Es spielt eine wichtige Rolle bei der Blutzellproduktion (Hämatopoese) und Fettspeicherung. Es gibt eigentlich zwei Arten von Knochenmark:

- **Rotes Knochenmark** hilft bei der Produktion von Blutzellen: Im Knochenmark beginnen Blutzellen als junge, unreife Zellen, sogenannte Stammzellen. Wenn man Erwachsen ist, leben die Blutzellen nicht mehr lange in unserem Körper. Deshalb produziert unser Mark kontinuierlich alle drei Arten von Blutzellen, um uns gesund zu erhalten:
    - Weiße Blutkörperchen
    - Rote Blutkörperchen
    - Thrombozyten. Thrombozyten sind Blutplättchen, die eine wichtige Rolle bei der Blutgerinnung spielen.

Lymphozyten (gehören zu den weißen Blutkörperchen und sind ein wichtiger Teil unserer erworbenen Immunabwehr) werden neben Lymphknoten, der Milz, dem Thymus auch im Knochenmark produziert und spielen eine wichtige Rolle im körpereigenen Immunsystem. Es zählen dazu die B-Lymphozyten (B-Zellen), die T-Lymphozyten (T-Zellen) und die Natürlichen Killerzellen (NK-Zellen)

Blut besteht aus **roten Blutkörperchen**, Blutplättchen und verschiedenen Arten weißer Blutkörperchen. Diese Zellen sind alle in flüssigem Plasma suspendiert.

- **Gelbes Knochenmark hilft, Fett zu speichern.**

  Was ist die Funktion des gelben Knochenmarks?

  Gelbes Knochenmark ist an der Lagerung von Fetten beteiligt. Die Fette im gelben Knochenmark werden in Zellen gespeichert, die als Adipozyten bezeichnet werden. Dieses Fett kann bei Bedarf als Energiequelle verwendet werden.

  Gelbes Knochenmark enthält auch mesenchymale Stammzellen. Dies sind Zellen, die sich zu Knochen-, Fett-, Knorpel- oder Muskelzellen entwickeln können.

  Im Laufe der Zeit beginnt das gelbe Knochenmark, rotes Knochenmark zu ersetzen. So enthalten die meisten Knochen in einem erwachsenen Körper gelbes Knochenmark.

Rote Blutkörperchen

Diese Zellen sind rot, weil sie mit einem Protein namens Hämoglobin gefüllt sind. Sauerstoff und Kohlendioxid binden sich an das Eisen im Hämoglobin und ermöglichen es den roten Blutkörperchen, Sauerstoff im Körper zu transportieren.

Die roten Blutkörperchen entfernen auch Kohlendioxid, das den Körper beim Ausatmen durch die Lunge verlässt.

Thrombozyten

Blutplättchen sind Blutzellen, die das Blut koagulieren lassen (zusammenkleben), um Blutungen an Stellen am Körper zu stoppen, die geschnitten oder verletzt wurden. Blutplättchen bilden den Schorf, der sich über einem kleinen Schnitt bildet.

Weiße Blutkörperchen

Weiße Blutkörperchen helfen dem Körper, gegen Infektionen zu kämpfen. Es gibt viele verschiedene Arten von weißen Blutkörperchen, darunter:

Lymphozyten, Neutrophile und Monozyten. Diese weißen Blutkörperchen kämpfen gegen eindringende Bakterien, Viren oder Pilze, um die Infektion zu zerstören. Jede dieser Zellen unterscheidet sich im Aussehen.

Eosinophile und Basophile. Diese weißen Blutkörperchen reagieren auf Allergene, die in unseren Körper eindringen können.

Immunsystem

Wie bekämpft unser Immunsystem Infektionen?

Unser Immunsystem schützt den Körper vor Krankheiten. Es tötet unerwünschte Mikroorganismen wie Bakterien und Viren ab, die in unseren Körper eindringen können.

Kleine Drüsen, Lymphknoten genannt, sind im ganzen Körper verteilt. Sobald sie in unserem Mark hergestellt sind, gelangen Lymphozyten in die Lymphknoten.

Die Lymphozyten wandern zwischen jedem Knoten durch Kanäle, die als Lymphgefäße bezeichnet werden. Die Lymphkanäle treffen sich an großen Kanälen, die in ein Blutgefäß münden. Lymphozyten gelangen über diese Kanäle in das Blut.

Es gibt drei Haupttypen von Lymphozyten, die eine wichtige Rolle des Immunsystems spielen

B-Lymphozyten (B-Zellen)

Diese Zellen stammen aus dem Knochenmark. Sie bilden Proteine, sogenannte Antikörper, die sich an die Oberfläche infektionsverursachender Mikroben anlagern. Im Allgemeinen sind diese Y- oder T-förmig. Jeder Antikörpertyp reagiert auf verschiedene Mikroben, indem er an Molekülen, sogenannten Antigenen, haftet, die auf der Oberfläche der Mikrobe sitzen. Es ist diese Antikörper-Antigen-Bindung, die das Wachstum von B-Zellen auslöst und mehr Antikörper produziert, die die Infektion bekämpfen.

T-Lymphozyten (T-Zellen)

Diese Zellen reifen im Thymus, einem kleinen Organ in der oberen Brust, direkt hinter dem Brustbein. T-Zellen helfen B-Zellen, Antikörper gegen eindringende Bakterien, Viren oder andere Mikroben herzustellen. Im Gegensatz zu B-Zellen verschlingen und zerstören T-Zellen Krankheitserreger direkt, nachdem sie das Antigen auf der Oberfläche der Mikrobe gebunden haben.

Natürliche Killerzellen (NK)

Dies ist eine Art von Lymphozyten, die Zellen direkt angreift, die mit einem Virus infiziert wurden.

Ungesundes Knochenmark führt zur Schwächung des Immunsystem, denn es erhöht das Infektionsrisiko aufgrund weniger gesunder weißer Blutkörperchen, die helfen, Infektionen zu bekämpfen.

Weitere Symptome sind:

Fieber. Dies kann das Ergebnis von nicht genügend gesunden weißen Blutkörperchen sein.

Müdigkeit oder Schwäche. Dies wird durch einen Mangel an Hämoglobin verursacht, das Protein auf roten Blutkörperchen, das Sauerstoff trägt.

Kurzatmigkeit. Eine niedrigere Anzahl roter Blutkörperchen kann dazu führen, dass weniger Sauerstoff ans Gewebe im Körper geliefert wird.

Leichte Blutungen und Blutergüsse. Dies passiert aufgrund zu weniger gesunder Blutplättchen, die wichtig sind, damit das Blut gerinnt.

Alle **Knochen** bei Neugeborenen haben **aktives Mark**, was bedeutet, dass sie neue Markzellen produzieren. Wenn man älter wird, wird das rote Knochenmark nach und nach durch gelbes Knochenmark ersetzt. Im Erwachsenenalter produziert das Knochenmark in den Knochen von Händen, Füßen, Armen und Beinen keine neuen Markzellen mehr.

Bei Erwachsenen befindet sich aktives Mark in Wirbelsäule, Hüft- und Schulterknochen, Rippen, den Enden des Humerus (Oberarmknochen), im Becken, den Enden des Oberschenkelknochens, den Enden der Tibia (Schienbein), in Brustbein und Schädel. Das Knochenmark in Wirbelsäule und Hüfte hat jedoch die reichste Quelle für Knochenmarkszellen.

Sind bei Jugendlichen und jungen Menschen ihre Leberzellen, Knochenmarkszellen und Lungenepithelzellen in einem guten Zustand, dann ist ihre Immunität gut.

1.7 Vitamin D, ein sehr wichtiges Hormon für die Gesundheit

Mehrere Studien weltweit haben gezeigt, dass Vitamin D (Calciferol) Brust-, Prostata- und Darmkrebs verhindern kann. Es kann auch die Entwicklung von Krebs verlangsamen.

Vitamin D ist ein fettlösliches Vitamin, das auf natürlichem Weg unter Einfluss von UV-Strahlen (Sonne) in der Haut produziert wird. Schon einige Stunden pro Woche an der frischen Luft helfen dem Körper, Vitamin D zu synthetisieren Auch bei schlechtem Wetter oder bedecktem Himmel ist es wichtig, hinaus zu gehen. Denn trotz Wolkendecke schafft es noch genug UV-Strahlung bis auf die Erdoberfläche. Bis zu 90% des benötigten Vitamin D wird durch die Sonne in der Haut gebildet.

Vitamin D kann auch sehr begrenzt über die Nahrung aufgenommen werden. Es ist vor allem in Pilzen (Steinpilzen), Lebertran, Rinderleber, Ei und in Fisch (Lachs, Makrelen) vorhanden. Bei Pilzen ist es notwendig, diese kurz in Öl anzubraten, denn Vitamin D ist fettlöslich und es kommt erst beim Kochen zur Entfaltung bzw. zur besseren Aufnahme durch den Körper.

Vitamin D ist kein Vitamin im eigentlichen Sinne, sondern ein Hormon. Fälschlicherweise wurde es so benannt und den Vitaminen zugeordnet, nachdem man es im Lebertran gefunden hatte und feststellte, dass es bei Kindern Rachitis bekämpfen kann.

Das Vitamin D spielt eine bedeutende Rolle für unsere Gesundheit. Es hilft beim Calcium- und Phosphatstoffwechsel und ist dadurch wichtig für den Knochenaufbau. Es ist außerdem an vielen Stoffwechselvorgängen beteiligt, schützt den Körper gegen Infektionen und hilft beim Muskelaufbau mit.

Menschen, denen es an Vitamin D mangelt, nehmen schwer ab, besonders im Bauchbereich. Eine gute Versorgung mit Vitamin D ist wichtig, wenn man abnehmen will. Diese Erkenntnis wird von immer mehr wissenschaftlichen Studien bestätigt.

Vitamin D hat auch einen Einfluss auf die Verteilung der Fettpolster im Körper: Mit einer guten Vitamin D Versorgung wird das Bauchfett besser „verbrannt" und verschwindet schneller. Gerade für Menschen, die Muskeln aufbauen und ein Sixpack haben wollen, ist Vitamin D unumgänglich. Studien belegen, dass Frauen, die wenig Vitamin D zu sich nehmen, eine höhere Fetteinlagerung in der Muskulatur aufweisen.

Vitamin-D-Mangel kann zu chronischen Krankheiten, wie Krebs, führen. Viele wissenschaftliche Studien bestätigen, dass es eine Verbindung gibt zwischen Vitamin-D-Mangel und Dickdarm-,

Prostata- und Brustkrebs und auch mit Typ I Diabetes, Multipler Sklerose, rheumatischer Arthritis.

Vitamin D- Mangel kann auch Osteoporose fördern, besonders bei Frauen, aber auch bei Männern (verstärkt bei alten Menschen); sowie Rachitis bei Kindern und Osteomalazie bei Erwachsenen (Knochenerweichung).

Da das Vitamin D fettlöslich ist, wird es im Fett gut gebunden und aus dem Blut entfernt, so dass übergewichtige Menschen (wegen zu viel Fett) Vitamin D verlieren und es nicht speichern können. Sie leiden unter Vitamin D-Mangel, was dazu führt, dass ihre Nebenschilddrüse nicht mehr gut funktioniert (Überaktivität der Nebenschilddrüse). Weiter leiden sie oft an Mineralisationsdefekten im Knochen.

Vitamin D schützt die Zellen und schützt vor Krebs. Gewichtsverlust kombiniert mit Vitamin D reduziert merklich Entzündungen, die im Zusammenhang mit Krebs stehen, sowie andere chronische Krankheiten.

Vitamin D ist außerdem ein hervorragendes Anti-Aging-Mittel. Vielleicht ist es auch einer der Gründe, warum Menschen in Afrika weniger Krebs und im Vergleich weniger Falten haben?

Achtung: Das UV-A Licht von Sonnenstudios führt nicht zur Vitamin-D-Bildung in unserem Körper.

Es gibt drei Möglichkeiten, Vitamin D zu bekommen. Durch:

- Natürlich Lebensmittel: Leber, Fleisch, Eigelb, Rinderleber, fettem Fisch wie Lachs, Thunfisch, Schwertfisch oder Sardinen und Fischleberölen. Die Menge ist aber hier zu wenig, um wirklich wirksam zu sein. Man müsste schon viel davon essen, wie Menschen, die am Nordpol wohnen, es mit Lachs tun.
- Direkte Sonneneinstrahlung auf der Haut: UVB-Strahlung von der Sonne löst die Vitamin-D-Synthese in unserem Körper aus. Der Körper kann somit sein eigenes Vitamin D produzieren, wenn die Haut für eine gewisse Zeit der Sonne ausgesetzt ist. Wenige Kleidung oder Sonnencreme wären dann wichtig, da diese Dinge die Vitamin-D-Produktion hemmen.
- Nahrungsergänzungsmittel (nicht von mir empfohlen. Hohes Risiko für die Gesundheit).

Vitamin-D-Mangel kann bedeuten, dass dein Immunsystem anfälliger wird und du gegenüber Infektionen und andere Krankheiten weniger geschützt bist. Vitamin D-Mangel kann zur Schwächung der Knochen, Gelenk- und Knochenschmerzen, Muskelschwäche, Gehschwierigkeiten und Knochenbrüchen führen. Psychische Störungen, wie Depression, können verstärkt werden.

1.7.1 Vitamin D und Immunsystem

Vitamin D und Sonne sind entscheidend für die Gesundheit des Immunsystems.

Vitamin D spielt eine maßgebliche Rolle bei der Prävention und Behandlung von Virusinfektionen.

Vitamin D ist ein fettlösliches Vitamin, dass unser Körper selbst herstellen kann und verwendet, um Kalzium- und Phosphor zu absorbieren, die notwendig sind für die Knochen, Zähne usw. Vitamin D kann aber viel mehr als das. Es stärkt das Immunsystem und reduziert Entzündungen im Körper.

Dass Vitamin D das Immunsystem beeinflusst, wurde mehrmals in klinischen Studien bestätigt. Diese Studien zeigen, dass Menschen mit einem niedrigeren Vitamin D-Spiegel anfälliger für bakterielle und virale Infektionen sind als Menschen mit gutem Vitamin D-Spiegel. Diese Studien zeigen auch, dass Vitamin D den Ausdruck immunbezogener Gene hochreguliert.

Eine der Hauptfunktionen von Vitamin D ist es, Immunzellen, die T-Zellen (bekannt als Killerzellen) im Körper zu aktivieren. T-Zellen erkennen und zerstören tatsächlich fremde Krankheitserreger wie Viren. Das macht Vitamin D besonders wichtig für die Aufrechterhaltung eines gut funktionierenden Immunsystems, das in der Lage ist, Viren und Bakterien zu bekämpfen.

Vitamin D hilft „eine ganze Reihe von angeborenen antiviralen Immunmechanismen hoch zu regulieren und gleichzeitig Entzündungsreaktionen zu dämpfen, von denen wir wissen, dass sie bei COVID-19 besonders schädlich sind“, erklärt ein Forscher, der Atemwegsarzt Adrian Martineau von der Queen Mary University in London. Schon vor einigen Jahren analysierten er und seine Kolleg:innen Daten von etwa 11.000 Teilnehmer:innen aus 25 Studien über die Wirkung einer Vitamin-D-Supplementierung auf das Risiko einer akuten Atemwegsinfektion wie Influenza. Sie stellten fest, dass die tägliche oder wöchentliche Einnahme von Vitamin D vor Infektionen schützt und insgesamt sicher ist.

Es wurde festgestellt, dass Menschen, die häufig einen niedrigen Vitamin D-Spiegel haben, wie z. B. Afroamerikaner, die tendenziell eine dunklere Haut haben, bei welchen der höhere Melanin-Spiegel die UV-Strahlen einschränkt und die Vitamin D-Produktion vermindert wird, und ältere Menschen sowie Übergewichtige von der Krankheit besonders stark betroffen waren.

Als David Meltzer, Internist und Ökonom an der Universität von Chicago, die Analyse aus London und diese Erkenntnis von höherem Risiko für Menschen mit wenig Vitamin D sah, beschloss er Anfang des Jahres 2020, einen möglichen Zusammenhang zwischen Vitamin D und COVID-19 zu untersuchen. Meltzer und seine Kollegen gingen die Krankenakten von Personen durch, die zwischen dem 3. März und dem 10. April in Chicago auf COVID-19 getestet worden waren, und untersuchten die Beziehung zwischen dem Vitamin D-Spiegel im vergangenen Jahr und positiven Tests. "Die Menschen mit Vitamin D-Mangel hatten dramatisch häufiger COVID als die Menschen ohne Vitamin D-Mangel", sagt Meltzer, der zusammen mit seinen Mitautoren die Ergebnisse im Mai als Preprint auf medRxiv veröffentlichte.

Anders, als viele Wissenschaftler raten, sagt die afrikanische Naturmedizin, dass ein moderater Vitamin D-Spiegel wirksamer ist, als zu viel höheren Dosen, wie es oft geworben wird. Zu viel Vitamin D schadet mehr, als es hilft. Besonders für hellhäutige Menschen, die einen verminderten Schutz (Melanin) haben. Zudem führt zu viel Vitamin D zu einem hohen Kalziumspiegel. Wenn das Kalzium zu hoch ist, kann es zu Missempfindungen vor allem im Mundbereich, Muskelzuckungen, Lähmungen sowie im schlimmsten Fall zu Herzrhythmusstörungen kommen. Bei sehr hohem Kaliumspiegel droht ein Herzstillstand.

Lange direkte Exposition in der Sonne, wie man es oft in den westlichen Ländern sieht oder zu viel künstliches Vitamin D (Tabletten) ist total kontraproduktiv, schwächt das Immunsystem und schadet der Gesundheit.

Ich bin ziemlich erstaunt, dass Ärzt:innen und Medien nicht davor warnen, zu lange in der Sonne zu sein. Wenn sie es tun, tun sie es nur zur Warnung vor Krebs und Hautbeschädigungen.

Mein Wissenslehrer in Kamerun sagte, durch die Sonne produziert das Melanin so etwas wie Antikörper, die Infektionserreger bekämpfen. Melanin ist ein Medikament, sagte er immer und warnte damit Menschen, die ihre Haut aufhellen. Sie werden viel kranker werden, betonte er.

1.8 Bewegung und körperliche Aktivitäten

Die Bewegung ist ein zentraler Faktor, eine wichtige Voraussetzung dafür, dass Ernährung heilt und der Körper gesund bleibt. Körperliche Aktivität kann die Gesundheit und

Lebensqualität verbessern und unmittelbare und langfristige gesundheitliche Vorteile bringen.

Die Bewegung unterstützt den Körper gegen chronische Krankheiten wie Diabetes, Krebs, Herzinfarkt und andere Herzerkrankungen, hohen Bluthochdruck, stärkt die Knochen und Muskeln, hält die Gelenke gesund, verbessert die Stimmung, den Energiehaushalt und die geistige Leistungsfähigkeit, bekämpft das Übergewicht, stärkt das Immunsystem, regt den Stoffwechseln an, senkt den Cholesterinspiegel, verhilft zu gutem Schlaf, gegen Stress, Depression und andere psychische Krankheiten.

1.9 Selbstliebe

Der Hauptgrund, warum Menschen krank werden, krank sind und es bleiben, liegt darin, dass sie die Kraft der Selbstliebe nicht genutzt haben, d.h., sich nicht selbst lieben. Ich spreche hier nicht nur von Lapidarsätzen, wie „Ich liebe mich", um dann alles zu tun, was man will, ohne Rücksicht.

Eine fundamental wichtige Bedingung, damit du gesund bleibst und deinen Körper unterstützt, Krankheiten zu bekämpfen, ist eine positive psychische Einstellung, die mit einer absoluten Selbstliebe anfängt. Nur durch die Selbstliebe kannst du dein Selbstwertgefühl steigern. Du musst ein Gefühl für deinen Körper haben und diesen Körper lieben. Halte dich für liebenswert, lebenswert und wertvoll.

Selbstliebe bedeutet, sich so zu lieben, dass man zufrieden und glücklich bleibt, wie man ist, wie man aussieht und das verändert, was einem nicht gefällt, aber zu akzeptieren, was man nicht ändern kann und das Beste daraus zu machen. Wenn man sich selbst liebt, passt man automatisch gut auf und achtet auf sich. Man hat einen guten Kontakt zu sich. Selbstliebe hat für mich auch mit Selbstzuwendung, -vertrauen, -wert und -bewusstsein zu tun. Wer sich liebt, glaubt an sich, ist demütig, dankbar und kennt seine Schwächen und Stärken. Wer sich liebt, ist glücklich, egal, was passiert. Wer sich selbst liebt, steht für Gerechtigkeit.

Die erste Bedingung, damit du gesund bist und bleibst, ganz ohne Medikamente und nur mit Lebensmitteln, ist die Selbstliebe. Ich spreche hier von einer tiefen Verbindung für den gesamten Prozess, was in dir und um dich herum vorgeht. Nur durch die Selbstliebe kannst du dein Selbstwertgefühl und -vertrauen in deinem Körper steigern. Du musst ein Gefühl für deinen Körper haben und diesen Körper lieben. Halte dich für liebenswert und wertvoll. Selbstliebe zum eigenen Körper bedeutet, den eigenen Körper so zu behandeln wie ein seltenes Schmuckstück, wie ein schönes Auto, ja, wie etwas Besonderes, ein großartiges Geschenk des Himmels.

Mit der Selbstliebe lässt man den Kampf los. Die Selbstliebe deaktiviert Stressreaktionen und Widerstände im Körper und stärkt somit dein Immunsystem. Erst ein starkes Immunsystem kann Krankheiten abwehren und verhindern, dass sie entstehen, oder dem Körper zu einer schnellen Genesung verhelfen. Das heißt, der Körper arbeitet mit dir und für dich und nicht gegen dich, um sich die Kraft und Energie zu verschaffen, die du wirklich willst und brauchst.

Wenn du dich liebst, bedeutet es gleichzeitig auch, dass du dein Gegenüber liebst. Liebe die anderen und es wird dir besser gehen. Liebe ist eine Heilkraft. Ein uraltes Heilritual bei einem afrikanischen Volk in Kamerun basiert – bei bestimmten Krankheiten – nur auf Selbstliebe. Das ist eine Heiltherapie, bei dem man sich um einen Kreis bewegt und dabei wiederholt sagt:

„Ich liebe mich, ich liebe dich, bitte vergib mir, wie ich dir vergebe, ich danke dir, weil ich dich liebe. Liebe ist Freiheit, Liebe ist Gesundheit, ich danke dir."

Und wie auf magische Weise verschwindet die Krankheit aus dem Bewusstsein.

Die Selbstliebe und die positive Einstellung zu dir selbst sind Grundbedingungen, damit du erfolgreich, gesund und nachhaltig abnimmst. Lobe dich und mache dir selbst Komplimente.

Selbstliebe, ich liebe mich selbst, bedeutet, dass man sich so ernährt, dass diese Ernährung dich gesund macht und deinem Körper guttut. Eine Person kann sich nicht selbst lieben und ständig seinen Körper mit schlechten Lebensmitteln füttern. Das ist Selbstzerstörung, Selbstsabotage – das Gegenteile von Selbstliebe.

Bestrafe und beschimpfe dich nicht, wenn Sachen nicht so laufen, wie du es wolltest. Vermeide negative Sätze wie: *„Ich schaffe es nicht, ich kann es nicht, ich werde sowieso nicht mehr gesund, es geht mir scheiße, dauernd werde ich krank, ich hasse es, wenn ich krank bin, die blöde Krankheit…"*

Wenn du negativ denkst, wirst du dem „Ich bin krank" mehr Aufmerksamkeit schenken. Das wird dich behindern, schnell gesund zu werden und es könnte sogar die Krankheit verschlimmern.

Gehe stattdessen liebevoll mit dir um und nutze motivierende Sätze wie

„Ich liebe mich und mag es sehr,
wenn ich gesund und fit bin.
Ich bin glücklich,
da es meinem Körper gut geht!“

„Ich mache mir keine Gedanken
über meine Grippe, denn die
Grippe ist auch gut für den
Körper. Sie reinigt ihn von
Bakterien und Viren und wenn
sie vorbei ist,
wird es mir viel besser gehen als
vorher!“

So eine positive Einstellung hilft dir, Krankheiten abzuwehren, bevor sie entstehen und wenn sie doch auftreten, unterstützt diese lockere und selbstliebende Haltung deinen Körper dabei, die Krankheit schnell wieder zu heilen.

ACHTUNG: Selbstliebe hat nichts mit Narzissmus oder Egozentrismus zu tun, denn Selbstliebe ermöglicht erst, dass man sich den anderen öffnet, Empathie zeigt, aufmerksam und achtsam ist und für die anderen einsteht, ohne sich selbst dabei zu verlieren.

1.10 Eine positive psychische Einstellung, Glaube und Geduld

Gute psychische Stabilität. Starkes Immunsystem. Gesundheit und psychische Gesundheit sind miteinander verbunden.

Viele Menschen, sogar viele Ärzt:innen wissen nicht oder belächeln oder bestreiten, dass es einen Zusammenhang zwischen psychischer Gesundheit und dem Immunsystem gibt. Viele von den wenigen, die glauben, dass dieser Zusammenhang existiert, wissen wenig darüber, was die relevanten biologischen Mechanismen sind.

Psychisch gestörte oder gestresste Menschen sind anfälliger für verschiedene Infektionen und Entzündungen im Körper und für Störungen des Immunsystems. Eine depressive Störung hat eine deutliche Wirkung auf das Immunsystem. Psychische Erkrankungen verursachen Stress im Körper und Stress schwächt das Immunsystem.

Die innere Haltung und psychische Einstellung sowie die Denkweise einer Person sind wichtig für die Gesundheit. Positives Denken und eine positive Lebenseinstellung helfen beim Stressmanagement, Stärkung des Immunsystems und verbessern die Gesundheit.

Wenn du innerlich vergiftet bist – d. h. eine negative Sicht auf die Dinge hast – kannst du kein Glück, keine Klarheit, keinen Frieden, keine Gegenwart und somit auch keine Gesundheit finden.

Negatives Denken ist ein Grund, warum viele Menschen ihr Ziel, gesund zu sein und zu bleiben, nicht erreichen!

In der Tat zeigen viele Studien und Experimente, dass Persönlichkeitsmerkmale, wie Optimismus und Pessimismus, viele Bereiche der Gesundheit und des Wohlbefindens beeinflussen. Eine positive Lebenseinstellung, die mit positivem Denken und Optimismus einhergeht, ist ein wesentlicher Bestandteil eines wirksamen Immunsystems und Stressmanagements. Ein wirksames Stressmanagement ist mit vielen gesundheitlichen Vorteilen verbunden.

Positive und optimistische Menschen neigen dazu, einen gesünderen Lebensstil zu führen und dabei ist eine gesunde Ernährung grundlegend.

Zu den gesundheitlichen Vorteilen, die eine positive Lebenseinstellung bieten kann, gehören:

- Stärkeres Immunsystem
- Höhere Resistenz gegen Krankheiten
- Besseres psychisches und physisches Wohlbefinden
- Bessere kardiovaskuläre Gesundheit: Geringeres Sterberisiko durch kardiovaskuläre Erkrankungen
- Bessere Bewältigungsfähigkeiten in schwierigen und stressigen Zeiten

- Bessere Darmgesundheit: Voraussetzung für eine gute Gesundheit und einen erfolgreichen Kampf gegen Krankheiten

Weitere, wichtige Elemente, die mit einer positiven Lebenseinstellung einhergehen und sehr wichtig für die Gesundheit sind, ist der Glaube und die Geduld.

Der Glaube ist sehr wichtig, wenn man ohne Medikamente und durch Ernährung gesund sein möchte. Er ist eine Grundhaltung des tiefen Vertrauens und der Zuversicht, dass man durch die gesunde Ernährung Krankheiten bekämpfen kann und man gesund wird. Aber auch ohne Glauben kann der Körper durch Geduld und Zeit genesen.

Die Zeit ist ein Medikament. Es gibt nicht umsonst das Sprichwort: „Die Zeit heilt alle Wunden."

Geduld allein ist eigentlich schon die beste Medizin, die ich kenne. Wenn du dich gesund heilen möchtest, das bedeutet, dem Körper die Möglichkeit geben willst, Krankheiten erfolgreich zu bekämpfen und dich gesund zu erhalten, dann gib ihm und dir nur Zeit. Die richtige Ernährung wirkt langsam, aber dafür langfristig, nachhaltig, ganzheitlich und mit nur positiven Nebenwirkungen. Du musst bereit sein, deinem Körper die Zeit zu geben, die er braucht und dabei 100 % zuversichtlich sein, dass du durch die gesunde und richtige Ernährung geheilt wirst.

2. Welcher Ernährungsstil und Lebensmittel sanieren, heilen, regenerieren die Fortpflanzungs-Floren und schützen vor Infektionen und Krankheiten und bekämpfen sie

Pflanzliche Heilmittel gelten meist als sicher und werden seit Jahrhunderten benutzt zur Behandlung verschiedener chronischer Krankheiten und Infektionen, einschließend Frauenbeschwerden. sie wurden schon lange Zeit erfolgreich benutzt, bevor es Tabletten gab.
Vaginitis ist die wichtigste Ursache für mehrfache Krankenhausaufenthalte von Frauen, im Allgemeinen im fortpflanzungsfähigen Alter. Bestimmte Lebensmittel und Kräuter haben, ähnlich wie einige konventionelle Therapien wie zum Beispiel Metronidazol, ihre Wirksamkeit bei den verschiedenen Arten von Vaginitis gezeigt und dabei mit einem viel besseren Nebenwirkungsprofil abgeschnitten.

Lebensmittel liefern dem Körper alles, was er braucht, um Krankheiten zu bekämpfen, ihn zu schützen, zu sanieren und zu regenerieren. Sie enthalten alle Nährstoffe, die wichtig sind, alle Mineralien und Vitaminen, viel wertvolles Eiweiß, Proteine, Öle, sekundäre Nährstoffe für das Immunsystem, für verschiedene Stoffwechselprozesse und das Nervensystem sowie reichlich Ballaststoffe.

Dieser Ernährungsstil und diese Lebensmittel schützen und heilen den gesamten Körper. Sie sind in der Lage, Viren, Pilze und Bakterien zu bekämpfen, die für vaginale Infektionen verantwortlich sind und gleichzeitig die richtige Ernährung für die Vagina-Flora zu liefern, die dazu führen, dass die guten Bakterien immer die Oberhand behalten und somit die Vagina gesund zu halten.

Wenn eine Frau sich überwiegen mit diesen Lebensmitteln ernährt einen guten Lebensstil hat und die Vagina gut pflegt, dann braucht sie sich keine Sorgen zu machen um Vagina- und Uterus-Flora, um ihre Lust und ihre gesamte Gesundheit. Die vaginale Trockenheit, Pilze, schlechte Bakterien werden Geschichte sein.

Was sind diese Lebensmittel:

2.1 DIFO, DIFO – DANTSE IMMUN FORTE Life & health protect Energy Sauce: Leckerste

nährstoffreiche Kräuter- und Gewürz-Cocktail-Sauce

Eine Gesundheitssauce, die fantastisch schmeckt. Einmal probieren und du verzichtest nicht mehr darauf.

DIFO - DANTSE IMMUN FORTE
Life & health protect energy sauce

Geheimrezept: Kur-Sauce nur auf Bestellung

Drei Esslöffel am Tag schützen und sanieren deine Vagina-Flora. Sie schützen sie vor Infektionen, dich vor Krankheiten, stärken dein Immunsystem und deine Psyche und erhöhen dein tägliches Glücksgefühl.

https://indayi.de/difo-dantse-immun-forte/
oder www.mycoacher.jimdo.com

DIFO: Die erste therapeutische Sauce, die noch dazu *wunderbar schmeckt.* Sie dient zur optimalen Stoffwechsel-Harmonisierung und Immunsystemstärkung. Alles frisch, null chemische Zusätze, null Geschmacksverstärker, null Konservierungsstoffe.

Eine Sauce, die das Immunsystem sofort boostet, Kraft gibt, körperliche und psychische Krankheiten heilt und magisch schmeckt:

Damit dein Immunsystem stark bleibt, empfehle ich unbedingt DIFO®:

- Mit der einzigartigen „Vital-Formel" aus bewährten Pflanzen
- Mit der Kraft der Natur
- Enthält alle wichtigen Mineralien, die Zellen vor Entzündungen, Infektionen und oxidativem Stress schützen
- Enthält bereits die Tagesdosis an Vitamin C, A und mehr
- Enthält alle wichtigen Aminosäuren, Mineralien, Fettsäure

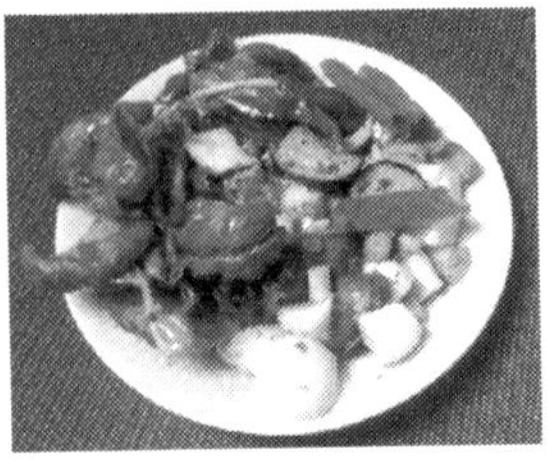 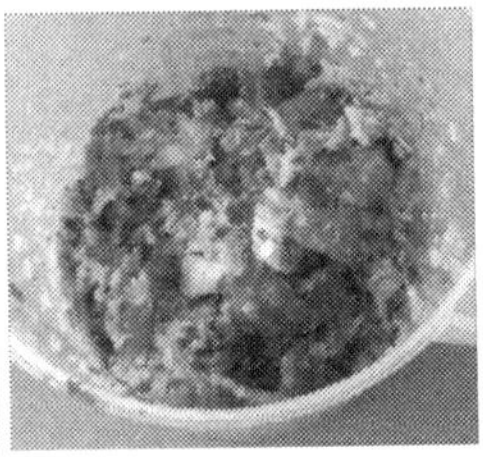 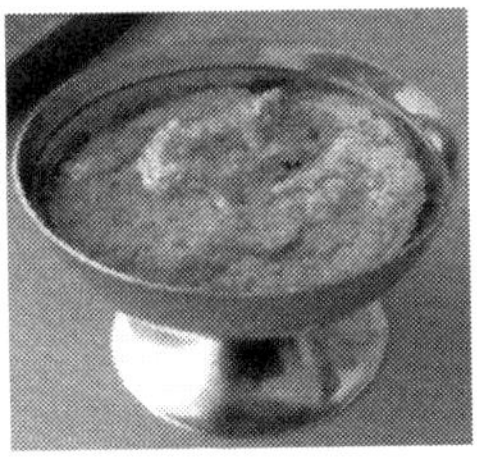

DIFO beeinflusst alles in deinem Körper:

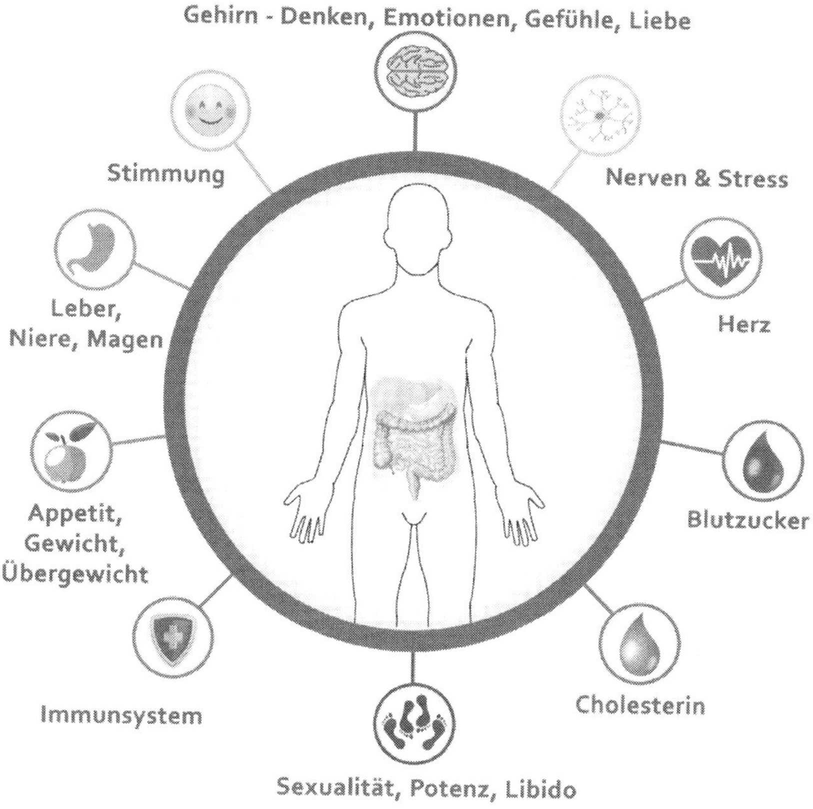

Was kann DIFO?

- saniert, reinigt und heilt Darm, Nieren, Leber
- wirkt antibakteriell und antimikrobiell
- bekämpft Infektionen, auch Virusinfektionen
- bekämpft Entzündungen im Körper
- bekämpft frei Radikale, die Zellen schaden
- fördert bessere Durchblutung

- reinigt, saniert und stärkt den Darm und die Darm-Flora, sowie Nieren und Leber
- kurbelt außerdem die Fettverbrennung an und ist somit hilfreich bei der Gewichtsreduktion
- senkt den Cholesterinspiegel
- hilft bei Übersäuerung und Entzündungen des Körpers
- bekämpft Grippe, Erkältungen und Halsschmerzen
- bekämpft Müdigkeit usw. Bei Männern und Frauen ist sie gleichermaßen wirksam
- stärkt die Psyche, hebt die Laune und macht glücklich
- verstärkt das Konzentrationsvermögen und somit die mentalen und psychischen Fähigkeiten
- verbessert die allgemeine Ausdauer
- stärkt das Bindegewebe
- verbessert die Blutwerte
- hilft bei der Krebsvorsorge und -bekämpfung
- hilft bei Stoffwechselstörungen
- bekämpft Diabetes
- hilft bei Bluthochdruck
- hilft bei Autismus, ADHS und Demenz
- hilft bei hormonell bedingten Störungen und Beschwerden
- beugt Thromben vor
- hilft bei Übergewicht und lindert den Hunger

- ist ein super Fettverbrenner
- hilft gegen Mangelerscheinungen und Lebensmittelunverträglichkeiten
- bekämpft Zahnschmerzen
- bekämpft Mundgeruch
- stärkt die Potenz und Feuchtigkeit der Scheide
- verhindert eine vorzeitige Ejakulation
- und vieles mehr

DIFO – DANTSE IMMUN FORTE Life & health protect Energy Sauce. Die magische, scharfe, therapeutische Sauce mit über 15 Power-Kräutern

Hier ein *Auszug der Zutaten* (die Gesamtzusammensetzung mit über 15 Kräuter ist geheim):

- Zwiebeln
- Knoblauch
- Lauch
- frische gelbe, rote und grüne Habanero-Chilis
- frische Kurkuma
- Nelken
- Und vieles mehr

Ein Cocktail aus vielen Antioxidantien von guter Qualität und Menge, der entzündungshemmend ist und Infektionskrankheiten bekämpft. Er schützt, heilt und reparieret das Immunsystem. Die leckerste bekannte therapeutische Heil-Sauce (Heilungssauce). Sie passt zu allem: Fleisch, Gemüse, Kohlenhydraten, Obst.

Einfach in die Alltagsernährung integrieren und bald ist das Immun wie eine Eisenmauer gegen Entzündungen, Infektionen, Schmerzen, Krankheiten, Potenzstörung, Müdigkeit. Eine echte Power-Sauce.

Für diese gesunde Sauce kann ich gar nicht genügend werben, weil sie so wertvoll und gleichzeitig auch noch wohlschmeckend ist!

Es gibt keine natürliche Sauce, die so heilsam ist wie DIFO, die alle Vitamine, Mineralstoffe, Aminosäuren, Fettsäuren und Ballaststoffe enthält.

Eine Sauce, die körperliche und psychische Krankheiten heilt und magisch schmeckt: DIFO – DANTSE IMMUN FORTE Life & health protect energy sauce. Sie ist eine magische, scharfe, therapeutische Sauce mit Ingwer, Knoblauch, Zwiebeln, Chili und vielen weiteren geheimen Zutaten. Dabei ist sie nicht nur lecker, sondern wirkt auch therapeutisch. Sie bekämpft Krankheiten und macht schlank u.v.m.

DIFO trägt zur normalen Funktion des Immunsystems bei, da in dieser Sauce in ausgezeichneter Menge vorhanden ist:

Alle Vitamine

- Vitamin A

- Vitamine B: B1-Thiamin, B2 Riboflavin, B3-Niacin, Nicotinsäure und Niacinäquivalent, B5-Pantothensäure-, B6-Pyrodoxin, Vitamin B7-Biotin (Vitamin H), Vitamin B9 - gesamte Folsäure
- Vitamin C
- Vitamin E
- Vitamin K

Alle Mineralstoffe

- Natrium
- Kalium
- Calcium
- Magnesium
- Phosphor
- Schwefel
- Chlorid

Alle Spurenelemente

- Eisen
- Zink
- Kupfer
- Mangan
- Fluorid
- Iodid

- Selen: Der körpereigene Stoffwechsel kann das Spurenelement nicht selbst bilden, es muss deshalb täglich in ausreichender Menge mit der Nahrung zugeführt werden.
- Ballaststoffe
- Kohlenhydrate
- Aminosäuren
- Proteine
- sehr gute Fettsäure u.a. die Omega-3-Fettsäuren, Omega-6-Fettsäure
- arm an Kalorien

Sie ist also ein Abwehrschild für Krankheitserreger und hilft auch dabei, sämtliche Erkrankungen auf schnellstem Wege wieder loszuwerden.
Sie ist ohne Chemie und Geschmacksverstärker!

Weitere Gesundheitseffekte:
DIFO regt an, macht Lust auf Sex, fördert die Durchblutung und wärmt den Körper. Daneben ist sie nicht nur hilfreich bei Potenzschwäche, sondern auch noch eine echte Delikatesse zu Fleisch, Fisch, Käse, Weißbrot, Reis, Nudeln u.v.m.
Regelmäßig gegessen, wirst du ein dauerhaftes Ergebnis und allgemeines Wohlbefinden verspüren. Diese Sauce sollte nicht mehr auf deiner Speisekarte fehlen! Sie wird auch nie mehr fehlen, nachdem du sie das erste Mal probiert hast.

Die therapeutische, magische Gesundheits-Sauce aus Ingwer, Knoblauch, Zwiebel, Chili und vielem mehr. Eine Sauce, die körperliche und psychische Krankheiten heilt und magisch schmeckt. Die wunderscharfe Sauce bekämpft sehr wirksam Krankheiten und unterstützt das Abnehmen.

Möchtest du diese Sauce bestellen? Dann gehe auf https://indayi.de/difo-dantse-immun-forte/ oder www.mycoacher.jimdo.com!

Mehr Info über **DIFO – DANTSE IMMUN FORTE** findest du in **Dantse Dantse's** Buch **Nutrazeutika** (**ISBN 97839465581492**).

DIFO-Immun-Formel trägt zur normalen Funktion des Immunsystems bei.

(Enthält Vitamine A, B und C außerdem Natrium, Calcium, Kalium, Magnesium, Silizium, Schwefel, Phosphor, Iod, Eisen, Zink)

DIFO schützt deinen Körper vor Krankheitserregern und hilft dir bei sämtlichen Erkrankungen, schneller gesund zu werden.

Damit dein Immunsystem stark bleibt empfehle ich DIFO®:

- Mit der einzigartigen „Vital-Formel“ aus bewährten Pflanzen
- Mit der Kraft der Natur
- Enthält wichtige Mineralien, die Zellen vor oxidativem Stress schützen
- Enthält bereits die Tagesdosis an Vitamin C, A und mehr
- Enthält wichtige Aminosäuren

DIFO, die leckere therapeutische Sauce zur optimalen Stoffwechsel-Harmonisierung.

2.2 Die einheitliche Kraft der ganzheitlichen Macht einer gesunden Ernährung

Anders als bei Medikamenten gibt es nur einen einheitlichen Ernährungsstil, der dazu beiträgt, die meisten Krankheiten zu heilen, zu bekämpfen und ihnen vorzubeugen, das Immunsystem zu stärken und die Darm- und Vagina-Floren gesund und im Gleichgewicht hält.

Anders als bei einer medikamentösen Behandlung, die für jede Krankheit ein bestimmtes Medikament vorsieht: Gegen Diabetes Insulin, Bluthochdruckmedikamente, Ibuprofen gegen Schmerzen und Entzündungen, Chemotherapie gegen Krebs, Citalopram gegen Depression, Betablocker gegen Herzinfarkt. Jedes Medikament oftmals mit gravierenden Nebenwirkungen verbunden.

Eine allgemein gesunde Ernährung hilft ganzheitlich und schützt und heilt den Körper gegen all diese Krankheiten. Man braucht nicht gesondert eine bestimmte Ernährung für Herz, eine andere Ernährung für Leber, eine für die Nieren, eine für den Darm, eine für die Zähne, eine für die Potenz, eine gegen Diabetes, eine gegen hohen Blutdruck usw. Eine gesunde Ernährung ist eine gesunde Ernährung und eine schlechte Ernährung ist eine schlechte Ernährung. In diesem Sinnen sind zum Beispiel dieselbe Ernährung und Kräuter und Gewürze, die gegen Diabetes schützen und sie bekämpfen, die gleiche für Krebsprävention und

Krebsbekämpfung. Falsche und schlechte Ernährung, die Diabetes verursacht, kann auch Krebs verursachen.

2.3 Östrogen-haltige Lebensmittel

Mangel an Östrogen kann die Vagina-Flora krank machen. Menopause oder jeder Faktor, der eine Abnahme des Östrogens verursacht, kann den vaginalen pH-Wert aus dem Gleichgewicht brin-gen und Dysbiose verursachen. Vaginale Laktobazillen ernähren sich von Glykogen, aber die Wände der Vagina sind nur dann reich an Glykogen, wenn eine Frau eine ausreichende Menge an Östrogen in ihrem Körper hat. Wenn das Glykogen zu gering ist, sterben Laktobazillen ab und der vaginale pH-Wert steigt, wird also basischer. Wenn der pH-Wert in der Vagina- oder Darm-Flora steigt, boomen schlechte Bakterien, die dazu führen, dass die Darm- und Vagina-Floren infiziert werden und aus dem Gleichgewicht kommen.

2.4 Ballaststoffe

Ballaststoffe verbessern die Menge und Art der Bakterien in der Vagina und im Verdauungssystem und sie wirken sich auch auf das vaginale Mikrobiom aus.

Ballaststoffe unterstützen gesundheitsfördernd die Vagina- und Darmbakterien und helfen bei Vagina-, Darm- und Stoffwechselerkrankungen.

2.5 Diese Vitamine sanieren die Fortpflanzungsorgane und ihre Floren

Bestimmte Vitamine können helfen, das Immunsystem zu stärken und Krankheiten und Infektionen vorzubeugen oder ihre Dauer zu verkürzen, wenn du bereits krank bist. Vitamine können als natürliches Antibiotikum wirken.

Vitamin A ist mit der Fruchtbarkeit verbunden.

Vitamin C: Lebensmittel mit hohem Vitamin-C-Gehalt wie Powerkohlenhydrate (Yamswurzel, Kochbananen, Manioka usw.), Blattgemüse, Kohl, Kräuter und Gewürze, Erdbeeren, Paprika und Zitrusfrüchte sind wichtig, um das Immunsystem zu stärken und Infektionen zu bekämpfen.
In einer Studie aus dem Jahr 2013 reduzierten Frauen, die nach der Behandlung wegen bakterieller Vaginose eine vaginale Tablette Ascorbinsäure konsumierten, ihr Risiko, die Infektion erneut zu bekommen. Vitamin C wirkt auch wie ein Antioxidans, indem es freie Radikale erstickt. Diese verheerenden Verbindungen ernähren sich von normalerweise gesunden Zellen und erhöhen das Risiko für bestimmte Krankheiten.

Vitamin E, das „weiblichste Vitamin", bekämpft Trockenheit, indem es die Schleimhäute der Vagina hydratisiert und sie feuchter macht. Vitamin E (Tocopherol) aktiviert die sexuellen Drüsen des endokrinen Systems und hilft bei der Fruchtbarkeit. Andere Studien haben ergeben, dass Zäpfchen, die Vitamin E enthalten, zusammen mit anderen Inhaltsstoffen wie Hyaluronsäure, Vitamin A und Vitamin D, die Symptome der vaginalen Atrophie bei Frauen, die sich einer Krebsbehandlung unterziehen, verbessern können.

Vitamin E hat antioxidative Eigenschaften im System. Vitamin E wirkt wie ein Antibiotikum, indem es freie Radikale beseitigt und die normale Immunfunktion unterstützt.

Vitamin D moduliert ebenfalls das Immunsystem und hilft, krankheits- und infektionsfrei zu bleiben. Ausreichende Mengen an Vitamin D können das Wachstum und die Ausbreitung von Keimen in der Vagina hemmen. Vitamin D trägt dazu bei, die weibliche Feuchtigkeit zu erhöhen.

- Vitamin K
- Vitamin B3 (Vitamin PP, Niacin, Nicotinamid)
- Vitamin B6 (Pyridoxin)
- Vitamin B9 (Folsäure)

2.6 Diese Mineralstoffe sanieren die Fortpflanzungsorgane und ihre Floren

Nützliche Mineralstoffe für das weibliche Fortpflanzungssystem sind Magnesium, Selen, Zink, Jod, Eisen, Kupfer, Kalzium.

2.7 Diese komplexen Power-Kohlenhydrate sanieren die Fortpflanzungsorgane und ihre Floren

Wir lesen überall ein undifferenziertes Urteil über Kohlenhydrate, das hunderte Millionen von Menschen Gesundheit und gar vorzeitigen Tod kosten. Kohlenhydrate sind schlecht, so lesen und hören wir. Dabei geht es um einfache Kohlenhydrate wie Nudeln, Pizza, ja, alle aus Weißmehl hergestellten Lebensmittel, die tatsächlich den Tod bringen und Ursache von vielen Krankheiten wie Krebs, Diabetes, Unfruchtbarkeit, Impotenz, Herzkrankheiten usw. sind. Aber es wird kein Wort verloren über die Power von komplexen Kohlenhydraten, die unabdingbar, unverzichtbar sind, wenn wir gesund leben wollen und ohne Medikamente.

Warum die Power Kohlenhydraten wichtig sind? Schau einfach einen Auszug ihrer Eigenschaften und Funktionen

2.7.1 Die unglaublichen Funktionen und Heilkraft von Power-Kohlenhydraten

Erstaunliche und unbekannte Auswirkungen auf den Körper, die Psyche und die Vagina-Flora.

Komplexe Power-Kohlenhydrate

- sind vitaminreiche Lebensmittel
- sind mineralstoff- und spurenelementreiche Lebensmittel
- sind proteinreiche Lebensmittel
- sind Antioxidantien-reiche Lebensmittel
- regulieren den Blutdruck
- enthalten viele ungesättigten Fette
- sind Energiegeber
- sind Energiespeicher
- sind Verdauungshelfer
- säubern den Darm und tragen zu einer gesunden Darm-Flora bei
- entgiften deine Leber und Nieren und machen sie gesund
- bekämpfen Entzündungen
- stärken das Immunsystem
- bekämpfen Azidose (Übersäuerung des Körpers. Eine Ursache zahlreicher Krankheiten)
- regulieren den Stoffwechsel
- helfen dem Muskelgewebe in der Vagina und sorgen somit für gesunde und starke Vagina- und Gebärmutterwände
- **regen die Produktion und Stabilisierung von wichtigen Hormonen an**

- **als natürliche Antibiotika. Sie bekämpfen Viren und Bakterien.**
- wirken vorbeugend gegen Krebs
- schützen vor Diabetes und hohen Blutzuckerwerten
- bekämpfen Herz-Erkrankungen
- fördern eine gute Gehirnfunktion, helfen gegen Alzheimer und Demenz
- als natürliche Antidepressiva bekämpfen sie Depression, Ängste, Stress, Schlafstörungen, machen glücklich, stärken die Psyche
- fördern die Zahn-Gesundheit und bekämpfen Karies
- sorgen für die Gesundheit der Knochen, für starke Zähne, elastische Haut
- schützen vor Geschwüren
- helfen beim Abnehmen und Gewichtsmanagement
- bekämpfen Essstörungen
- fördern gesunde Augen
- wirken gegen Asthma, Husten, Atemprobleme
- sind Anti-Aging-Lebensmittel
- steigern die Fruchtbarkeit
- sind Potenzsteigerungsmittel und bekämpfen Scheidentrockenheit
- bekämpfen Regelschmerzen und Zyklusstörungen
- bekämpfen Menopause-Symptome

- entschlacken
- machen gesund!
- halten Körper, Po, Beine, Brust, Penis, Vagina muskulöser, fester, knackiger
- sind perfekt für Sportler und verhelfen zu mehr Leistung
- fördern den Muskelaufbau ohne Sport
- durch proteinhaltige Power-Kohlenhydrate für guten Schlaf sorgen
- Was ist **resistente Stärke** und warum ist sie essentiell für unsere Gesundheit? Power-Kohlenhydrate enthalten große Menge resistente Stärke und dadurch versteht man, warum diese Kohlenhydrate sehr wichtig sind.
  Der Darm ist das Zentrum der Gesundheit. Der Darm und seine Darmflora sind Fabriken für alle „Eigen-Medikamente", die der Körper braucht, um sich selbst zu heilen. Ohne gesunden Darm, keine Gesundheit.
  Resistente Stärke ist, obwohl sie chemisch wie gewöhnliche Stärke aufgebaut ist, durch menschliche Verdauungsenzyme, im oberen Dünndarm, nicht abbaubar. Anders gesagt und das ist der Unterschied zu normaler Stärke, kann die resistente Stärke von unseren Verdauungsenzymen nicht abgebaut werden, was bedeutet, dass sie unseren Darm passiert, ohne dabei vom Körper in Zucker umgewandelt zu werden. Das klingt fantastisch und ist es auch, in Bezug auf Menschen, die Diabetes haben, denn diese Stärke reguliert die Blutzuckerwerte. Mit resistenter Stärke wird die Darmflora ins Gleichgewicht gebracht. Sie dient gesunden Darmbakterien als Nahrung. Sie heilt den Darm und befreit ihn von bakteriellen Erregern. Sie enthält resistente Stärke. Diese Art von Stärke ist die gesündeste und beste Stärke für den Darm. Maniok, Yams, Kochbananen, Macabo enthalten natürlich viel resistente Stärke.

Resistente Stärke macht gesund, weil sie die guten Bakterien in dem Dickdarm ernährt und in energiefördernde, entzündungshemmende und in wichtige kurzkettige Fettsäuren, wie Butyrat (ist die wichtigste Energiequelle für unsere Darmzellen und eine ganz bedeutende Schlüsselsubstanz für unsere Gesundheit. Propionsäure verwandelt. Sie beeinflusst bestimmte Immunzellen im Gehirn, die auf bestimmte Krankheiten, wie Multiplen Sklerose, Parkinson, Alzheimer positiv reagieren. Die Immunzellen funktionieren nur, wenn die Darmbakterien genügend Propion aus der Nahrung freisetzen. Wenn die Darmbakterien jetzt nicht ausreichend Bakterienstoffwechselprodukte liefern, werden die Mikrogliazellen (Die Abwehr oder auch Immunzellen) ausgehungert und verkümmern.
Diese verstoffwechselten Bakterien halten die Zellen der Dickdarmschleimhaut gesund und genau deswegen soll resistente Stärke Dickdarmkrebs vorbeugen. Ihnen wird eine entzündungshemmende Wirkung nachgesagt, weswegen sie auch bei chronisch entzündlichen Darmerkrankungen, wie Morbus Chron und Colitis Ulcerosa helfen und außerdem regulieren sie den Blutzucker.
[aus dem Buch **Die Helden gegen Krankheitsursachen: Power Kohlenhydrate von Dantse Dantse ISBN 978-3-948721-32-9**]

2.7.2 Was sind diese super Foods, die Infektionen bekämpfen, Östrogenherstellung

anregen und Krankheiten heilen?

Afrikanische Power Kohlenhydrate

Afrikanische Power-Kohlenhydrate: Super heilende Kohlenhydrate für eine effektive Gesundheit und Stärkung der Vagina.

Ich nenne hier vorwiegend Lebensmittel, die man überall in Asia- und Afro-Geschäften und auch in gut sortierten Lebensmittelmärkten kaufen kann.

Du wirst bei den Eigenschaften dieser Lebensmittel schnell verstehen, warum viele Frauen in Afrika weniger Beschwerden in der Vagina haben.

Yamswurzel, Kochbanane, Manioka, Süßkartoffel, Tannia oder Cocoyams, Taro: Du kannst sie in Afrika überall bekommen, in den westlichen Ländern in guten sortierten Lebensmittelläden, in allen Afro- und Asiashops.

Getreide:

- Foniohirse, afrikanisches Supergetreide, ein Superstar-Lebensmittel. Das "leckerste und nahrhafteste Getreide der Welt": Die Zukunft der Bio-Ernährung
- Teff: Das neue Super-Getreide aus Äthiopien – noch besser als Quinoa.
- Quinoa

Andere: Kartoffel, Kürbis, Maronen, Yacónknollen.

Alles über diese Kohlenhydrate, was sie detailliert enthalten und wie sie im Körper wirken und Krankheiten bekämpfen, liest du ausführlich in meinem Buch

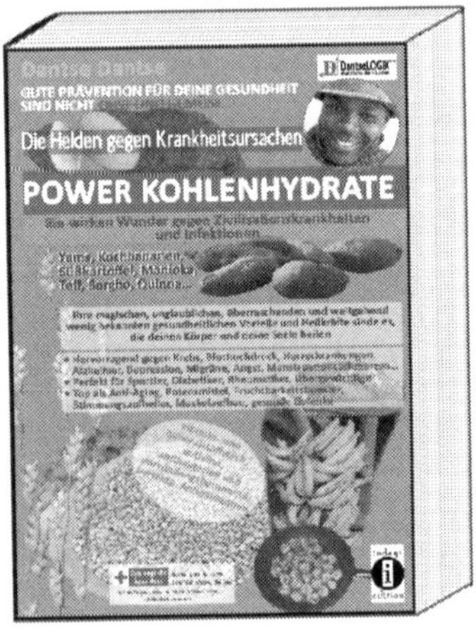

Die Helden gegen Krankheitsursachen: Power Kohlenhydrate von Dantse Dantse

ISBN 978-3-948721-32-9

2.8 Diese Kräuter und Gewürze sanieren die Fortpflanzungsorgane und ihre Floren

Bestimmte Kräuter besitzen traditionelle Beweise, um bei Beschwerden und Infektionen in der Vagina, wie Vaginitis, insbesondere bakterieller Vaginitis, verwendet zu werden. Die Verwendung von pflanzlichen Heilmitteln bei infektiöser Vaginitis hat sich in viele Traditionen als wirksam erwiesen.

Viele Kräuter und Gewürze sind nicht nur antimikrobiell und antiviral, sondern können schädliche Xeno-Östrogene reduzieren (das sind chemisch hergestellte Hormone, die wir durch unseren hohen Plastik- und Kunststoffkonsum unwissentlich aufnehmen und die sich negativ auf den Hormonhaushalt auswirken). Sie unterstützen die Leber beim Abbau von Stresshormonen. Viele Kräuter und Gewürze bekämpfen bakterielle vaginale Infektionen, Pilzinfektionen und bakterielle Vaginose.

Detaillierte und ausführliche Informationen über die Kraft der Kräuter liest du in meinem Buch:

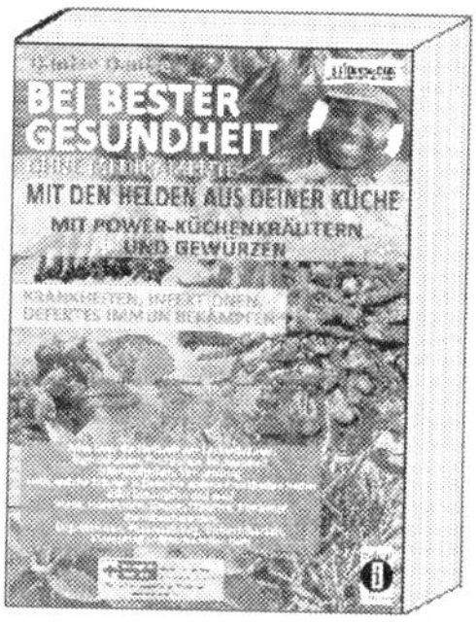

BEI BESTER GESUNDHEIT OHNE MEDIKAMENTEN MIT DEN HELDEN AUS DEINER KÜCHE KRANKHEITEN BEKÄMPFEN MIT POWER KÜCHENKRÄUTERN UND GEWÜRZEN

von Dantse Danste

ISBN 978-3-948721-53-4

2.8.1 Power Küchenkräuter und Gewürze boosten, heilen und schützen das Immunsystem und bekämpfen bakterielle und virale Infektionen

in den Floren des Körpers

Kräuter und Gewürze enthalten starke und ausreichende Mengen Antioxidantien, wie Vitamin C. Vitamin C trägt zum Schutz der Zellen bei, z.B. vor oxidativem Stress, zur Resistenz gegen Infektionen, zur Verringerung von Müdigkeit und zur normalen Funktion des Nerven- und Immunsystems. Es kann auch dazu beitragen, krebserregende freie Radikale aus dem Körper zu entfernen. Durch die Stärkung der weißen Blutkörperchen können Kräuter, Gewürze und Power Kohlenhydrate, wie Yamswurzeln, das Immunsystem des Körpers stärken und ihn vor verschiedenen Infektionen und Krankheiten schützen. Vitamin B6 ist wichtig für die Unterstützung biochemischer Reaktionen im Immunsystem. Vitamin E ist ein starkes Antioxidans, das dem Körper hilft, Infektionen abzuwehren.

Power-Kräuter und Gewürze enthalten idealer Menge Mineralstoffe, die das Immunsystem stärken. Eisen hilft, Sauerstoff zu den Zellen zu transportieren. Selen hat eine starke Wirkung auf das Immunsystem und ein Potenzial, die überaktiven Reaktionen des Körpers auf bestimmte aggressive Krebsarten zu verlangsamen. Zink hilft, die Immunantwort zu verlangsamen, hilft bei der Entwicklung und Kommunikation von Immunzellen und kontrolliert Entzündungen.

Kräuter und Gewürze enthalten gute Fettsäuren, die essentiell sind für das Immunsystem. Sie reduzieren Entzündungen.

Power Kräuter und Gewürze enthalten wichtige Botenstoffe für das Immunsystem.

Sie tragen zu einem stabilen Blutzuckerspiegel bei. Dieser reduziert die Stressreaktion des Körpers, was wiederum eine unerwünschte Mobilisierung von Immunzellen mildert.

Ein Ernährungs-Stil mit wenig Power-Kräutern und Gewürzen kann das Gleichgewicht zwischen guten und schlechten Bakterien im Darm (Verdauungstrakt oder Gastrointestinaltrakt) und in der Vagina-Flora stören, indem die schlechten Bakterien überhandnehmen und somit probiotische "freundliche" Bakterien verdrängen. Es ist bekannt, dass der Darmtrakt, aber auch die Lust-, Sexual und Fortpflanzungsorgane und ihre Floren die wahren Soldaten für das gesamte Immunsystem sind. Wenn diese Floren krank sind, leidet das ganze Immunsystem und der ganze Körper. Nun versteht man die Wichtigkeit von Power-Küchenkräutern, Gewürzen und Power-Kohlenhydraten, welche die guten Bakterien vermehren und ihre Aktivität anfeuern. Das stärkt nicht nur das Immunsystem, sondern schützt und bekämpft zudem Infektionen und Krankheiten und hält die Verbindung zwischen Darm, Vagina und Gehirn aufrecht und gesund, was wiederum erneut das Immunsystem stärkt.

Lebensmittel, die Präbiotika enthalten, wirken entzündungshemmend und unterstützen die psychische Gesundheit. Die Ballaststoffe senken auch den Cholesterinspiegel, wodurch Herzerkrankungen vorgebeugt werden kann und sie stärken außerdem das Immunsystem.

Power-Kräuter und Gewürze zusammen mit Power-Kohlenhydraten sind für Sportler enorm wichtig. Sie helfen, wenn sie in den ersten Stunden, unmittelbar nach anstrengendem Training oder anderer sportlichen Aktivitäten konsumiert werden, schneller bei der Wiederherstellung der Immunfunktion.

2.8.2 Die Top-Liste der vier magischen, unter- und überirdischen, geheimen Waffen für ein starkes, gesundes Immunsystem, das Vireninfektionen beseitigt: Ingwer, Knoblauch, Zwiebel, Habanero (Chili)

Ingwer, Zwiebel, Knoblauch, Habanero enthalten Phyto-Östrogene. Dank ihrer antimikrobiellen Eigenschaften kann Knoblauch helfen, Hefeinfektionen zu bekämpfen. Sie können schädliche Xeno-Östrogene reduzieren.

Mit Ingwer, Zwiebeln, Knoblauch

und

scharfen Chilischoten braucht

man
fast keine/n Ärzt:innen mehr

Beim Kochen ist es sehr ratsam, mindestens diese vier Gewürze frisch zu nutzen. Das Essen schmeckt dann nicht nur gut, sondern ist auch gesund. Zwiebeln regen die Verdauungsdrüsen an und bauen die Darm-Flora auf. Knoblauch ist sehr wichtig für den Körper.

In Westafrika nutzt man die gesunde Kraft des Ingwers seit mehr als 5000 Jahren. Erst vor weniger als 25 Jahren entdeckte die moderne Medizin die Kraft des Ingwers.

Diese vier magischen, unterirdischen und überirdischen Kräuter und Gewürze sollten nie in einer veganen Ernährung fehlen!

Jeder kennt Ingwer, Knoblauch, Zwiebeln und Chilischoten, aber viele sind sich nicht bewusst, was sie dem Organismus tatsächlich bringen. Sie werden oft nur für den Geschmack verwendet, dabei sind diese vier Gewürze echte Nutraceutical-Ernährungsprodukte, denen gesundheitlich relevante Effekte nachgesagt und nachgewiesen werden. Sie sind wahre Natur-Medikamente, die uns – gekocht oder roh – gesund, fit und schlank halten und die Vagina-Flora schützen, sanieren und heilen.

Knoblauch (Allium sativumL. fam. Alliaceae):
Knoblauchpräparate wurden bei der Behandlung mehrerer Krankheiten, einschließlich Infektionen benutzt. Er ist antibakteriell, antimykotisch und hat bewiesene antivirale Eigenschaften. Gekaut oder in der Vagina kann er gut wirken, und

das mit viel weniger Nebenwirkungen im Vergleich zu Metronidazol.

Ingwer ist genauso wirksam war wie Ibuprofen zur Linderung schmerzhafter periodenbedingter Krämpfe.

Diese vier Gewürze sind:

- ☺ Anti-Krankheit
- ☺ **Antiviral**
- ☺ **Antibakteriell**
- ☺ **Anti-Pilze**
- ☺ Anti-Krebs
- ☺ Anti-Fett
- ☺ Anti-Übergewicht
- ☺ Anti-Depression
- ☺ Anti-Entzündungen
- ☺ Anti-Müdigkeit
- ☺ Anti-Potenzschwäche
- ☺ Anti-Diabetes
- ☺ Anti-Bluthochdruck
- ☺ Anti-Alkohol
- ☺ Anti- Influenza, -Erkältung und -Schnupfen
- ☺ Und, und, und…

Die Frage ist eher, was können diese vier Gewürze NICHT?

Denn wer diese vier Gewürze zusammen in ausreichenden Mengen beim Kochen benutzt, kann sicher sein, dass er sich, den Körper und die Psyche vor vielen Krankheiten schützt und die Vagina gesund hält.

Krankheiten wie…

- ☹ Infektionen in der Vagina
- ☹ Depressionen
- ☹ Influenza, Erkältung und Schnupfen en
- ☹ Halsschmerzen
- ☹ Diabetes
- ☹ Bluthochdruck
- ☹ Entzündungen
- ☹ Kopfschmerzen
- ☹ Migräne
- ☹ Krebs

... auch chronische Entzündungskrankheiten werden damit sehr effizient bekämpft.

Die vier Gewürze sollten NIE MEHR in deiner Küche fehlen. Sie können in allen Gerichten verwendet werden, sogar in Kuchen und Getränken!

2.8.3 Weitere wichtige Küchenkräuter und Gewürze, die die Vagina-Flora schützen, heilen und sanieren

Nelken

Nelken haben viele medizinische Tugenden, die heute viele Menschen nicht mehr kennen, die aber in vielen Therapien in Afrika eingesetzt werden und der Vagina-Flora helfen. Gewürznelken wirken antiseptisch und keimtötend. Sie wirken antimikrobiell, zum Beispiel gegen vaginale Candida-Infektionen.

Ginseng

hat sich ebenfalls als antimikrobiell erwiesen. Es wirkt als Abwehr gegen bakterielle und virale Infektionen.
Die Ginseng-Wurzel stimuliert die Eierstöcke und regt dadurch die Östrogen-Produktion an. Ginseng ist ein starkes Antioxidans und bekämpft daher sehr gut freie Radikale und mindert somit Entzündungen. Allgemein stärkt diese Wurzel das Abwehr- und

Nervensystem, unterstützt das hormonelle System und schützt sehr effektiv die Leber.

Kurkuma
Curcumin in Kurkuma beeinflusst den Hormonhaushalt zudem positiv, da es die Leber beim Abbau von Stresshormonen unterstützt. Kurkuma hat zahlreiche gesundheitliche Vorteile, es wirkt antiviral, antibakteriell, antimykotisch, gegen Krebs, dies in Verbindungen mit vielen Antioxidantien.

Djansang oder **Njangsa**
ist der gelbe Kern der grünen, Nieren-förmigen Frucht des Ricinodendron-Baumes im Regenwald Afrikas. Er ist Nahrung und Medizin zugleich.

Das United States Department of Agriculture (USDA) und das Nationale Institut für Ernährung und Landwirtschaft der USA (NIFA) haben 2013 eine Studie über diesen Kern veranlasst, die zeigt, wie wichtig er ist.
Er wirkt gegen Viren in der Vagina-Flora, bekämpft Unfruchtbarkeit und stärkt die Lust.

Persische Schalotte (Allium hirtifolium Boiss. Alliaceae):
Diese Pflanze wird im Iran seit langem als Gewürz verwendet. Seine Aktivität gegen bestimmte Bakterien und Hefen, die auch in der Vagina-Flora vorkommen, ist bekannt

Soumbala, natürliche Brühwürfel mit erstaunlicher Heilkraft aus Westafrika.
Eine Konkurrenz zu Soumbala stellen die industriell hergestellten Brühwürfel dar, die aber ärmer an Proteinen und Spurenelementen sind. Soumbala hat

- hat eine positive Wirkung auf die Vagina und Darm-Flora
- hilft bei Magen-Darm-Beschwerden und Verstopfungen
- fördert die Herzaktivität
- stärkt die Funktion des Gehirns
- stärkt die Immunabwehr
- ist antibakteriell

Aframomum melegueta [Roskoe] K. Schum (Paradieskörner)
„Aframomum melegueta
ist eine Pflanzenart, die zur Familie der Ingwergewächse innerhalb der einkeimblättrigen Pflanzen gehört. Sie ist in Westafrika beheimatet und wird in vielen Gebieten Afrikas kultiviert. Paradieskörner, auch Guineapfeffer oder Melgueta-Pfeffer genannt, sind die getrockneten Samen, die als Gewürz verwendet werden“ [Wikipedia]

Dieses Gewürz wird seit Tausenden von Jahren in Afrika benutzt, besonders in Kamerun. Ich habe als Kind sehr viel davon gegessen. Wenn die Frucht frisch gepflückt ist, schmeckt sie sehr lecker. Sie ist nicht süß, sondern hat ein angenehm würziges Aroma und einen leicht scharfen, aber nicht brennenden Geschmack.

Im Hebräischen benutzt man die Bezeichnung „Körner vom Garten Eden“. Der chinesische Name ist: „Körner aus dem Himmelsreich“.

Dieses Gewürz hat paradiesische Heileigenschaften. Es ist unter Insidern bekannt für seine medizinische Verwendung. In Kamerun gehört die ganze Pflanze zur Volksmedizin. Ein aromatisches Öl kann aus den Samen gewonnen werden.

Aframomun ist ein sehr starkes Mittel, um

- die Darm- und Vagina-Flora gesund zu halten und um das Immunsystem zu stärken, zu schützen oder zu heilen. Es enthält starke Antioxidantien.
- Es wird benutzt gegen Epilepsie.
- Es lindert Arthritis-Schmerzen (besonders, wenn es mit Senföl vermischt ist).
- Es wird auch als Potenz und luststeigerndes Mittel verwendet.
- Es ist ein scharfes Stimulans gegen Verdauungsprobleme, Verstopfung und lindert Bauch- und Magenkrämpfe, Blähungen und Bauchbeschwerden aufgrund von Koliken. Abgekocht wird es zur Behandlung schmerzhafter Menstruation, übermäßiger Laktation, postpartaler Blutung (postpartale Stimmungskrisen beschreiben psychische Zustände oder Störungen, die in einem zeitlichen Zusammenhang mit dem Wochenbett auftreten) und Unfruchtbarkeit verwendet.
- Dank des flüchtigen Ölparadols weist es krampflösende, karminative und Brustqualitäten auf.

Tamarinde (Tamarindus indica L.)
und seine magischen gesundheitlichen Vorteile
Tamarinde kommt aus Afrika, aus Ostafrika, und wird nun in viele Teilen der Welt angebaut. In Afrika wurde sie schon vor Hunderten von Jahren als Medizin gegen Herzkrankheiten, Gelenkschmerzen, zur Vagina-Reinigung und Aufbau und Darmsanierung angewendet. Tamarinde hat stark entzündungshemmende Eigenschaften.

- Tamarinde enthält dank großer Mengen Vitamin C starke Antioxidantien. Es schützt das Immunsystem, lindert Schmerzen und schützt den Körper vor Parasiten und Würmern.
- Blattextrakte sowie Körner zeigen eine starke antioxidative, antivirale, antibakterielle Aktivität.
- Tamarinde erhöht die Immunität, stärkt, schützt, heilt und repariert das Immunsystem.
- Die antiseptische, antimikrobielle und antioxidative Wirkung von Tamarinde hilft, Infektionen (Pilz-, bakterielle und Virus-Infektionen) zu verhindern, das Auftreten von Parasiten im Körper und Entzündungen, sowie freie Radikale zu reduzieren. Hohe Mengen an Vitamin C und die antioxidative Wirkung in Tamarinde stärken das Immunsystem.
- Bessere Durchblutung: 100 gr. Tamarinde decken etwa 15% der täglich empfohlenen Eisenaufnahme. Eisen hilft dem Körper, rote Blutkörperchen zu produzieren, was den Blutfluss im ganzen Körper fördert. Dies hilft weiter, Probleme wie Anämie, Müdigkeit, Schwäche und niedrige Immunität anzugehen.

Petersilie

Leider wird Petersilie heute nur noch als Küchenkraut oder Gewürz angesehen. Dabei hat sie starke Heilkräfte, die nicht unterschätzt werden sollten, da sie viele ätherische Öle, Mineralstoffe, Ballaststoffe, Proteine, Aminosäuren und Fette enthält - mehr als Thymian, Ginseng oder Zimt.

- Petersilie hat u-a. folgende Wirkungen:
  Sie ist reich an Antioxidantien, (v.a. das Antioxidans

Quercetin), die Entzündungen, freie Radikale und oxidative Stressmacher bekämpfen.

- Petersilie ist sowohl antibakteriell als auch antimykotisch (wirkt gegen Pilze).
- Das Immunsystem wird durch Petersilie gestärkt.
- Sie hilft bei Gallenblasen, Blasenentzündungen und Harnwegsinfektionen
- Petersilie regt die Produktion von Hormonen an und hilft somit, ein besseres hormonelles Gleichgewicht bei Frauen herzustellen
- Sie stärkt die Libido und ist potenzsteigernd, steigert die Sekretion des Östrogenhormons und hilft Frauen, beim Sex feuchter zu werden.
- Sie wirkt kontraktionsfördernd auf die Gebärmutter.
- Als Tee bekämpft sie prämenstruelle Syndrome, Menstruationsbeschwerden und Beschwerden der Wechseljahre sowie die Verzögerung des Menstruationszyklus.

Basilikum

Auch Basilikum ist den meisten Menschen leider nur als aromatisches Gewürz bekannt. Nur die wenigsten kennen deren Wert als heilsames Kraut und wissen, dass es Estragol enthält.

Basilikum wirkt nicht nur auf den Geschmack einer Mahlzeit, sondern wird bereits seit vielen Tausend Jahren in der afrikanischen, tamilischen und ayurvedischen Tradition als Medizin verwendet. Auch wissenschaftliche Untersuchungen haben ergeben, dass Basilikum verschiedene Gesundheitseigenschaften hat.

- Besonders wegen dieser Vitamine und Nährstoffe hat Basilikum eine sehr starke heilende Wirkung:
  Basilikum enthält Vitamin A, Vitamine der B-Gruppe, hat einen hohen Gehalt an den Mineralstoffen Kalium und Kalzium, aber auch Magnesium, Eisen, Mangan, Kupfer, Phosphat, Natrium, Zink, u.a. und liefert dem Körper viele wertvolle Inhaltsstoffe, auch Ballaststoffe, Proteine, Kohlenhydrate, Fett.
- Basilikum ist antibakteriell, ist entzündungshemmend (antiphlogistisch).
- Basilikum schützt die Vagina- und Darm-Flora.
- Es schützt Herz und Kreislauf und stärkt das Immunsystem.
- Basilikum lindert Infektionen und Entzündungen.
- Es hilf bei Kopfschmerzen und Migräne, Fieber und Erbrechen.
- Basilikum kann bei Stress und Depressionen, Müdigkeit und Antriebslosigkeit helfen.
- Es hilft gegen Juckreiz, oxidativen Stress und ist schleimlösend.
- Die ätherischen Öle des Krautes regen den Appetit an und helfen bei der Verdauung und bei Blähungen.
- Das Gewürz wirkt harntreibend.
- Basilikum hilf bei Regel- und Wechseljahrbeschwerden.

Thymian

Wie die vorherigen Pflanzen, ist auch Thymian eine Heilpflanze, die mit der Zeit für die meisten Menschen zu einer einfachen

Gewürzpflanze geworden ist. Dabei wurde sie beispielsweise im alten Ägypten in Einbalsamierungspraktiken verwendet.

- Thymian hat sich als wirksames Mittel für die Vagina-Gesundheit erwiesen.
- Thymian ist eine Pflanze, die dank einer Substanz namens Thymols antiseptische und antibakterielle Eigenschaften hat. Daher ist er ideal zur Bekämpfung von schlechten Mikroorganismen in der Vagina und im Darm und zur Stärkung des Immunsystems.
- Hilft bei Infektionen
- Thymian-Öl ist bei resistenten Stämmen von Staphylococcus-, Enterococcus-, Escherichia- und Pseudomonas-Bakterien wirksam.
- Thymian ist ein natürliches Biozid, antiseptisch, antibakteriell und antimykotisch. Zudem wirkt es als Desinfektionsmittel genutzt (gegen Schimmel und Schädlinge, kann Mücke abwehren).
- Thymian hilft bei Anämie. Er enthält viel Eisen, das für die Heilung von Anämien unerlässlich ist.
- Thymian hilft bei Depressionen: Thymian enthält Lithium, das ein Mineral ist und zur Behandlung bei Depressionen verwendet wird.
- Thymian kann zur Behandlung von Muskelkrämpfen genutzt werden, auch im Vagina-Bereich.

Rosmarin

Rosmarin hilft gegen Frauenbeschwerden wie z.B. schmerzhafte Menstruation, Wechseljahrbeschwerden und ist menstruations-

fördernd.
Rosmarin stärkt das Immunsystem.

Koriander
antimikrobiell, antiparasitär, spasmolytisch und antioxidativ.

Die Heilkraft des Korianders wurde schon Tausende Jahre vor Christus in Afrika bekannt. Im Alten Testament wurde zudem von der Heilkraft dieses Krautes berichtet, wovon auch der Mediziner Hippokrates sprach.

Aufgrund seiner antibakteriellen und antimykotischen Eigenschaften schützt es nicht nur vor Infektionen, sondern hilft auch, Krankheiten schneller zu überwinden.

Koriander, ein Verbündeter des Darms und der Verdauung und der Vagina und des Uterus. Koriander bekämpft bakterielle vaginale Infektionen, Pilzinfektionen und bakterielle Vaginose.

Koriander hilft bei der Gesundheit der Vagina- und Darm-Flora und ernährt die guten Bakterien.

Wie sich Koriander auf die Gesundheit auswirkt:

- Koriander hat entzündungshemmende Eigenschaften. Er hilft bei entzündlichen Erkrankungen.
- Koriander ist antiseptisch.
- Ist als ätherisches Korianderöl ein natürliches keimtötendes Mittel, das bei Infektionen hilft.
- Koriander ist ein natürliches Antibiotikum.
- Antioxidantien im Koriander beugen Entzündungskrankheiten vor.

- Gegen Anämie: Koriander enthält viel Eisen, was wiederum die Anzahl der roten Blutkörperchen erhöht, was wiederum zu einer guten Sauerstoffzirkulation in Muskeln, in der Vagina und anderen Körperorganen führt.
- Koriander hilft bei Blasenbeschwerden.
- Koriander hilft gegen Menstruationsschmerzen.
- Koriander fördert eine gute Verdauung und besseren Stuhlgang. Er hilft zudem bei Verdauungsbeschwerden (z. B. Blähungen, Durchfall, Reizdarm) und bei Darm-Trägheit und Verstopfung. Ein gesunder Darm bedeutet eine gesunde Vagina-Flora.
- Er kann die Insulinsekretion stimulieren und den Blutzuckerspiegel senken und ist sehr gut bei Diabestes und auch um Diabetes vorzubeugen.
- Er regt die Leberfunktion an.
- Koriandersamen bekämpfen Frauenprobleme und sind besonders gut für den Menstruationsfluss.
- Koriander soll dem Körper als Ausleitungsmittel für Schwermetalle wie Blei dienen.

Salbei

Salbei schmeckt gut, riecht gut und wird aufgrund der diversen Anwendungsmöglichkeiten gerne als Allheilmittel bezeichnet. Im Mittelalter griff man sogar auf ihn zurück, um Menschen von der Pest zu heilen.

- Salbei hilft bei psychischen Störungen, wie Depressionen
- Salbei hilft bei Stress

- Salbei hilft bei Magen-Darm-Beschwerden
- Salbei hilft gegen Beschwerden in der Vagina

Bärlauch

Auch Bärlauch ist nicht nur ein leckeres Gewürz in der Küche, sondern ebenfalls eine wichtige Pflanze zur Heilung.

Bärlauch ist als Heilkraut unterschiedlich einsetzbar u.a.:

- Er verbessert die Darm- und Vagina-Funktion und die Gesundheit der Darm- und Vagina-Flora.
- Er hilft bei der Behandlung von akutem und chronischem Durchfall, faulem Darmsyndrom und hartem Stuhlgang.
- Er ist antibiotisch, antiviral und antibakteriell.
- Er ist blutreinigend.
- Er ist lipidsenkend.
- Er ist entzündungshemmend.
- Er ist reich an Antioxidantien und schützt vor freien Radikalen.

Bockshornklee

Bockshornklee gehört, wegen seiner vielfältig nachgewiesenen positiven Wirkungen, zu den anerkannten Heilpflanzen. Bereits der Prophet Mohamed empfahl ihn als Heilmittel bei vielen Beschwerden.

- Besonders wirksam ist Bockshornklee bei Diabetes.
- Bockshornklee stärkt das Immunsystem.
- Mit einem stärkeren Immunsystem wird der Körper weniger anfällig für Infektionen und Krankheiten. Bockshornklee ist

reich an essentiellen Nährstoffen und Antioxidantien und stärkt hervorragend die Immunresistenz. Bockshornklee enthält Polyphenole und Flavonoide, die für deren antioxidativen Aktivitäten verantwortlich sind. Sogar Samen von Bockshornklee können freie Radikale abfangen, Zellen vor oxidativem Stress schützen und somit Zellschäden verhindern. Man wird nicht schnell und ungesund alt.

- Er fördert die Milchbildung bei stillenden Müttern.
- Er senkt den Cholesterinspiegel.
- Er fördert Libido und Potenz.
- Er stärkt die Gebärmutter.
- Er wirkt bei Stoffwechselstörungen.
- Bockshornklee kann helfen, Brustkrebs vorzubeugen. Bockshornklee bekämpft Krebs, indem es die Krebszellen abtötet und deren Ausbreitung verhindert.
- Eine Studie, die im Jahr 2005 in Cell Biology International veröffentlicht wurde, berichtete, dass Bockshornklee eine schützende Wirkung gegen Brustkrebs hat und die „Brusthyperplasie“ hemmt.

Lauch
Lauch wird nun schon seit Jahrtausenden als Gemüse- und Gewürzpflanze kultiviert und war seit jeher in Afrika und später in anderen Ländern der Welt eine anerkannte Heilpflanze.

Lauch weist als Heilkraut unterschiedliche Wirkungen auf:

- Er stärkt das Immunsystem (enthält viel Vitamin C) und schützt vor Erkältung.

- Lauch ist gut für die Entschlackung.
- Er reinigt und saniert den Darm, die Vagina, den Uterus, die Nieren, die Leber.
- ist antibiotisch.

Meerrettich

Meerrettich hat eine ausgeprägte Heilwirkung und sollte besonders im Winter zur täglichen Ernährung gehören.

Heileigenschaften des Meerrettichs:

- Stärkung des Immunsystems.
- Stärkung und der Darm- und Vagina-Flora.
- Meerrettich fördert eine bessere Durchblutung.
- Meerrettich fördert eine schmerzlose Menstruation.
- Meerrettich ist antibakteriell.

Oregano

Oregano ist eines der stärksten Heilkräuter und natürlichen Antibiotika, die jemals untersucht wurden und kommt ursprünglich, wie die meiste Kräuter und Gewürze, aus Afrika.

- Oregano hat erstaunliche und immense antioxidative Eigenschaften, die das Immunsystem stärken. Es ist antiseptisch und kann auch als Desinfektionsmittel verwendet werden.
- Es ist sehr reich an phytochemischen Flavonoiden und Phenolsäuren, die stark antioxidativ wirken. Oregano ist eine der größten Quellen von Thymol.

- Thymol ist ein antiseptisch wirkendes Monoterpen (Monoterpene sind eine stark heterogene und sehr große Gruppe chemischer Verbindungen, die als sekundäre Inhaltsstoffe in Organismen natürlich vorkommen).
- Thymol eignet sich hervorragend zur Verbesserung der Verdauungsfunktion sowie zur Zerstörung schädlicher Mikroben.
- Aufgrund der genannten Wirkung wird die Verbindung sowohl in der Human- als auch in der Veterinärmedizin als naturheilkundliches Desinfektionsmittel angewendet. Die alten Ägypter benutzen schon Thymol zur Mumifizierung.
- Oregano enthält Carvacrol, ein Phenol-Antioxidans mit einer starken entzündungshemmenden und antimikrobiellen Wirkung.
- Oregano ist ein Antibiotikum, wirkt antibakteriell und krampflösend, antiseptisch, entzündungshemmend und antiviral.
- Die starken Phenol-Antioxidantien zerstören pathogene Bakterien, Viren und Hefen.
- Viele Studien haben gezeigt, dass Oregano zur Behandlung von MRSA-Staphylokokken-Infektionen und herausfordernden mikrobiellen Biofilmen signifikant besser wirken, als viele derzeit verwendeten Antibiotika. Oregano Öl wird nicht nur als Desinfektionsmittel benutzt.
- Es hilft auch gegen Infektionen in der Vagina, gegen Candida und schützt vor bakteriellen und viralen Erkrankungen.
- Es hilft gegen Übelkeit, Menstruationsbeschwerden, Schlafstörungen, Husten, Verdauungsbeschwerden,

krampfartige Magen- und Darmbeschwerden, Erkrankungen der oberen Atemwege, Blasenentzündung, Schizophrenie, Fieber, Haarverlust, Krebs, Schleimhautentzündung, Diabetes, Darmparasiten.

Artischocke

Artischocken sind sehr starke Heilpflanzen:

- Gegen Verdauungsbeschwerden, Übelkeit, Blähungen, Durchfall, Verstopfung.
- Steigert die Immunität, da sie viel Vitamin C und andere Antioxidantien enthalten, die für die Aufrechterhaltung eines gesunden Immunsystems unerlässlich sind.

2.8.4 Mengen, damit Küchen-Kräuter und Gewürze wirken

Damit Kräuter wirklich wirken und heilen oder schützen und Krankheiten bekämpfen, kommt es auf die Menge und den regelmäßigen Verzehr an. Viele Menschen nehmen beim Kochen eine Knoblauchzehe, ein kleines Stück Ingwer oder ein paar Blätter Basilikum. Sie geben vielleicht ein bisschen Geschmack, aber sie haben wenig positive Auswirkung auf die Gesundheit und schützen das Immunsystem kaum. Viele Klient:innen von mir sagen, dass sie Ingwer genommen hätten, aber sie erkältet geblieben wären. Wenn ich dann frage, was und wieviel sie davon genommen haben, verstehe ich, warum sie weiterhin krank waren und die Viren weiterlebten. Ein kleines Stück Ingwer zu schneiden und in heißes Wasser zu tun, bringt kaum etwas. Aber isst du Ingwer direkt oder pürierst oder reibst du ein gutes Stück Ingwer, tust es in heißes Wasser und lässt ihn gut ziehen, bevor du trinkst, wirst du schnell merken, wie wirksam Ingwer ist. Der Tee daraus ist scharf, aber nicht so scharf wie Chili. Eine ordentliche Menge an verschiedenen und vielfältigen Kräutern und Gewürzen - in der Influenza-, Erkältungs- und Schnupfenzeit, mehrmals am Tag ist erforderlich, wenn du ihn als „Medikamente" nutzen willst.

2.9 Diese Gemüse sanieren die Fortpflanzungsorgane und ihre Floren

Gemüsen enthalten viele wichtige Vitamine und Mineralien. Sie helfen bei der Durchblutung und beugen vaginaler Trockenheit vor. In Verbindung mit Ingwer, Knoblauch, Zwiebel und Habanero sind die antibakteriellen Aktivitäten und die Wirkung zum Schutz der Darm- und Vagina-Flora viel signifikanter. Dieses Gemüse sollte eigentlich mindestens mit einem dieser Kräuter benutzt werden, auch weil viele Gemüse an Nährstoff (manche bis 95%) verloren haben. Gemüse, besonders jenes, welches in den westlichen Ländern angebaut wird, haben eine effektivere Gesundheitsfunktion, wenn sie mit vielen Kräutern mitgekocht werden. Es gibt Gemüse, wie Tomaten und Karotten, die eigentlich fast „leer" sind.

Die afrikanischen Gemüseblätter sind die vitamin- und mineralstoffreichsten Gemüse der Welt. Sie sind ein Nährstoff-Pool, der die Gesundheit fördert. Tropisches Blattgemüse liefert 10-100-mal mehr Mikronährstoffe als Kohl, Lauch und andere Gemüsesorten in den westlichen Ländern. Die hohen Mineralstoffkonzentrationen in Kombination mit den geringen Antinährstoffen (Phyt- oder Tanninsäuren, Oxalate) machen sie zu wichtigen Begleitern einer gesunden Ernährung, die heilt, die Vagina-Flora und Darm-Flora saniert, aufbaut, reguliert und regeneriert.

Einige diese Blätter sind:

- Augenbohnen-Blätter
- Kürbis-Blätter
- Yamswurzel-Blätter
- Makabo-Blätter
- Manioka-Blätter (100 g Maniokblätter enthalten 308 mg Vitamine, 280 mg Calcium, 7,5 mg Eisen und vieles mehr
- Bissap
- Okok
- Kamerunischer Spinat (Schwarzer Nachtschatten)
- Bitterleaf / N´dole (ein Spinat-ähnliches Blattgemüse mit leicht bitterem Geschmack)

Die gesundheitlichen Vorteile dieser afrikanischen Blätter mit niedrigem glykämischen Index und voller pflanzlicher Nährstoffe werden immer bekannter. Sie haben eine fördernde, vorbeugende, schützende und heilende Wirkung gegen Darm- und Vagina-Infektionen und Krankheiten, Krebs, lymphoblastische Leukämie,

Bluthochdruck, Schlaganfall, Diabetes, Demenz, Alzheimer, Schlaflosigkeit, Osteomalazie, Osteoporose, Anenzephalie, Rachitis, Herzerkrankungen, Hämorrhoiden, Erkältungen, Fettleibigkeit und Übergewicht.

Moringa (Moringa Oleifera)
Die nährstoffreichste Pflanze der Welt, in Kamerun als „mother's best friend" oder „Baum des Lebens" bekannt, heilt viele Krankheiten und saniert sehr gut die Vagina.

Dieser Baum soll eine der wertvollsten Pflanzen und Lebensmittel für die Gesundheit zu sein.

Okra
Die Wunder-Schoten sind hervorragend für die Gesundheit der Darm- und Vagina-Flora. Wer sich regelmäßig mit Okraschoten ernährt, tut den gesamten Fortpflanzungsorganen, dem Darm und allen Organen und Floren des Körpers einen immensen Dienst. Das grüne Gemüse aus Afrika schmeckt nicht nur gut, sondern entfaltet als geschätzte Heilpflanze auch seine gesundheitsfördernden Kräfte. Wenn deine Vagina aus dem Gelichgewicht gekommen ist, sind Okra sehr zu empfehlen.

Grüne Gemüse sollte in Hülle und Füllc konsumiert werden.
Bitterleaves, Brokkoli, Spinat, Grünkohl, Kohl, Salat, Mangold und anderes Blattgemüse. Sie werden auch als gesunde Östrogen-Lieferanten betrachtet.

Grüne Blattgemüse sind reich an Vitamin E, Magnesium und Kalzium, die alle die Muskelgesundheit, einschließlich der Vaginalmuskulatur fördern, wenn man sich dazu sportlich bewegt. Sie helfen bei Wunden und verbessern die Entwicklung und das Wachstum. Sie enthalten viel Vitamin C. Das Vitamin C hilft, das

Immunsystem zu unterstützen und Bakterien abzutöten, bevor sie die Chance haben, den Körper zu infizieren.

Spinat ist reich an Magnesium, einem Mineral, das Entzündungen in Blutgefäßen verringert und den Blutfluss erhöht“, erklärt Björk. „Erhöhter Blutfluss treibt Blut zu den Extremitäten, was wie Viagra die Erregung erhöhen und den Sex angenehmer machen kann.“

Eine Studie von Harvard-Forschern aus dem Jahr 2007 ergab, dass Frauen, die Lebensmittel aßen, die reich an Flavonoid Kaempferol waren - wie Brokkoli - ihr Risiko für Eierstockkrebs um ganze 40% reduzierten.

Kreuzblütler Gemüse sind wichtig für eine gesunde Vagina
Grünkohl, Blumenkohl, Brokkoli, Rotkohl, Weißkohl, Schwarzkohl, Rosenkohl, Wirsing, Spitzkohl.

Sie alle sind gut für die Darm-Gesundheit. Sie gelten als natürliches Detox, vor Krebs schützend: Kreuzblütler-Gemüse enthalten sogenannte Glucosinolate, Verbindungen die unser Darm und die Vagina zu nützlichen Isothiocyanaten und Indol-3-Carbinol verstoffwechseln kann. Diese Verbindungen schützen vor Krebs. Sie schützen unsere Zellen vor DNA-Schäden, inaktivieren karzinogene Zellen. Sie wirken antibakteriell und antiviral und aktivieren natürliche Entgiftungs- und Antioxidationsenzyme des Körpers. Sie enthalten dieVerbindung Glucoraphanin. Diese wandelt unser Körper in eine Substanz namens Sulforaphan um, die anti-kanzeröse und anti-mikrobielle Eigenschaften besitzt.

Blumenkohl und Weißkohl sind zwar weiß, dennoch tun sie dem Körper gut. Sie sind bekannt für ihre heilenden Kräfte und wurden im Laufe der Jahrhunderte als pflanzlichen Heilmittel verwendet.

Die Gründe, warum Kohle aus anti-bakteriellen Gründen verwendet werden, sind vielfältig. Ein Grund sind die Schwefelverbindungen. Wie bei Zwiebeln und Knoblauch tötet der Schwefel Bakterien direkt ab. Ein weiterer Grund ist die Vitamin-C-Menge, die in Kohle in Mengen vorhanden sind.

Isothiocyanate sind aus Blumenkohl mit der Nahrungsaufnahme verfügbar.

Kohlsaft ist am Effektivsten. Es wurde zur Behandlung von Geschwüren und anderen Vagina- und Darmproblemen verwendet. Der Saft hilft auch, Blasenentzündungen und andere ähnliche Beschwerden zu verhindern.

Wenn du bakterielle Probleme mit der Haut hast, trage die Kohlblätter direkt auf. Dies wird helfen, Entzündungen und Brennen zu lindern.

Fermentierender Kohl, wie Sauerkraut, hilft, mehr von den antibakteriellen Eigenschaften herauszuholen. Im Winter sollte Sauerkraut jede Woche gegessen werden, um das Immunsystem zu stärken.

Kreuzblütler Gemüse sind gut für die Wechseljahre. Kreuzblütler wie Brokkoli, Grünkohl und Blumenkohl sind reich an Kalzium und wichtigen Vitaminen in der Menopause, da das Osteoporose-Risiko durch das sinkende Östrogen zunimmt.

Brokkoli ist auch sehr wichtig für die vaginale Gesundheit. Er besitzt nicht nur antibakterielle Vorteile, sondern auch viele andere Nährstoffe. Die antibakteriellen Vorteile kommen vom Vitamin C.

Brokkoli ist voll von Kalzium und Eisen.

Grünkohl, gut geraten, schmeckt nicht nur lecker, er ist auch ein wichtiges Gemüse für die Gesundheit des Darms, der Vagina, des

Herzens usw. Grünkohl hilft nachweislich bei der Bekämpfung bakterieller Infektionen. Er hilft, Entzündungen zu reduzieren, was auch dazu beiträgt, das Immunsystem zu stärken.

Wenn Ingwer, Knoblauch, Zwiebel, Habanero, Basilikum, Petersilien, Lauch usw. in guten Mengen benutzt werden, kann man auf westliche Gemüse, das aus konventionellem Anbau kommt, verzichten.

2.10 Diese Öle sanieren die Fortpflanzungsorgane und ihre Floren

Folgende Öle aus Pflanzen enthalten die meisten Vitamine, die unser Körper braucht: Vitamin A, C, Vitamine B (B1, B2, B6 ...), C, D, E und K.

Sie sind natürlich reich an Omega- 3 und Omega- 6-Fettsäuren, Magnesium, Eisen, Kupfer, Zink und Linolsäure. Sie senken den erhöhten Cholesterinspiegel und beugen Herz- und Kreislauferkrankungen vor.

Lebensmittel mit Omega-3-Fettsäuren fördern die Herzgesundheit und die Durchblutung des Körpers. Sie fördern den Blutfluss in der Vagina-Region und erhöhen den Sexualtrieb. Sie reduzieren das Risiko an Endometriose zu erkranken (es handelt sich um gutartige, meist schmerzhafte Wucherungen von Gewebe der Gebärmutterschleimhaut (Endometrium), das sich außerhalb der Gebärmutterhöhle in der Schleimhaut anderer Organe einnistet.)

Pflanzliche Fette schmieren die Vagina, bekämpfen schmerzhafte Menstruationsbeschwerden, manchmal effektiver als Ibuprofen, fördern die Durchblutung und können vaginale Trockenheit lindern. Sie helfen bei der Absorption wichtiger Sexualvitamine A und E und andere Nährstoffe. Die meisten Pflanzenöle sind ebenfalls eine gute Vitamin-E-Quelle.

Eines der besten Öle, um die Lust -Sexual und Fortpflanzungsorgane, den Darm und die Floren zu sanieren, zu schützen und aufzubauen, ist das Palmöl. Ja, das erstaunt viele.

Das **rote Palmöl** gilt als wahres Nährstoff-Meer und ist ein hervorragendes Heilmittel gegen viele Krankheiten. Dieses Öl, dass die Afrikaner seit Tausenden von Jahren benutzen, ist ein wahres Geschenk Gottes für die Gesundheit. Nicht umsonst finden wir Palmöl in vielen Lebensmitteln, kosmetischen und pharmazeutischen Produkten.

Schauen wir einmal, was es alles enthält:

- Eine ausgezeichnete Fettsäuren-Zusammensetzung
- Phytosterole
- Flavonoide
- Phenolsäuren
- Glycolipide
- Coenzym Q10 (Vitamin Q10 genannt, ohne Coenzym Q10 würde wenig im Körper funktionieren)
- Vitamin K und E
- Palminsäure
- Squalen
- Antioxidationsmittel
- Alle vier Tocotrienole (ein starkes Antioxidans)
- Beta-Carotine

Hier sind einige unverwechselbare Vorteile von Palmöl, wie sie kein anderes Öl weltweit aufweisen kann:

- Ein sehr starkes Antioxidans (40 bis 60-mal stärker als Tocopherole)

- Ist feuchtigkeitsspendend
- Hilft Fettansammlungen in den Arterien zu beseitigen
- Kann das Wachstum von Krebszellen (insbesondere bei Brustkrebs) unterdrücken
- Bekämpft Osteoporose
- Reduziert das „schlechte" LDL-Cholesterin
- Verlangsamt das Fortschreiten von Herzerkrankungen
- Vermindert Herz-Kreislaufprobleme
- Schütz das Gehirn und steigert seine Gesundheit
- Schützt die Haut vor Sonnenstrahlung (UV-Strahlen) und macht die Haut elastischer
- Ist reich an Hautregenerationsmitteln, bekämpft rissige Haut
- Stärkt unser Immunsystem
- Bekämpft Magendarmbeschwerden und Durchfall
- Reinigt den Darm und die Fortpflanzungsorgane, ernährt sie und ihre Floren und schützt diese Floren vor schlechten Mikroorganismen
- Reich an Phytosterolen, die beruhigende sowie heilende Eigenschaften und eine vernarbende Wirkung haben
- Heilt Zahnschmerzen und beugt Karies vor. Ein ausgezeichnetes antioxidatives Lebensmittel, das Zähne und Zahnfleisch vor den Angriffen freier Radikale schützt
- Verlangsamt den Alterungsprozess

- Schützt das Haar vor Austrocknung und verleiht ihm gleichzeitig Geschmeidigkeit und Glanz
- Verbessert den Vitamin-A-Status
- Wirkt gegen Depression
- Reduziert oxidativen Stress
- Wirkt gegen Migräne
- Verbessert das Energieniveau
- Wirkt gegen Herpes, Akne und Pickel
- Wirkt gegen Verbrennung
- Ist ein starkes Giftbekämpfungsmittel
- Macht Brüste fester
- Erleichtert schmerzhafte Menstruation
- Lindert Juckreiz im Vagina-Bereich
- Unterstützt eine gesunde Schwangerschaft
- Ist potent und luststärkend, erhöht den Orgasmus und verhilft Frauen zum schnellen vaginalen Orgasmus
- Mythos oder Wahrheit ??: Es wird auch eine anziehende spirituelle be- und verzaubernde Kraft nachgesagt ⍰

Für Veganer, deren Blut zu dünn ist und die Vernarbungsprobleme haben, die aber das Vitamin K2 nicht über tierische Lebensmittel aufnehmen wollen, ist Palmöl sehr wichtig und die richtige Quelle.

Dass manche Umwelt-Aktivist:innen in den westlichen Ländern das rote Palmöl aus ökologischen Gründen bekämpfen wollen, ist sehr falsch und hat nichts mit einem Baum zu tun, der seit

Hunderten von Jahren existiert und die Menschen dies als ihre erste Öl-Versorgung benutzten. Da ich in Kamerun selbst Palmöl hergestellt habe, weiß ich, dass Palmöl sehr ökologisch ist. Palmöl ist das auf natürlichste Weise gewonnene Fett der Welt, das auch sehr einfach zu bekommen ist. Das Palmöl bzw. der Palmbaum ist „unschuldig" an diesem Umweltkampf und Gott hat uns das Öl als Heilmittel gegeben. Die vielen Menschen, die gegen Palmöl sind, und im Netz Kampagnen gegen das Öl starten, können nichts daran ändern, dass Palmöl eines der besten Naturheilmittel ist und sie sollten die Agrarkonzerne angreifen, die wiederum in den westlichen Ländern sitzen und die mit ihrem Geld riesige Ackerlandflächen kaufen, um Palmbäume zu pflanzen, deren Produkte - und das ist das Heuchlerische - für den Wohlstand, die Gesundheit und Schönheit der Menschen in den westlichen Ländern bestimmt sind. Palmöl, das einzigartige Öl-Lieferanten und -quelle für Milliarden von Menschen und sie können nicht aus Sensibilität des Westens verboten werden, damit Olivenöl aus Europa exportiert wird. Sehr kühnes Geschäft, das viele gar nicht sehen.

Kokosöl: Ein anderes sehr gutes Öl für die Vagina und ihre Umgebung ist Kokosöl.

Das Öl ist nicht nur ein gutes Schmiermittel für die Vagina, sondern auch seine antimykotischen und antibakteriellen Eigenschaften leisten hervorragende Arbeit bei der Vorbeugung von Hefeinfektionen und anderen Angriffen.

Kokosöl zählt aufgrund seiner vielfältigen positiven Auswirkungen auf die Gesundheit zu den wertvollsten Lebensmitteln. Es ist nicht nur zum Kochen da, es ist auch ein Medikament für den Körper, Haut, Haare usw. und es regt die Verdauung und gutes Funktionieren des Darms und der Vagina an.

Es wirkt antibakteriell, antiviral, antifungal und antiparasitär. Wegen der enthaltenen Laurinsäure tötet es Bakterien, Viren und Pilze. Kokosöl hemmt chronische Entzündungen, reinigt die Darm- und Vagina-Flora und stärkt das Immunsystem. Kokosöl enthält außerdem viele mittelkettige Triglyceride und kann so sehr gut gegen Alzheimer eingesetzt werden.

Weitere gute Fette für die Vagina sind: Olivenöl, Sheabutter (Karité-Butter oder Sheabutter aus dem Baum des Lebens), Erdnussöl, Kürbiskerne-Öl, Leinsamenöl.

2.11 Dieses Obst und Früchte sind wichtig für eine gesunde Flora

Die Nährstoffe im Obst sind für die Gesundheit und den Erhalt der Vagina und des Körpers allgemein von entscheidender Bedeutung. Obst ist eine gute Quelle an Antioxidantien, Vitaminen, Mineral- und Ballaststoffen, die heilen. Zum Beispiel Folsäure hilft dem Körper, rote Blutkörperchen zu bilden. Das Kalium in Früchten kann das Risiko für Herzkrankheiten, Schlaganfälle, das Risiko der Entstehung von Nierensteinen und den Knochenschwund im Alter verringern.

Tropisches und afrikanisches Obst schützt und baut die Vagina-Flora auf.

Tropische Obstsorten sind wahre Medikamente. Sie heilen, sie schützen, beugen Krankheiten vor und stärken immens die Gesundheit der Vagina und Vagina-Flora.

Es handelt sich um Papaya, Ananas, afrikanische Mango, Safou, Sauersack (Graviola), Guave, Passionsfrüchte.

Zitrusfrüchte: Orangen, Grapefruit, Zitronen
Was haben sie alle gemeinsam? Sie sind nicht nur vollgepackt mit Vitamin C, von dem wir wissen, dass es gut für ein gesundes Hoo-ha ist, sondern Forschungen der University of East Anglia fanden einen Zusammenhang zwischen den Flavonoiden in Zitrusfrüchten und einem verringerten Risiko für Eierstockkrebs.

Bananen sind eine der wichtigsten Kaliumquellen, die helfen, den Auswirkungen von natriumreichen Lebensmitteln entgegenzuwirken. Salzige Lebensmittel können nicht nur den Blutfluss zu den Genitalien verringern (was es schwieriger machen kann, einen Orgasmus zu erreichen).

Äpfel enthalten viele Antioxidantien. Diese fördern die Erregung und eine bessere sexuelle Funktion. Sie fördern auch die Schmierung und erhöhen die Orgasmusfähigkeit. Sie enthalten das Phytoöstrogen Phloridzin, welches dabei hilft, die vaginale Blutzirkulation zu stimulieren.

Die Beeren: Erdbeeren, Cranberries und Himbeeren liefern natürliches Östrogen.

Trockenfrüchte sind ebenfalls hohe Östrogenlieferanten. Trockenfrüchte enthalten Phytoöstrogene. Darüber hinaus enthalten sie zahlreiche Mineral- und Ballaststoffe, welche die Vagina- und Darmflora positiv unterstützen können.

Getrocknete Aprikosen, Mango, Pflaumen, Beere usw. sind wichtige Quellen. Datteln enthalten Phytoöstrogene. Zusätzlich sind sie noch reich an wichtigen Vitaminen, Mineral- und Ballaststoffen, die die Verdauung anregen.

Avocado
Avocado ist ein Lebensmittel, das die vaginale Gesundheit stimuliert und auch der Libido hilft. Avocados enthalten B6 und Kalium und unterstützen gesunde Vaginalwände und fördern die Gleitfähigkeit.

2.12 Diese Nüsse tragen dazu bei, die Vagina-Flora zu schützen und zu heilen

Nüsse enthalten eine reiche Quelle an Vitamin E, was wichtig ist für starke Vaginalwände und -Muskeln.

Das Essen von Nüssen kann dazu beitragen, die Risikofaktoren für viele chronische Krankheiten, einschließlich Herzkrankheiten, Diabetes, Krebs, Cholesterin, Triglyceride, Entzündungen, Depression und psychische Störungen zu senken.

Nüsse sind eine großartige Quelle für viele Nährstoffe, Vitamine, Mineralien, gute Fette und sind voller Antioxidantien, Ballaststoffe und Proteine (die helfen, den Blutzucker stabil zu halten) und liefern gute Energie für den Körper.

Basische Nüsse, die den Darm reinigen und die Darm-Flora sanieren und Krankheiten vorbeugen oder heilen:

Kolanüsse, Haselnüsse, Macadamianüsse, Pekannüsse, Pinienkerne, Walnüsse, Mandeln, Paranüsse, Kokosnuss, Palmkernnüsse und auch aus diesen Nüssen gewonnene Ölen enthalten Vitamin E. Vitamin E beugt vaginaler Trockenheit vor, indem es die Schleimhäute der Vagina hydratisiert und sie feuchter macht. Mandeln und Kürbiskerne sind reich an Zink, das den Menstruationszyklus reguliert und hilft, Juckreiz und andere Symptome der Trockenheit zu bekämpfen.

Bitacola-Nuss Diese Nummer 1 ist eine hervorragende und perfekte Nuss für die Vagina.

Der Kolanuss, Bitacola, ist der Dschungel-Power, auch in Europaonline erhältlich

Diese Nuss ist bitter, stark basisch und ist ein wichtiges Genussmittel Afrikas. Man kann sie so essen oder aus dem Pulver Tees und Getränke machen. Sie macht wach, erregend, ausdauernd, potent, baut Muskeln auf und zersetzt Fett und Kilos regelrecht.

Kolanüsse helfen gegen Impotenz, Lustlosigkeit und Erektionsstörung bei Frauen und stärken die Vagina-Muskulatur.

Du wirst erstaunt sein, was diese Nuss mit dir macht!

Früher war es ein luststeigerndes Potenzmittel exklusiv für Frauen. Diese Nuss ist ein stark erregendes Mittel, wirkt stimulierend und kann ein bestimmtes „High“ erzeugen. Die Vagina-Partien werden damit regelrecht „steifer“. Sie schwellen an und verstärken die Lust. Die Nuss erhöht die Blutzirkulation in der Vagina. Sie macht Frauen feuchter und sie können schneller einen intensiven Orgasmus erleben. Außerdem ist die Nuss ein sehr guter Fettverbrenner und hilft beim Muskelaufbau.

Sie hilft auch gegen Müdigkeit, stärkt die Konzentration und die mentalen und physischen Fähigkeiten. Die allgemeine Ausdauer nimmt zu. Bitacola reduziert das Hungergefühl. Da die Kolanuss Energie aus den Reserven des Körpers zieht, kann sie auch als Zusatz für Diäten und beim Sporttreiben zum Abnehmen verwendet werden. Das Beste dabei ist, dass es Fett gerade an den Problemstellen verbrennt, wie an Hüfte, Bauch, Po, Oberschenkel. Bitacola ist außerdem ein hervorragendes Mittel für die Darm- und Vagina- und Uterus-Reinigung. Sie sanieren, schützen die Vagina und bekämpfen schlechte und gefährliche Mikroorganismen.

Sie unterstützt die Entgiftung und Entschlackung des Körpers und hilft gegen seelische Störungen und Depressionen. Die Kolanuss ist besonders wirksam bei Potenzschwierigkeiten von Frauen, die durch seelischen Druck entstanden sind.

2.13 Diese Hülsenfrüchte und Samen tragen dazu bei, die Vagina-Flora zu schützen und zu heilen

Hülsenfrüchte sind die Früchte oder Samen einer Pflanzenfamilie namens Fabaceae. Fast alle Hülsenfrüchte sind eine sehr gute Quelle wertvoller Kohlenhydrate.

Hülsenfrüchte sind normalerweise fettarm, enthalten kein Cholesterin und besitzen einen hohen Eiweißgehalt,

Antioxidantien, Vitamine und Mineralien, sind reich an Vitaminen der B-Gruppe, Eisen, Kalzium, Phosphor, Zink und Magnesium. Hülsenfrüchte dienen als gute Quelle für Folsäure, die für schwangere Frauen sehr wichtig ist. Sie enthalten auch nützliche Fette und sind eine gute Quelle für lösliche und unlösliche Ballaststoffe. Sie sind wegen des hohen Gehaltes an Protein ein großartiger Ersatz für Fleisch für Vegetarier. Sic sind eine gute Quelle für Antioxidantien und sind niedrig an gesättigten Fettsäuren.

Der Verzehr von Hülsenfrüchten als Teil einer gesunden Ernährung kann dazu beitragen, den Blutzucker, den Blutdruck, das Risiko für Herzkrankheiten, Diabetes, viele Krebsarten, Depression und psychische Störungen und andere Krankheiten zu vermindern.

Basische Hülsenfrüchte, die den Darm und die Vagina gesund halten ihre Floren reinigen, sanieren, schützen und aufbauen und Krankheiten vorbeugen und beseitigen, sind zum Beispiel:

Kernbohnen, Augenbohnen, Linsen, Sojabohnen, Kichererbsen, Erbsen, Kakaobohnen.

Kichererbsen liefern natürliche Östrogene.

In **Bohnen** stecken mehr Ballaststoffe als in vielen anderem Gemüse, sie zählen zu den östrogenhaltigen Lebensmitteln. Sehr wichtig in den Wechseljahren.

Kürbiskerne sind Östrogen-Booster. In ihnen stecken besonders viele Omega-3-Fettsäuren und Omega-6-Fettsäuren und sie enthalten Phosphor. Die in Kürbiskernen enthaltenen Phytosterole reduzieren urinale Beschwerden, wie eine vergrößerte Prostata oder Blasensteine.

Leinsamen, Chia-Samen enthalten eine reiche Quelle von Phytoöstrogenen, die helfen, den Östrogenspiegel zu erhöhen und die Vagina gleitfähiger zu machen, sie enthalten viel Magnesium, Eiweiß, Ballaststoffe.

Sonnenblumenkerne reduzieren das Risiko für Entzündungen bei mittelalten und älteren Menschen und enthalten das wichtige Vitamin E.

2.14 Getränke und Tees

Wasser: Wasser ist für mich das wichtigste Getränk.

"Hydratation ist der Schlüssel für die allgemeine Gesundheit, aber auch für das reibungslose Funktionieren der Vagina, die über ein eigenes Selbstreinigungssystem verfügt. Die Vaginalschleimhäute benötigen genug Wasser. Wasser hilft, die Vagina zu schmieren.

- Wasser mit Ingwer
- Wasser mit Zitrusfrüchten
- Ingwer-Tee
- Ingwer-Kurkuma-Tee

sind gesunde Mischungen. Mehr braucht man eigentlich nicht.

2.15 Diese tierischen Quellen tragen dazu bei, die Vagina-Flora zu schützen und zu heilen

2.15.1 Gesundes Rindfleisch, wenn es nicht aus konventioneller Produktion kommt

Fleisch von Tieren, die nur mit Gras gefuttert wurden, liefert wichtige Nährstoffe:

Fleisch ist eine ausgezeichnete Quelle für verschiedene Vitamine und Mineralstoffe. Dazu gehören Vitamin B12, Zink, Selen, Eisen, Niacin und Vitamin B6.

Rindfleisch ist eine reiche Eisenquelle und kann somit Anämie bekämpfen und Blut ist sehr wichtig in der Vagina-Region.

Tierisches Protein aus gesundem Rind (weniger aus konventioneller Rinderzüchtung) ist in der Regel von hoher Qualität und enthält alle neun essentiellen Aminosäuren, die für Muskelerhalt und das Muskelwachstum und allgemein für das

Wachstum und die Erhaltung des Körpers, einschließlich der Vagina, benötigt werden.

Rindfleisch enthält unterschiedliche Mengen an Fett, das mit gesundheitlichen Vorteilen in Verbindung steht.

Rindfleisch enthält eine Reihe von bioaktiven Substanzen wie Kreatin, Taurin und Cholesterin.

2.15.2 Fisch:

Fisch enthält sehr gute Fette wie Omega-3-Fettsäuren. Diese Fette fördern die Herzgesundheit und die Durchblutung des Körpers. Sie halten den Blutfluss in der Vagina und tragen dazu bei, das Risiko zu verringern, an Endometriose zu erkranken (bei Endometriose wächst Gebärmutterschleimhaut außerhalb der Gebärmutterhöhle).

2.15.3 Hühnerfleisch, wenn es nicht aus konventioneller Produktion kommt

Der Nährwert von Huhn/100g zeigt schon, wie es die Gesundheit fördern kann. Huhn hat eine erstaunliche Kombination aus unverwechselbaren Mineralien und Vitaminen:

- Kalzium 11 mg
- Folat 6 mg

- Eisen 9 mg
- Magnesium 20 mg
- Niacin 11 mg
- Eiweiß 9g
- Phosphor 147 mg
- Kalium 189 mg
- Riboflavin 12 mg
- Natrium 70 mg
- Thiamin 19 mg
- Vitamin A 11 mg
- Vitamin B12 9 mg
- Vitamin C 8 mg
- Vitamin D 11 mg
- Vitamin E 9 mg
- Vitamin K 5 mg
- Zink 3 mg

Zu den gesundheitlichen Vorteilen von Huhn gehören u.a.: Die Behandlung von Anämie, das gute Funktionieren des Darms und der Vagina und ihrer Floren, die Unterstützung der psychischen Gesundheit, der Schutz der Sehkraft, die Unterstützung von Körperzellen und -geweben, die Stärkung des Immunsystems (das Immunsystem benötigt ausreichende Mengen an Protein; Eisen, Magnesium und Kalium, um richtig zu funktionieren, die in Huhn reichlich vorhanden sind), die Unterstützung der Mundgesundheit (es kann die Zähne und Zahnfleisch aufgrund des hohen Gehalts an Phosphor gleichermaßen stärken), die Unterstützung der Nagelgesundheit, der Ausgleich von Cortisol-Hormonen, die Unterstützung der kardiovaskulären Gesundheit, die Unterstützung der Gewichtsabnahme, die Unterstützung bei der Erkältung und vieles mehr.

2.16 Die orale Verabreichung von Probiotika und fermentierte Lebensmittel

Die orale Verabreichung von Probiotika (lebensfähige Mikroorganismen) beeinflusst die Zusammensetzung und Immunität der vaginalen Mikrobiota.

Probiotika werden als wertvolle Alternative bzw. Ergänzung zur Antibiotikatherapie empfohlen, um mögliche Schäden an guten Bakterien und anderen Mikroorganismen abzuwenden.

Fermentierte Lebensmittel können ebenso helfen. Wenn du jedoch an Candidiasis leidest, sind fermentierte Lebensmittel während der akuten Infektionsphase kontraindiziert.

3. Vagina-Infektionen mit Knoblauch und Ingwer beseitigen

Obwohl Antibiotika häufig zur Behandlung von vaginalen Infektionskrankheiten erfolgreich eingesetzt werden, unterstreicht das Auftreten antibiotikaresistenter Stämme und die Tatsache, dass Antibiotika das Gleichgewicht der Vagina-Mikroben zerstören, die Notwendigkeit, neuartige alternative Ansätze zu entwickeln. Einige dieser Alternative gibt es schon.

Normalerweise, wenn du als Basis deines Gerichts immer genug Ingwer, Knoblauch, Zwiebeln und Habanero benutzt und dann immer mit den oben genannten Kräutern ergänzt und variierst, wird die Selbstreinigungskraft der Vagina es schaffen, die meisten Angriffe abzuwehren und das Gleichgewicht in der Vagina-Flora immer wiederherzustellen. Das bedeutet, du musst gar nichts machen, als nur gesund zu essen.

Ich gebe hier drei Tipps, um mögliche Infektionen in der Vagina zu bekämpfen. Dabei nehme ich nur Kräuter, die jede Person kennt und überall zu finden sind. Es gibt noch mehr Rezepte mit anderen Kräutern, die man aber schwer auf dem normalen Markt findet.

3.1 Knoblauch

Das Einlegen ganzer und geschälter und zerdrückter Knoblauchzehen in die Vagina gilt als sehr hilfreich bei der Behandlung der bakteriellen Vaginose.

Schäle 3-4 Knoblauchzehen. Zerdrücke sie und lass es ein paar Minuten stehen, damit das Allicillin austreten kann. Verpacke es in einem sehr leicht durchnetzten Tuch (nur reiner Naturfasern) oder einfach einem leichten Netz. Dieses in deine Vagina einführen für 4-6 Stunden, 2x/Tag, bis die Symptome verschwinden.

Knoblauch enthält Allicin, ein natürliches Antibiotikum, das Vaginose bekämpft.

3.2 Knoblauch und Naturjoghurt gegen starke Hefeinfektion (Candida)

Wenn du an einer Hefeinfektion (Candida) leidest, kannst du eine Mischung aus Knoblauch und Joghurt auf der Vagina auftragen oder einnehmen:
Ca. 5 Knoblauchzehen schälen und zerdrücken, einige Minuten stehen lassen, damit sich das Allicin bilden kann. Danach diese Mischung aus Petersilien und Naturjoghurt hinzugeben und mixen. Das Mittel auf die Vagina auftragen, um Candida zu zerstören. Ca. 30 bis 60 Minuten einwirken lassen und dann abspülen.

Am bestens trägst du das Mittel auf einen chemikalienfreien Stoff (oder Netz) auf und legst es als Einlage auf die Vagina in die Unterhose und lässt es bis zu 60 Minuten einziehen.
2-3-mal täglich auftragen, bis alle Anzeichen von Candidiasis vollständig verschwunden sind.

Du kannst auch ohne Joghurt und Petersilie den gleichen Effekt erreichen.

Achtung: unbedingt ungesüßten Joghurt nehmen. Viele Joghurts enthalten zugesetzten Zucker, der Hefe in der Vagina nährt, was die Infektion verschlimmern könnte.

3.3 Knoblauch und Ingwer gegen Infektionen der Vagina

Creme aus: Knoblauch, Ingwer und Kokosöl: Knoblauch mit Schalen und Ingwer und Kokosöl und ein bisschen Olivenöl mischen und fein pürieren. 3x/Tag auftragen für 30-60 Minuten und danach die Vagina gut abwaschen.

Paste aus Knoblauch und Ingwer in einem weißem Tuch (oder am besten ein Netz) verpacken und in die Vagina einführen (wie ein Tampon) und nach 30-60 Minuten rausnehmen und wegwerfen und dass 3x/Tag.

3.4 Ingwer

Das Einlegen von zerdrücktem Ingwer in die Vagina gilt als sehr gut bei der Behandlung von bakteriellen Infektionen und Pilzinfektionen in der Vagina.

Schäle ein Daumen-großes Ingwerstück und zerdrücke es. Verpacke das Mus in einem sehr leichten durchnetzten Tuch (nur reine Naturfaser) oder einfach einem leichten Netz. Diesen Tampon in die Vagina einführen für 2-3 Stunden, 3x/Tag, bis die Symptome verschwinden.

3.5 Gewonnenes Öl aus Knoblauch, Ingwer, Thymian

Knoblauch, Ingwer, Thymian pürieren und genug gutes flüssiges Pflanzenöl hinzugeben und mischen. Ein oder mehrere Tage stehen lassen. Danach das Öl extrahieren.

Bekämpft Infektionen, z.B. Pilz-Infektionen.

4. Vaginale Trockenheit beseitigen

Eine der Hauptursachen für vaginale Trockenheit ist niedriges Östrogen.

In der Zeit des Stillens, perimenopausal und in den Wechseljahren haben Frauen einen Mangel an Östrogen und dieser wirkt sich direkt auf das Vaginalgewebe aus. Das Gewebe wird viel weniger elastisch, viel dünner, trockener und es wird weniger Schleim produziert. Das kann zu Schmerzen führen und erhöht auch das Risiko für die Entwicklung einer Harnwegsinfektion. Die natürlichste Art, Trockenheit zu vermeiden oder zu beseitigen ist eine spezielle gesunde Ernährung mit viel pflanzlichem Öl und Östrogen-haltigen Lebensmitteln, wie sie in diesem Buch aufgezeigt werden und Sex, trotz Schmerzen. Denn Sex führt dazu, dass mehr Östrogen produziert wird.

5. Guter Lebensstil und richtige Pflege der Vagina und Vulva, welche die Gesundheit der Vagina- und UterusFlora schützt

5.1 Gesunder Lebensstil

- **Gute Schlafhygiene**
  spätestens um 23 Uhr ins Bett gehen und spätesten um 6 Uhr aufstehen. Wann frau ins Bett geht und aufsteht, spielt eine große Rolle in ihrem Hormonhaushalt und der Vagina-Flora. Wenn du so spät ins Bett gehst, schadest du deiner Vagina-Flora. Das Immunsystem wird gestört beim gut Funktionieren und der Produktion von bestimmten Hormonen, du oxydierst den Körper, was zu Stress führt.

- **Positive psychische Einstellung**
  Positiv denken, wenig Stress, Angst und Sorge im Alltag haben, negative Wörter vermeiden, Wut vermeiden.

- **Vermeide Stress**
  Ein weiterer wichtiger Faktor, der die vaginale Gesundheit beeinflusst, ist Stress. Es kann zu einem Ungleichgewicht innerhalb der Darm- und Vagina-Flora führen und somit das Infektionsrisiko erhöhen. Alles, was Stress verursachen kann,

wie übertriebene Angst, Sorgen, negative Gedanken, Wut, zu viel Perfektionismus usw. sind zu vermeiden. Es ist nicht nur wichtig für den Körper, ständigen Stress zu vermeiden, sondern auch für die psychische Gesundheit.

- **Leichte sportliche Aktivitäten**
  Sich bewegen, zu Fuß gehen, Fahrrad fahren, joggen, tanzen, Gymnastik, Beckenbodentraining.

  Zu viel Sport vermeiden.

  Leichte sportliche Aktivitäten sind gut für das Immunsystem, aber zu viel und intensiver Sport ist für die Vagina-Flora Gift. Nach einer intensiven Leistung sollte die Frau ihre Vagina-Flora regenerieren bzw. sanieren.

- **Alkohol und Zigaretten vermeiden**

- **Sex, aber Safer Sex**
  Sex hilft nicht nur, Lust zu haben oder Kinder zu zeugen. Er verbrennt Kalorien, reduziert Stress und stärkt die Immunität.

  Sex hält aber auch die Vagina gesund und trägt zur Produktion von Östrogen bei und bekämpft somit Trockenheit der Vagina. Sex lässt das Blut in die Vagina-Region fließen, sie wird gut durchblutet und dadurch mit Nährstoffen versorgt.

- **Aber Safe Sex bitte und mit dem richtigen Kondom**
  Nicht nur die Vagina wird von Bakterien bewohnt, sondern auch der Penis. Beim Sex können die Bakterien aus dem und vom Penis in die Vagina eindringen und verschiedene Krankheiten auslösen oder das Gleichgewicht in der Flora aufheben. Das gilt auch für zu viel Sperma. Er ist basisch und kann den eigentlich meist sauren pH-Wert der Vagina ins Basische erhöhen und somit Krankheitserreger den Weg leicht

machen. Um dieses Risiko so weit wie möglich zu senken, wird immer empfohlen, ein Kondom zu verwenden. Die Auswahl der Kondome ist aber sehr wichtig. Kondome sind oft aus Plastik und einige Bestandteile können sich während dem Sex ablösen und in den Körper gelangen und das Gleichgewicht in der Flora zerstören. Kondome können auch Reizungen, Verletzungen oder ein brennendes Gefühl hervorrufen, was auch der Vagina-Flora schaden kann.

Der Wechsel von analem zu vaginalem Geschlechtsverkehr kann auch das Risiko von vaginalen Infektionen erhöhen.

Das Problem und Dilemma ist, dass ein Kondom nicht unbedingt gut ist für die Vagina-Flora. Es besteht aus Chemikalien, die sich im Kontakt und wegen der ständigen Reibungen mit den Vagina-Wänden ablösen können und in den Körper und ins Gewebe eindringen. Auch Parfüme am Kondom sind Chemikalien, die schaden können.

Deswegen ist es wichtig, die Qualität des Kondoms zu beachten.

- **Orgasmus**
  Orgasmus tut der Vagina-Flora gut und dazu regulieren Orgasmen die Menstruation.

5.2 Richtige Pflege der Vagina und Vulva

Vulvapflege

Ziel der Vulva-Pflege ist es, die Vulva trocken und reizfrei zu halten. Auf diese Weise können frau verhindern, dass die Vulva rot, geschwollen und gereizt wird.

Die Vagina ist selbstreinigend

Wichtig beim Waschen der Vagina innen ist vor allem, dass beim Duschen kein Wasser mit Chemikalien in die Vagina gespritzt werden sollte. Das äußere Reinigen – also das Reinigen der Vulva – reicht.

Frauen sollten nichts in die Vagina geben müssen, um das eigentliche Innere zu reinigen. Das innere der Vagina reinigt sich allein. Das bedeutet, dass das Innere nicht gespült, nicht geschrubbt und definitiv keine duftenden Produkte, Sprays, Parfums, Seifen und Co. in die Vagina eingeführt werden dürfen. Sie zerstören die Flora und ermöglichen somit Infektionen und andere Krankheiten.

Die Aufrechterhaltung einer gesunden Vulva und Vagina hilft, Infektionen und Beschwerden vorzubeugen.

So sieht eine gesunde Vagina-Pflege aus:

5.2.1 Nur saubere, chemikalienfreie Gegenstände in der Vagina zulassen

Auch die Finger müssen vorher mit Wasser gut gewaschen werden und keine Rückstände von Seifen oder Cremes enthalten.

5.2.2 Wasche die Vulva richtig

Wasche dich mit naturbelassenen Produkten. Reinige die Vulva gut, indem du die Lippen trennst, damit die Bereiche der Falten perfekt sauber bleiben.

Wasche die Vagina am besten nur mit Wasser oder zur Not mit neutralen nicht aggressiven Seifen.

5.2.3 Vermeide das vaginale Duschen

Die Vagina reinigt sich von allein. Das ist ein biologischer automatischer Mechanismus. Die innere Vagina zu duschen, ist zu vermeiden, da du somit die Schleimhaut ungeschützt lässt und zerstörst. Diese verringern den biologischen

Reinigungsmechanismus der Vagina, indem du die Schleimhaut der vaginalen Flora angreifst.

Vaginale Spülung nur bei schweren und kurzfristigen Infektionen. Lösungen sollten nur natürliche Inhaltsstoffe wie Apfelessig in Wasser verdünnt oder verdünnten Joghurt enthalten.

5.2.4 Benutze chemikalienfreie Seife und Creme

Beim Reinigen der Vulva sollte man unbedingt aggressive Reinigungsmittel vermeiden. Seifen und Duschgels sind also zum Reinigen der Geschlechtsorgane nicht notwendig und sogar schädlich. Sie stören den pH-Wert der Haut.

Verzichte auf aggressive Reinigungsmittel wie Seifen und Duschgels, da diese den pH-Wert der Haut und der Flora und das natürliche Gleichgewicht von Organismen (zer)stören.

Benutze Chemikalienfrei Seife und Creme.

5.2.5 Ziehe chemikalienfreie Unterwäsche an

Vermeiden das Tragen von Nylon, Acetat oder anderen künstlichen Fasern und unkontrollierter Baumwolle. Vermeide das Tragen von Nylonstrumpfhosen oder Slip-Gürteln. Sie enthalten viele Chemikalien, die sich in Kontakt mit dem Körper und seiner

Flüssigkeiten ablösen und in die Vagina eindringen können. Sie tragen zu Reizungen der Vulva bei. Sie fangen auch Wärme und Feuchtigkeit ein und bieten eine ideale Brutumgebung für schädliche Organismen. Wenn Nylons oder Leggings benötigt werden, trage darunter einen Slip aus guter Baumwolle.

Vermeide zu viel Waschmittel beim Waschen der Unterhosen. Die Unterhose danach noch gründlich mit Wasser abwaschen, damit die Chemikalien rausgespült sind.

Wasche neue Unterwäsche vor dem Tragen.

Verwende für das Waschen milde Seife. Vermeide Weichspüler.

5.2.6 Enge Slips (am besten gar keine), Strings, enge Kleidung, Jeans usw. vermeiden

Am besten so viel wie möglich ohne Unterwäsche sein. Zum Beispiel nach der Arbeit zuhause Unterwäsche, Hosen usw. ausziehen und nur ein Kleid oder Rock anziehen. Denn sie erlauben keine atmungsaktiven Bedingungen.

Eine feuchte, warme Umgebung kann Hefe und Bakterien züchten. Am bestens ist es ohne Slip. Ziehe Unterwäsche und Kleidung an, die deine Vulva mit einem kleinen Luftstrom versorgen. Gleiches gilt für enge Kleidung wie Jeans oder Hosen. Sie hemmen sozusagen die Luftzirkulation im Genitalbereich sowie den Blutfluss.

Enge Kleidung oder Unterwäsche aus synthetischen Materialien ist nicht gesund für die Vagina-Flora. Diese synthetischen Fasern lassen keine Feuchtigkeit entweichen, was zu Staunässe und der Vermehrung von Krankheitserregern führt, die vaginale Infektionen auslösen.

Vermeide das Tragen von Strings: Strings können Reizungen verursachen.

Vermeide unbequeme, schweißgesäte Höschen und Trainingsunterwäsche beim Sport.

Nachts ohne Unterwäsche und Schlafhose schlafen. Sie verursachen Feuchtigkeit und hemmen die Luftzirkulation im Genitalbereich.

Slips enthalten auch oft Chemikalien (auch die aus Baumwolle), die sich im Kontakt mit der Vagina-Flüssigkeit ablösen und in die Vagina eindringen können.

Ziehe, wenn du Unterwäsche tragen willst, diese aus 100% Naturstoffen an, die auch Luftzirkulation zulassen.

Am besten, wenn du zuhause bist, auf Unterwäsche verzichten.

5.2.7 Schlaf ohne Unterwäsche und Hosen

So viel, wie möglich auf Unterhosen verzichten. Schlafe ohne Unterhose.

5.2.8 Vermeiden Trockentücher und benutze nur weißes weiches Toilettenpapier

5.2.9 Verwende keine Kosmetika mit Chemie

Benutze kein Deo, Parfüms. parfümierte Mittel, Damenspray und Deodorants, duftende Öle, Schaumbäder, Bade-Öle, Talkum, Puder Farbstoffe und andere synthetische Chemikalien im Genitalbereich und keine synthetischen Reinigungsmittel.

5.2.10 Benutze wenig Damenbinden und lieber Tampons gegen Blutungen

Nicht natürlich hergestellte Tampons und Damenbinden vermeiden:

Wenn du unbedingt Tampons tragen musst, wechsele diese alle vier bis sechs Stunden, um Vaginalinfektionen und Reizungen zu vermeiden.

Nachts trage keinen inneren Schutz. In der Tat absorbieren sie Menstruationsblut, aber nicht nur! Die vaginale Mikrobiota wird ebenfalls absorbiert, weshalb Frauen, die Tampons verwenden, anfälliger für wiederholte Hefeinfektionen sind.

Duftende Damenbinden, luftdichte Servietten, die hohe Temperaturen und Luftfeuchtigkeit verursachen, sollten vermieden werden.

Tampons sollte nicht sehr lange in der Vagina sein. Nachts, wenn möglich, ohne schlafen. Am bestens benutzt frau chemikalienfreie weiße Tücher als Binde, besonders in der Nacht. Binden und Tampons enthalten Chemikalien, die die Scheiden-Flora zerstören können und die Vagina reizen.

In der Nacht vaginale Tampons entfernen. Eine zu lange Anwendung dieser Produkte kann zu zahlreichen Störungen und anderen gesundheitlichen Problemen führen.

5.2.11 Putze den Po richtig

Immer von innen nach außen in Richtung Po-Backen, um zu vermeiden, dass Fäkalien, die oft Bakterien enthalten, in Kontakt mit der Vagina kommen, und so auch nicht in die Vagina eindringen können.

Von innen nach außen wischen. Po putzen entgegen Richtung Vagina. Von vorne nach hinten wischen, d.h. vom Anus zum Hintern/Steißbein.

5.2.12 Schamhaare nicht vollständig abrasieren

Schamhaare wachsen von Natur aus, um unsere Genitalien zu schützen. Sie sind das Zeichen, dass jemand die Pubertät erreicht hat, kein Baby/Kind mehr ist. Da die Mehrheit der Menschen nach Mainstream handelt (u.a., weil ihnen suggeriert wurde, es zu tun, weil sie glauben, dass es hygienischer sei. Das ist aber nicht der einzige Grund. Hauptgrund, warum Männer durch Medien Frauen dazu gebracht haben, es zu tun, war mehr die Sehnsucht nach einer „Lolita-Vagina“. In vielen meiner Sexbücher habe ich das genau erklärt. Ja, es fing in der Zeit an, wo Männer Pädophilie durchsetzen wollten. Vaginen von Mädchen wurden so an erwachsenen Frauen nachgestellt bzw. die Frauen sollten sich wieder zu Mädchen machen), rasieren die große Mehrheit der Frauen in den westlichen Ländern die Haare vollständig und damit tun sie ihre Gesundheit nichts Gutes.

Die Schamhaare schützen die Öffnungen zu den wichtigen Organen im Körper einer Frau.

Schamhaare schützen davor, dass Schmutz, Viren und Bakterien in die Vagina gelangen. Somit schützen auch sie die Vagina-Flora. Sie können vor einer Reihe von sexuell übertragbaren Infektionen schützen.

Schamhaare helfen auf natürliche Weise, die Vaginaltemperatur zu halten.

Sie verhindern auch Reizungen der Haut, die durch Reibungen bei sexuellen Aktivitäten verursacht werden.

5.2.13 Rolle der Haare: Die Haare schützen die Vagina. Gefahr einer vollständig rasierten Vagina

Tatsächlich enthaaren rund zwei Drittel der Frauen und Männer ihren Intimbereich. Doch eine Intimrasur ist nicht nur eine Frage der Ästhetik. Die Haare schützen sowohl Frauen als auch Männer vor Krankheiten. Sie schützen die Vagina vor Krankheitserregern, Schmutz und Fremdkörpern und regulieren die Temperatur in der sensiblen Intimgegend.

Unter den Schamhaaren befinden sich zudem Drüsen, die Duftstoffe ausschütten. Diese Duftstoffe bleiben in den Haaren hängen und locken unsere Sexualpartner:innen an, machen uns also attraktiver und verführerischer.

Eine vollständig rasierte Vagina birgt zudem die Gefahr der Übertragung bestimmter Sexualkrankheiten wie beispielsweise

- Herpes genitalis: Das Herpesvirus kann über minimale Hautverletzungen übertragen werden. Beim Rasieren des Intimbereichs entstehen an der Hautoberfläche kleine Risse, die den Viren ermöglichen, in den Körper einzudringen.
- Zellulitis. Entzündung des Unterhautgewebes. Diese Entzündung wird durch Bakterien verursacht. Sie macht sich häufig in der Nähe von Hautverletzungen bemerkbar und kann

zu so starken Hautreizungen führen, dass Staphylokokken in die Haut eindringen können.

- Bakterien: Da Bakterien sich an gut belüfteten Orten weniger stark als an schlecht belüfteten vermehren, und Schamhaare für eine natürliche Belüftung sorgen, erhöht sich die Gefahr für das Entstehen von Bakterien.

5.3 Wie kann man die gesamte Vagina auch im Alter jung halten?

So wie der gesamte Körper, so werden auch die Damenanteile im Laufe der Zeit unweigerlich altern.

Nicht nur die Gesichtshaut, sondern auch die Vagina kann im Alter leider Falten bekommen.

Mit der Zeit kann die Pubi-Region an Volumen verlieren, genau wie es mit den Brüsten oder im Gesicht passieren kann, wenn man älter wird.

Bereits ab 20 Jahren kann die Frau Fett in den äußeren Schamlippen und am Mons pubis (dem Hügel aus Fettgewebe über den Lippen) verlieren. Wenn sie sich der Menopause nähert, beginnt die Auskleidung der Vagina dünner zu werden, der Blutfluss nimmt ab und die Beckenbodenmuskulatur wird schwächer. Diese Bereiche können anfangen, zu hängen.

Durch diese Tipps bleiben diese Bereiche jedoch straff und schön:

- Starke Gewichtsschwankungen vermeiden. "Je mehr Schwankungen, desto mehr Dehnung der Haut-, Gewebefasern usw."
- Regelmäßige Beckenbodenmuskulatur-Übungen. Ziehe die Beckenbodenmuskeln fünf-10 Sekunden zusammen, lass los und wiederhole es zig Mal, mindesten dreimal am Tag.
- Die richtige Pflege anstreben (weder mangelnde Intimhygiene, noch übertriebene Intimhygiene mit aggressiven Waschlotionen sind empfehlenswert).
- Intimrasur vermeiden.
- Die meiste Zeit ohne Unterhose und enge Kleidung (wie Jeans) um die Vagina herum. Sie drücken auf die Schamlippen und somit auch auf die Blutzirkulation. Die ganze Region wird dadurch schlechter durchblutet und mit weniger Nährstoffen versorgt.
- Muskel um die Vagina herum stärken.
- Sex strafft das Gewebe, indem die Blutzirkulation im Intimbereich angeregt wird. Die Muskeln der Vagina werden dadurch trainiert. Wenn es keine Stimulation und erhöhten Blutfluss in diesen Bereich gibt, können sich das Gewebe und die Muskeln verändern.
  Sex ist wichtig. Nutze auch Dildos dafür, um deine Vagina und auch den Beckenbodenmuskel stark zu halten. Du kannst den Penis des Partners oder den Dildo mit den Beckenbodenmuskeln kneifen und spüren und nach 10 Sekunden wieder loslassen. Das erhöht am Ende sogar deine Lust und deinen Orgasmus.

- Richtige Sexposition wählen: In der Reiterposition ist es nicht nur lustvoller, aber es ist auch am besten für die Geschlechtsmuskeln. „Passives“ unten Liegen bzw. die Missionarsstellung kann manchmal zu Dehnungen führen. Oben sitzen und Muskeln um den Po und im Beckenbereich regelmäßig zusammenziehen. Das ist Beckenbodengymnastik.
- Po-Übungen, Radfahren und leichter Sport helfen den Schamlippen, fester zu bleiben.
- Samen kann dank der Hormone, Fettsäuren und entzündungshemmenden Verbindungen eine Anti-Aging-Wirkung haben.
- Trinke genug Wasser: Trinkwasser hält die Haut hydratisiert und es kann dasselbe für deine Vagina tun. Gut hydriert zu sein, verbessert die Energie und Durchblutung. Es hilft, mehr Blutfluss unter den Gürtel zu bekommen, was die Vagina empfindsamer machen kann.
- Esse gesund und vermeide schlechte Lebensmittel.
- Mit Zigaretten aufhören: Rauchen senkt den Östrogenspiegel.
- Vermeide Alkohol. Alkohol trocknet Gewebe aus und somit die Schamlippen, die Fett verlieren und hängen.

Teil C:

Dantse und die DantseLOGIK: Eine Wissens- und Lebenslehre verändert dein Leben

DANTSELOG – Die revolutionäre Selbst-Dialog-Kommunikations-Technik zum Lösen von Problemen. Teil 1: Die Dantselog-Lehre, ISBN 978-3-947003-26-6)

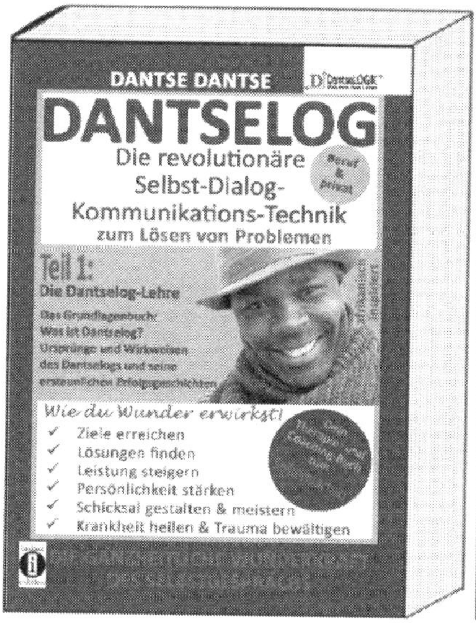

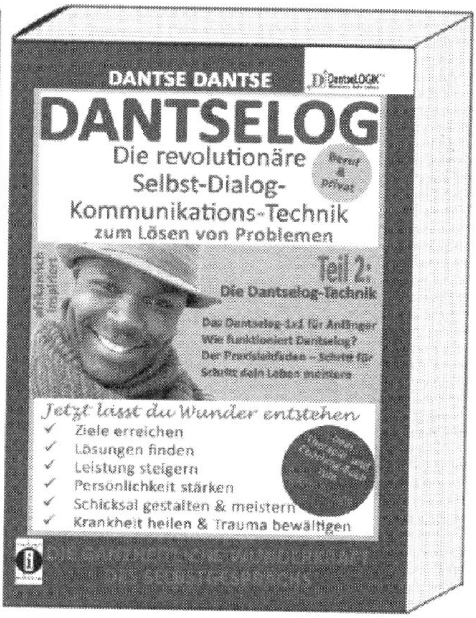

1. Über meine Philosophie und meine Arbeitsweise

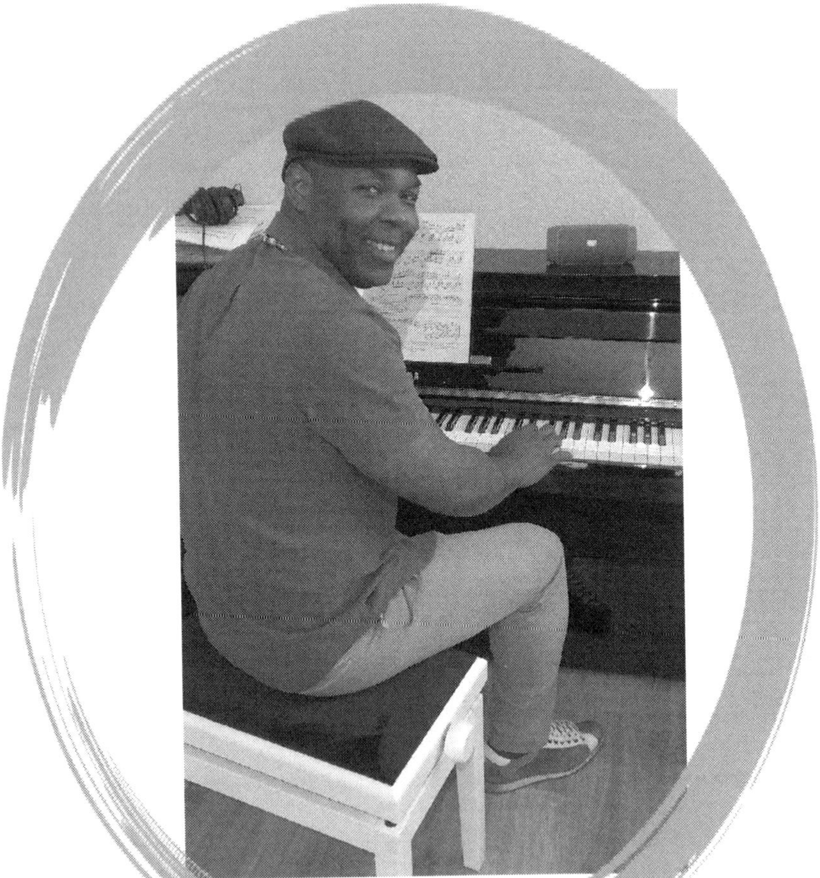

2. Die Besonderheiten meiner Bücher und meiner Wissenslogik: Warum helfen meine Bücher so gut?

Alleinstellungsmerkmal: Meine Bücher sind nicht konventionell wissenschaftlich, sondern natürlich

Direkt auf den Punkt kommen, ohne das Buch durch viele Fachbegriffen aufzubauschen, als Versuch, es aufzuwerten. Das ist es, was meine Leser:innen wollen. Sie wollen Tipps, die man sofort anwenden kann, ohne dass man beim Lesen selbst schon wieder Stress hat, den Inhalt zu verstehen. Die meisten Menschen wissen selbst schon sehr gut, was mit ihnen los ist, an welcher Krankheit sie leiden.

Was ihnen fehlt, sind **Lösungen, die wirklich helfen** können. Sie wollen praktische Bücher - und weniger Erklärungen, Definitionen und wissenschaftliche Studien, die man heute mit Google überall lesen kann (viele davon sind sowieso manipuliert).

Da ich kein Arzt bin, passt diese Bitte und dieser Wunsch meiner Leser:innen sehr gut zu meiner Philosophie:

Bücher, die wie Sofort-Medikamente wirken!

3. Meine Bücher sind wie sofort wirkende Medikamente oder Therapien - warum?

Ich werde dich in diesem Buch nicht belästigen mit vielen Fachbegriffen, komplizierten wissenschaftliche Demonstrationen, Beweisen, Erklärungen und Zusammenhängen, die viele Autoren benutzen, um ihre Bücher aufzuwerten. Wenn du zu einem behandelnden Therapeuten gehst (sei er Schulmediziner oder alternative Heilerin), interessieren dich weniger die wissenschaftlichen Studien oder Fachpublikationen über eine Krankheit, die du hast oder vor der du dich schützen willst. Dich bringt es weiter, dass die Ärztin/der Heiler das Richtige für dich tut, damit du geheilt oder geschützt bist, ohne dass er dich mit vielen Erklärungen noch mehr durcheinanderbringt. Deswegen nennt man den Ort, an dem sie dich behandeln „Praxis". Das ist griechischen Ursprungs und bedeutet *Tat, Handlung, Verrichtung*, aber auch *Durchführung, Vollendung - und nicht Diskussion, Gerede, Schule, Lernen* usw. Ja, es geht darum, dass du dort bekommst, was dir hilft.

GENAUSO SIND MEINE BÜCHER. SIE KOMMEN BEI DEN LESER:INNEN GUT AN, WEIL ICH IN EINER „EINFACHEN" UND DEUTLICHEN SPRACHE BEDEUTENDES WISSEN ZUR VERFÜGUNG STELLE, DAS IHNEN DIREKT HILFT.

Zum Beispiel schrieb mir eine Leserin mit einem kaputten Immunsystem, dass sie die Sauce DIFO – DANTSE IMMUN FORTE aus meinem Buch „Am Anfang war der Darm" (ISBN 978-3-947003-12-9) verwendet habe und ihr Immunsystem innerhalb von drei Wochen viel stabiler geworden sei. Das bestätigt, dass es richtig ist, dass ich allen Menschen diese Gesundheitsinformationen zur Verfügung stelle. Wenn ich der Meinung bin, dass **Quelleangaben** wichtig sind, dann nenne ich die Quellen. Aber im Allgemeinen sind sie mir nicht wichtig, weil vieles von dem Wissen, das ich hier weitergebe, nicht wissenschaftlich belegen kann. Ich habe es bei meinen Lehren in Afrika und auf anderen Wegen gewonnen. Nicht umsonst suchen mich immer öfter Fachleute auf, um das Eine oder das Andere von mir zu lernen, weil sie es in einem meiner Bücher gelesen haben oder ihre Patienten voller Begeisterung über mich gesprochen haben.

In diesem Sinne sind meine Bücher zu verstehen und zu „verkosten". Wer wirklich tiefer und wissenschaftlicher in ein Thema einsteigen möchte, kann dies gerne mit anderen Büchern von Fachautor:innen tun. Dort bekommt man dann detaillierte wissenschaftliche Erkenntnisse.

AUS DIESER LOGIK HABE ICH MICH NUN ENTSCHIEDEN, EINE GANZE REIHE VON BÜCHERN ZUR SELBSTHEILUNG ZU SCHREIBEN, DIE ICH „SELBSTHEILUNG MIT DEM CHARME DER DANTSELOGIK“ NENNE.

4. Meine Bücher stören und man lässt mich das spüren und droht mir.

Anonyme Gewaltandrohungen, Ankündigung von negativen Rezensionen, angstmachende Warnungen, Beschimpfungen, auch viele mit rassistischem Hintergrund, Webseitenzerstörung und vieles mehr erlebe ich in meinem Alltag, weil ich Dinge sage, die bestimmten Interessen schaden könnten.

Ich habe das Ziel, dazu beizutragen, dass es den Menschen besser geht, indem sie selbst wieder die Macht über ihr Denken, ihr Handeln, ihre Gesundheit und ihr Leben zurückerlangen und dies geht am besten mit **Wissensverbreitung.**
Deshalb schreibe ich.
Information ist Macht und ich will die Menschen informieren, soweit es geht.

Ich schreibe gerne über Dinge, die verdeckt bleiben sollen, die aber so den Menschen das Leben schwer machen und sie zerstören. **Ich decke auf.** Ich werde von Wissenschaftlern unterstützt, die meine Arbeit schätzen und mich mit Informationen versorgen, die sie selbst nicht öffentlich machen können.

5. DantseLogik: Es gibt keine Wunder, keine Magie, sondern nur Phänomene, deren Ablauf wir nicht verstehen

Wie zu jedem Topf ein Deckel passt,
so gibt zu jedem Problem immer eine Lösung.

DantseLogik – die Welt der Lösungen:

DantseLogik – Logik, die Wunder wirkt.

DantseLogik – Logik, die bewegt.

DantseLogik – Logik, die glücklich macht.

DantseLogik – die Kraft zum Erfolg.

DantseLogik – heilt. Wirkt. Garantiert.

DantseLogik – berührt Herzen.

DantseLogik – öffnet die Augen.

DantseLogik – erweitert den Horizont.

DantseLogik – beeinflusst das Leben.

DantseLogik – löst Probleme.

DantseLogik – beseitigt Sorgen und Ängste.

DantseLogik – macht glücklich.

DantseLogik – sieht in allem die Möglichkeiten, das Gute, die „Chance".

> **DantseLogik ist die Lehre, nach der alles zusammenhängt, nichts zufällig ist, alles eine logische Erklärung hat, die wir nur manchmal nicht imstande sind, zu verstehen.**
>
> **Findet man die Logik hinter einer Sache, lässt dies die Macht, welche diese Sache über uns hat, verschwinden und Lösungen kommen nun einfacher bzw. können einfacher gefunden oder gesehen werden.**
> **DantseLogik ist eine Logik, die dich und die Welt der Lösungen verändert.**
> **Alles was dir passiert, konkurriert nur um dein Wohlergehen.**

Wissen vertreibt Wunderglaube, da Wissen Wahrheit ist

Die DantseLogik ist die gesamte Logik meiner Lehre, meiner Philosophie, die zeigt, wie man durch Logik Dinge und Phänomene, die als Wunder bezeichnet werden, entzaubert und die Struktur und Logik dahinter versteht.

Viele Menschen glauben an **Magie oder an Wunder**: DantseLogik, die von mir entwickelte therapeutische Lehre, demonstriert, dass es aber keine Wunder, keine Magie, keine Zauberei gibt, sondern nur Dinge, deren Vorgang die große Mehrheit von uns nicht imstande ist, zu verstehen, weil wir das nötige Wissen nicht haben.

DantseLogik ist eine Lehre des Wissens, nach der alles zusammenhängt und mit dem Umfeld und der Umwelt verbunden ist. Nichts passiert isoliert, zufällig oder einfach so. Alles hat eine logische (biologische, mathematische, physikalische, spirituelle) Erklärung. DantseLogik macht es möglich, dass du **dich selbst therapieren und coachen kannst** und Erfolge erreichst, die man als unmöglich abgestempelt hätte.
DantseLogik lässt dich „unmögliche" Ergebnisse schaffen, weil du nicht weißt, dass sie unmöglich sind.
Gerade, weil du nicht mehr weißt, dass es unmöglich ist, wird alles auf einmal möglich.

Weil du nicht weißt, dass es unmöglich ist,
tust du es einfach und schaffst es auch.

DantseLogik lässt dich „unmögliche" Ergebnisse schaffen, weil du nicht denkst, dass sie unmöglich sind. Und weil du nicht denkst, dass es unmöglich ist, machst du es einfach und schaffst es auch!

Erschaffe dir das, was du brauchst und du hast es.
Gott hat uns dazu befähigt.
Wir haben die Fähigkeit, zu bekommen, was wir wollen, wann wir wollen, wenn wir alle unsere inneren Ressourcen abrufen können. Diese Zusage hat uns Gott persönlich gegeben.

Es steht in der **Bibel,** dass Gott den Menschen nach seinem Ebenbild geschaffen hat. Ich sehe in diesem Bekenntnis ein spirituelles, ein energetisches Bild. Es bedeutet:

Wenn der Mensch nach dem Bild Gottes geschaffen ist, dann kann er auch viele Dinge, die Gott kann und die wir Wunder nennen.

Ab dieser Erkenntnis sind diese Dinge keine Wunder mehr, sondern Realität. Zum Beispiel kann Gott sich zwischen den Dimensionen bewegen und sich an verschiedenen Orten aufhalten.

Der Mensch kann das auch. Manche, die das Wissen dazu haben, tun das jeden Tag, aber **wir nennen es fälschlicherweise Magie**.
Jesus sagt in Johannes 8:32:

> **„Ihr werdet die Wahrheit erkennen, und die Wahrheit wird euch frei machen."**

Auf Englisch heißt es:

„You will know the truth, and the truth will set you free."

Und auf Französisch:

„Vous connaîtrez la vérité, et la vérité vous affranchira."

Wahrheit ist das höchste Wissen, absolutes Wissen.
Dann würde ich den Satz Jesu auch so verstehen können:

„Ihr werdet das Wissen erkennen und das Wissen wird euch frei machen."

Wissen befreit von Wunder und Magieglaube.

Gott kann uns sehen und mit uns reden, ohne technische Geräte zu benötigen; er weiß, was wir denken, ohne uns zu fragen, er kann uns heilen nur durch seine Energie, seine Liebe, sein Wort.
Wie können wir dann ähnliche Taten, wenn sie von Menschen ausgeführt werden, Magie nennen? Wunder? Wenn der, der uns geschaffen hat, all das kann und uns gesagt hat, er hat uns nach seinem Ebenbild geschaffen?
Wenn du weißt, wie es geht, kannst du ohne Geräte fliegen oder kommunizieren (auditiv, visuell usw.),
du kannst ohne Medikamente heilen,
du kannst, wie Gott gesagt hat,
Berge durch deinen Glauben versetzen.
Und hier können wir das Wort „**Glauben**" durch das Wort „**Wissen**" ersetzen.

Damit wollte Gott den Menschen klarmachen, welche bombastischen Fähigkeiten er (Gott) in ihn (den Menschen) gesteckt hat, damit er fast alles schafft und erreicht, was er will, wenn er nur daran arbeitet.

Gott öffnet sich uns und zeigt uns alles, was möglich ist. Indem er es selbst vormacht, zeigt er uns den Weg, damit wir es auch schaffen können so wie er, denn wir sind sein Abbild.
Aber **durch unsere Art zu denken, haben wir uns selbst Berge vor die Tür gebaut**.

Wir haben uns selbst blind gemacht. Wir haben in unserem Kopf das Wort **„UNMÖGLICH“** eingepflanzt und vertrauen nur noch auf einen Bruchteil dessen, was wir eigentlich können.

Die sehr wenigen Menschen, die das verstanden haben, regieren die Welt. Ein paar Hundert, Tausend Menschen, die Kenntnis vom unerschöpflichen Wissen haben, regieren über das Leben von Milliarden Menschen und bestätigen somit das Gesetz Gottes, der Menschen mit den Fähigkeiten erschaffen hat, über alles zu herrschen. Ja, tatsächlich tun dies nur ein paar Menschen. **Du selbst könntest es tun.** Du hast diese Möglichkeit. Sie liegt in allen Menschen. Du musst sie nicht erfinden (denn niemand erfindet), **du musst es nur entdecken in dir.**

Das bedeutet,
nur wenige intelligente Menschen glauben
an „Magie“, an „Wunder“.
Oder besser gesagt,
wer nicht an Dinge glaubt,
nur weil er sie nicht erklären kann,
weil er sie nicht versteht,
ist wenig intelligent.

Das ist eine rein logische Denkweise und darauf ist meine ganze Lehre aufgebaut, die ich **DantseLogik** nenne.
Alles ist Logik, sobald du verstehst, wie es (ab)läuft.

Ich bin kein Arzt, aber ich heile.
Ich bin kein Heilpraktiker, aber ich heile.
Ich bin kein Techniker, aber ich repariere technische Geräte.
Ich bin kein Wirtschaftsberater, aber ich rette Firmen.
Ich bin kein Psychiater, aber ich beseitige hartnäckige psychische Probleme.

Ich bringe Menschen vorwärts und bringe sie zu „unmöglichen" Veränderungen bis hin zu neuen, höheren Bewusstseinszuständen, obwohl ich kein Geistlicher bin. All das ohne Medikamente, ohne magische Amulette. Ich stelle kein Heilmittel her, ich mische keine Kräutertinkturen, die ich verabreiche, ich gehe nicht jeden Tag in die Kirche. **Alles, was ich schaffe, ist möglich, weil ich die Logik hinter den Dingen immer tiefer und besser verstehe.** Die Menschen, die mir begegnen, sind erstaunt, wie ich vieles sehe, erkenne, verstehe und dass ich in wenigen Minuten Lösungen finde, wo sie manchmal 15 Jahre Therapie umsonst gemacht haben. Manche heilsamen Veränderungen erscheinen fast sofort.

Viele kommen und **erwarten, dass ich Magie praktiziere**, dass ich magische Wörter benutze, dass ich ihnen von mir gemischte Heilmittel gebe. **Aber sie finden nichts als eine Logik.** Eine Logik, die Zusammenhänge, Abläufe, Verbindungen erkennen lässt. **Diese Logik heilt nicht, sondern bringt den Menschen dazu, sich selbst zu heilen**. Diese Logik schafft, dass du die Fähigkeiten in dir aufdeckst und nun selbst dein „Wunder" erschaffst, so wie Gott dich auch erschaffen hat.
Du musst es nur erschaffen und so die Macht über das, was du erschaffen hast, erlangen.

Erschaffe dir deine Heilung
und du bist geheilt.

Erschaffe dir dein Glück
und du bist glücklich.

Erschaffe dir dein Geld
und du bist reich.

Erschaffe dir die Liebe
und du wirst geliebt.

Erschaffe dir den Erfolg
und du bist erfolgreich.

**Das ist DantseLogik, die Logik des Erschaffens.
Die Logik, die dich dazu bringt,
alles zu erschaffen, was du willst.**

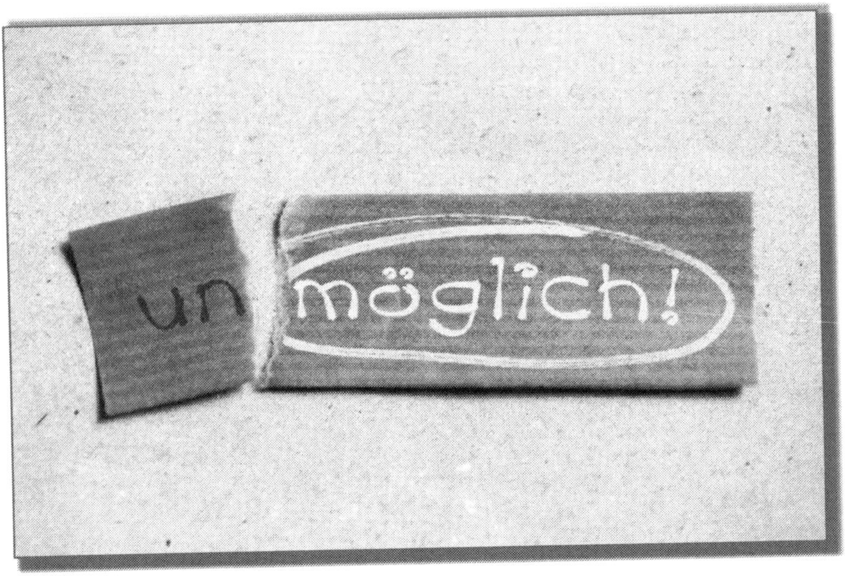

Diese Logik erklärte ich auch einem Mann, der mich aufsuchte, weil er Probleme hatte. **Ein Beispiel aus der Praxis:**

Der 28-jährige türkische Mann kam vor einigen Jahren zu mir, um sich beraten zu lassen. Er hatte gehört, dass ich, wie er sagte, „Wunder“ vollbringe. Wir trafen uns eines Morgens im Sommer 2014 und gingen gemeinsam joggen. Ich erklärte ihm zuerst, dass nur Gott und die Propheten Wunder vollbringen konnten.

Aber ich bin weder das eine noch das andere. Für mich als Menschen gibt es kein Wunder. Es gibt nur Phänomene, die wir nicht verstehen. Wir verstehen sie nicht, nicht weil sie nicht logisch sind, sondern weil wir sie nicht verstehen können, genauso wie Geometrie für ein Kindergartenkind Magie und Wunder ist. Weil das Kind die Lehre der 7. Klasse noch nicht versteht, bedeutete das für es, dass es so etwas nicht gibt. Für das Kind sind es Spinnereien, die es da auf dem Papier sieht. Wenn das Kind dann aber in der 7. Klasse ist und Geometrie lernt, wird es auf einmal zu einem normalen, völlig logischen Vorgang. Und das Kind vergisst, dass es dieses Wissen und diese Realität noch vor fünf oder sechs Jahren als Spinnerei abgetan hatte.

So erklärte ich es dem jungen Geschäftsmann.

Wie diese Geschichte weitergeht, kannst du in diesem Buch nachlesen:

„Dinge passieren nicht einfach so“
(ISBN 978-3-947003-22-8)

Wir sind oft nicht imstande, Dinge zu verstehen, weil wir unser Gehirnvermögen nur auf das Sichtbare, das Rationale, das Physische reduziert haben. Das ist, als würde man von einem Geldstück nur eine Seite betrachten und ignorieren, dass es auf der anderen Seite auch noch etwas gibt. Dadurch haben wir uns selbst verdummt. **Wir haben unsere Intelligenz stark reduziert und nutzen deswegen nur einen kleinen Teil unseres Gehirnvermögens.** Alle Menschen, die diese Welt geprägt haben, sind über ihre rationale Intelligenz gegangen und haben gewusst, wie sie das, was andere nicht sehen, materialisieren können.

Es gibt nichts, was es noch nicht gab, sei es nur als Idee, als Energie. Deswegen gibt es Menschen in verschiedenen Teilen der Welt, die sich nicht kennen, die aber im gleichen Moment an dieselbe Entdeckung denken und daran arbeiten. Ich nenne diesen Vorgang nicht *Erfindung*, denn sie erfinden nichts, alles gibt es schon, deswegen konnten sie einfach *empfangen* und *entdecken*. Wie bei der Entstehung eines Kindes: Eine Frau *gebärt* ein Kind, aber sie hat es nicht erfunden.

Genauso ist es mit Dingen, die wir Wunder, Magie nennen. **Alles hat eine logische und mathematische Erklärung**, die man ganz einfach versteht, sobald man das richtige Wissen dafür bekommen hat. Hätte man uns vor Jahrzehnten von Smartphones erzählt, mit denen man ohne Schnur telefonieren und gleichzeitig die Person auch noch sehen kann, hätte niemand daran geglaubt. Es wäre pure afrikanische Magie, Voodoo gewesen, wie ein Franzose in den 70er Jahren zu meinem Vater sagte.

Wir lebten damals in Ostkamerun und mein Vater war ein regionaler Präfekt, der Franzose war Ingenieur bei einer Holzfirma. Der Franzose verbrachte sehr viel Zeit bei uns mit meinem Vater und sie tauschten sich sehr intensiv über **philosophische Themen** aus. Dabei kamen sie auch auf Themen wie Magie oder Voodoo. Mein Vater erzählte ihm von den Fähigkeiten seiner Urgroßeltern. Sie konnten ohne Schnur telefonieren und sich dabei sogar gegenseitig sehen. Mein Vater sagte, dass diese Technik wiederkommen werde. Der Franzose sagte ihm, dass „ja im Voodoo alles möglich sei“, und machte sich lustig über ihn. Und heute ist dieses „Voodoo“ so normal, dass niemand sich fragt, wie es funktioniert. Alles, was wir nicht kennen, nicht können, nicht verstehen, ist für uns zuerst unmöglich und wird als magisch abgestempelt.

Es gibt keine Wunder, keine Magie, außer du willst das so bezeichnen. Das zeigt die DantseLogik. DantseLogik bringt dich dazu, dir Dinge zu ermöglichen, die wir Menschen als unmöglich, nicht machbar gelernt haben. Aber Gott ermöglicht uns kostenlos, all dies zu können. Wir haben die Fähigkeit, zu bekommen, was wir wollen, wann wir es wollen, wenn wir auf alle unseren inneren Ressourcen zugreifen können.

Der sehr fleißige türkische Mann traf sich übrigens häufiger mit mir, erzählte mir seinen Wunsch und bat mich, ihm zu helfen, diesen Wunsch zu realisieren. Ich sagte ihm immer, dass er auf gutem Wege sei, und dass seinem Wunsch normalerweise entsprochen würde, wenn es das wäre, was ihn und die Menschen um ihn glücklich machen könnte. Er müsse nur sehr aufmerksam sein, um die Zeichen Gottes (bzw. für Menschen, die den Name Gottes nicht hören wollen: Die Zeichen seines unsichtbaren Beschützers) zu erkennen und anzunehmen und den Mut zu haben, diese sofort umzusetzen.

6. Warum lässt man uns an Magie glauben?

Besonders in Afrika, während meiner Forschungen und Lehren, aber auch bei meinen Recherchen in vielen Wissenslogen Europas, habe ich Dinge gesehen, die man uns als **Magie und Wunder** verkauft, deren Entstehen aber zu 100% nach einem ganz normalen logischen Prozess des Wissens abläuft. Viele Dinge, die wir – auch ich – Magie nennen, sind **einfache, logische Prozesse**, die jeder von uns durchführen kann, wenn wir wüssten, wie es geht, das bedeutet, wenn wir es gelernt hätten.

Es ist kein Zufall, dass man die Menschen im Glauben an Wunder und Magie lässt. Das schafft ein **Mysterium-Denken**. Um dieses Mysterium zu bewahren, muss der Wunder und Magie-Glaube unterhalten und ihm freier Lauf gelassen werden. All das verfolgt mehrere Ziele, wobei das wichtigste ist, die **Kontrolle über die Menschen** zu behalten.

Der Glaube an Wunder oder Magie lässt Menschen, die Macht haben und über andere Menschen entscheiden, die volle Freiheit, ihre Pläne für **totale Macht, Manipulation und Kontrolle** (Selbstbewusstsein, Denken, Gefühle, Persönlichkeit usw.), aufzustellen und auszuführen. Das Verbreiten vom Glauben des Geheimnisses lässt Raum für alle Glaubensrichtungen sowie Religionen, Sekten usw., so dass sie ihre **dogmatischen, trügerischen, phantasmagorischen und unlogischen Lehren** als mystisch darstellen und sie durchsetzen können. Diese Erkenntnis zu verbergen und Wunder und Magieglaube zu fördern lässt zu, dass mächtige Menschen und Institutionen Unwissenheit, Lügen, Dummheiten verbreiten, dass sie lügen, um Menschen geschickt zu manipulieren. Dieser Obskurantismus führt zum Auftauchen von Logen, Sekten, Gurus, Demagogen in der ganzen Welt und es ist für jeden Geschmack etwas dabei. **Jeder gewinnt** etwas dabei: Die **Politik**, die immer als Ziel hatte, Menschen zu führen, sie so zu orientieren, dass sie sich kaum noch den Entscheidungen von oben widersetzen. Es ist ein Gewinn für die **Wirtschaft und Wissenschaft**, die dann zufällig irgendwann viele dieser Geheimnisse patentieren, sich Ruhm, gesellschaftliches Ansehen sichern und den „Wunderglaube" zu Geld machen. Auch **Sekten und Gurus** profitieren davon, von diesen verlorenen Menschen, die ihre Seele suchen.

Wissen vertreibt den Aberglauben und den Wunderglauben und wird somit ein Feind. Wissenschaftliche Beweise dienen manchmal dazu, tieferes Wissen zu verbergen und Menschen, die nicht bestimmten Kreise angehören, zu bremsen. Das hat zum Verlust großer Mengen Wissens beigetragen und die Menschen weniger klug gemacht.
Die Menschheit wäre viel weiter, wenn man das Mysterium entmythisiert hätte, wenn es weniger Geheimnisse gäbe.

Man hätte mehr Freiheit und weniger Kontrolle.

7. Die Formel der inneren geistigen Einstellung: Das magische DantseLogik Erfolgsgesetz für eine positive mentale Einstellung

Alles was dir passiert, konkurriert nur zu deinem Wohlergehen. Nichts ist gegen dich, alles ist für dich.

Es gibt wahrlich eine höhere Macht (Gott für mich, etwas anderes für andere Menschen), die über uns wacht und immer alles daransetzt, dass es uns gut geht. Diese innerliche mentale Annahme ist das Beste, was du für dich tun kannst, um dein Leben zu erleichtern, es ohne, bzw. mit wenig Angst und Sorge zu leben. Das ist eine aktive mentale Einstellung. Eine mentale Einstellung, die hilft, heilt, Lösungen findet, Frieden bringt, Angst und Sorge sowie Druck und Blockaden beseitigt, zuversichtlich und selbstbewusst macht. Und vor allem, eine Einstellung, die dir **FREIHEIT** und **LIEBE** ermöglicht.

FREIHEIT und LIEBE
sind die größte Güte, die Gott uns gratis
(aber nicht umsonst) gegeben hat.

DIE MAGISCHE DantseLogik ERFOLGSFORMEL

„Alles und alle um mich herum und in mir tragen dazu bei, dass ich mein Ziel erfolgreich erreiche und glücklich bin.

Alles, was mir passiert,
trägt zu meiner Gesundheit,
Befreiung, Freiheit, meinem Erfolg
und Glücklichsein bei.

So war es immer gewesen,
so ist es immer geplant worden,
auch diesmal wird es so sein,
so wird es geschehen,
so ist es geschehen,
so sei es.
Danke!“

Diese Formel ist das A und O für deinen Erfolg. Du sollst daran **fest glauben und festhalten**. Dabei ist es egal, was passiert, weil dieses Gesetz die Wahrheit ist. Sogar **deine Feinde helfen dir, dein Ziel zu erreichen**, ohne es zu wissen.

Auch was wir Unglück nennen, passiert nicht ohne Grund:

- Ein Schmerz will dir sagen, dass etwas zu ändern ist.
- Übergewicht will dir sagen, dass du dich schlecht ernährst.
- Diabetes will dir sagen, dass dein Körper überzuckert und überfettet ist.

Alles was dir passiert, auch Unglück und Pech, **konkurrieren zu deinem Wohlergehen**, jetzt oder später. Dieses Gesetz ist die Wahrheit, kein anderes Gesetz kann dieses **göttliche Gesetz** ersetzen oder verändern oder ergänzen. Es findet sich versteckt in der Bibel:

WIR WISSEN ABER, DASS DENEN, DIE GOTT LIEBEN, ALLE DINGE ZUM BESTEN DIENEN, DENEN, DIE NACH DEM VORSATZ BERUFEN SIND.

RÖMER 8:28

Alles, wirklich alles, was mit uns passiert, ist **immer eine positive Mitteilung**. Nur die Deutung durch uns kann diese Mitteilung zu etwas Negativem machen. Da dieses Gesetz eine Wahrheit ist, ist es automatisch eine **Kraft und transportiert somit Energie**, die auf alle anderen Handlungen positiv wirken. Der Glaube daran kann nur noch eines mit sich bringen: **Deinen Erfolg**.

Diese mentale Einstellung wird dich **mit dem Guten synchronisieren**. Es kommen nur Dinge zu dir, die am Ende positive (Aus-)Wirkungen haben. Diese Wahrheit ist so stark, dass man sie in der Erziehung der Kinder als einen zentralen Punkt übernehmen müsste. Ein Mensch mit so einer mentalen Einstellung ist automatisch ein **Gewinner**. Nicht, dass er nicht erlebt, was wir Menschen Niederlage, Scheitern, Schwierigkeit nennen, sondern, weil sie ihm keine Angst mehr machen, keine Macht über ihn haben und ihm keine Energie entziehen. **Er weiß, dass alles gut wird** und deswegen ist er auch auf dieses Gute fokussiert. Das führt dazu, dass er so handelt und sich so verhält, dass dieses Gute tatsächlich zu ihm kommt. Er ist mit dem Guten synchronisiert.

Synchronisiere deine Gedanken mit dem Guten und dem Positiven in allen Dingen und das Gute wird dich verfolgen.

DU WIRST NIEMALS EIN VERSAGER, EIN VERLIERER SEIN, EGAL WAS PASSIERT. DU BLEIBST FÜR IMMER EIN GEWINNER, AUCH WENN DU VOR SCHMERZEN WEINST.

Jedesmal,

wenn du unsicher bist,

wenn du zweifelst,

wenn etwas dir Angst und Sorge macht,

wenn etwas Schmerzhaftes passiert,

wenn du krank bist,

wenn du gemobbt wirst,

wenn ein „Unglück“ passiert,

wenn du eine „Niederlage“ erleidest,

wenn du scheiterst oder versagst oder

wenn du verlassen bist,

dann sage dir einfach dieses Erfolgsgesetz auf und
glaube fest daran und du wirst sehen,
was mit dir passiert.

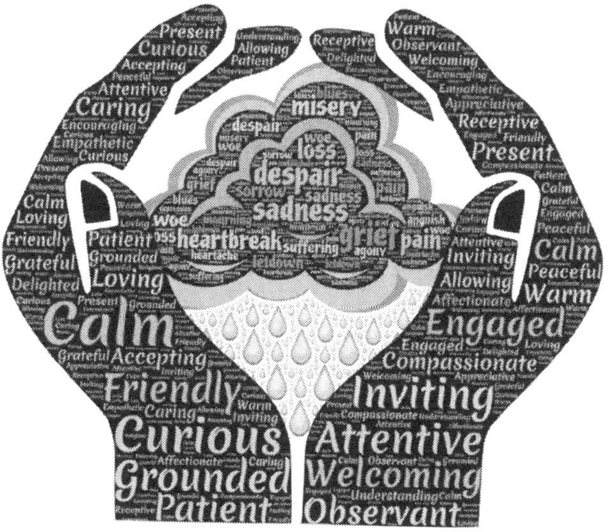

8. Die DantseLogik-Lehre: Sei immer Täter, um dich zu heilen und zu befreien

Sei in allen Situationen und bei allem, was dir passiert, immer der Täter bzw. nimm immer die Täterrolle ein. Sei bei einer Tat niemals, auch wenn sie gegen dich gerichtet ist, das Opfer, sondern der **Autor deines Wohlergehens**, die Autorin deines glücklichen Endes.

> **DIESE EINSTELLUNG, DIE DIE MEISTEN VON UNS ALS „UNFAIR ODER „UNGERECHT“ BEZEICHNEN WERDEN, IST EINE DER BESTEN THERAPIE, DIE ES GIBT.**
> **DAMIT KANNST DU AUCH SCHLIMME KRANKHEITEN UND TRAUMATA HEILEN ODER BEKÄMPFEN.**

Das **Opfer** einer Tat ist wahrscheinlich an seiner persönlichen zukünftigen Zerstörung **schuldiger,** als der echte Täter selbst, wenn es als Opfer mit dem wahren Täter in Verbindung steht. Als Opfer **übergibst du dem Täter die Macht** über dich und über das Geschehen, was die Tat mit dir machen soll. Denn in einer solchen Verbindung hängt die (Opfer-) Befreiung oder Heilung sehr häufig von der Art ab, wie man diesen schuldigen Täter behandelt. Damit ist das **Opfer emotional abhängig vom Täter** und ist somit (auch energetisch) Gefangener von ihm. Viele Menschen fühlen sich schließlich befreit, wenn ein Täter entweder identifiziert oder verhaftetet wurde oder gestanden hat und verurteilt wurde oder er Details über seine Tat preisgibt. Das heißt, wenn du Opfer bist oder in der Opferrolle bleibst, wirst du **Sklave oder Gefangener des wahren Täters**, der dich bindet. So wirst **du** am Ende gegen dich selbst der Täter deines Schmerzes und Leidens sein und nicht mehr die ursprüngliche Tat und ihr Urheber.

Von dem Moment an, an dem du akzeptierst, dass etwas nicht zufällig passiert ist, dass es passieren musste und deswegen einen **Sinn hat und zu etwas Positivem beitragen kann** (auch wenn du noch nicht weißt wie), siehst du die Möglichkeiten, alles zu deinen Gunsten oder zu deinem Besten nutzen zu können. Auf einmal wirst du mit dieser Denklogik aus der DantseLogik zum **Meister und Autor (Urheber) des Weges**, den du, verschuldet durch die Handlungen anderer, gehen wirst. Du bist nun diejenige, die entscheidet, wie es weitergeht, welche Richtung die erlebte Tat nimmt, welche Handlung zu ergreifen ist, welche Macht diese Tat auf dich haben wird oder nicht.

DU ÜBERLÄSST DER NATUR DIE MACHT ÜBER DEN WAHREN TÄTER UND SEINE TAT UND DU ÜBERNIMMST DIE MACHT ÜBER DIE FOLGEN DER TAT AUF DICH. ES GIBT KEINE BESSERE GESTE ZUR SELBSTLIEBE UND ZUM SELBSTSCHUTZ.

Wenn du dich weigerst, der **Autor** zu **sein** (nicht der Schuldige), bist du dir selbst undankbar. Du tust nicht etwa Gutes für den Täter, indem du ihn in den Mittelpunkt des Geschehens stellst, ihn ständig verurteilst, dich ständig über ihn ärgerst, du tust dir etwas Gutes, wenn du **seine Macht über dich auf null reduzierst**, ihn ignorierst, seine Entschuldigung nicht brauchst (denn du hast ihm schon verziehen). Als Täter bist du dir selbst dankbar, denn **du entscheidest allein**, wie du die Tat verarbeiten wirst und wie du sie zu einem guten Ende für dich bringen könntest.

Obwohl wir alle **das Recht** haben (und das ist auch gesund so) **auch mal deprimiert zu sein**, zu weinen, traurig zu sein, zu jammern und uns zu beklagen, schlapp und faul zu sein, Ungerechtigkeit oder schlechte Behandlung uns gegenüber anzuprangern und gegebenenfalls zu bekämpfen, ist es aber viel wichtiger zu wissen, wann dies unsere Sicht auf das Leben negativ beeinflusst. Du musst dir immer sagen, dass du nicht der einzige mit Problemen bist, aber **du kannst nur Dinge ändern, wenn du handelst**.

Opfer sein und bleiben, macht dich abhängig vom Täter und am Ende bist du Täter deiner Schmerzen aus dem Geschehen.

Selbst zum „Täter“ (Autor) zu werden, das macht dich unabhängig und mächtig. Es lässt dir die Macht, selbst zu entscheiden, wie die Auswirkung einer Tat auf dich positiv sein wird.

Aus einer Tat gegen dich,
wird eine Chance für dich.

Sei niemals Opfer. Opfer sein bedeutet, dass der andere oder die Sache, die Situation, die Macht über dich hat und dann deine Reaktion und deine Gefühle bestimmt. **Wenn du Opfer einer Person bist und es bleibst** (auch wenn sie dir tatsächlich und bewiesenermaßen geschadet hat), **gibst du ihr die Macht** gleich mit dazu. Das heißt, du hast nicht mehr die Macht, die Kraft und die Motivation etwas zu ändern bzw. Veränderungen herbeizuführen. Du gibst das Kommando und das Lenkrad zur Veränderung an diese Person oder Sache ab. Du bist **von dieser Person abhängig** und kannst nur mehr um Veränderung betteln. Das führt zu einem Gefühl der Ohnmacht und Hilflosigkeit und macht total unglücklich.

Sei in allen Dingen immer Täter.
Täter dafür, wie du dein Leben gestalten willst, egal was passiert ist, welche Richtung dein Leben nehmen soll und muss, wie deine Reaktion auf eine Aktion sein wird, damit die Aktion wenig bzw. kaum negativen Einfluss auf dich hat und dich unglücklich macht.
Gib die Opfermentalität auf. Trage die Verantwortung, um die Macht über die Dinge zu haben.
Wer die Macht hat, kann viel ändern und verändern.

9. Warum ich mich entschied, als Nicht-Mediziner über Ernährung und Gesundheit zu schreiben

Heute holen sich viele Mediziner und Psychologen Ratschläge bei mir.

Nicht mein Studium bei meinen Wissenslehrern in Afrika, nicht meine Recherchen, nicht meine Kenntnisse brachten mich dazu, über die **Verbindung zwischen Krankheit, Gesundheit und Kräutern und Gewürzen** zu schreiben (weil ich dort viele Erkenntnisse erlangte und schon wusste, dass die meisten Krankheiten durch die geeignete Ernährung geheilt und verhindert werden können), sondern die traurige Geschichte eines Mannes in Europa, in Frankreich und eines Deutschen in Göttingen.

Vor ca. 25 Jahren besuchte ich meinen jüdischen Freund (so nannte ich ihn immer) in Marseille. Dort machte er mich mit einem Arzt bekannt, mit dem ich mich eine ganze Nacht über Heilungsmethoden unterhielt. Er war ein zugänglicher Wissenschaftler. Am Ende unseres Austausches erzählte er mir von einem Patienten, der nach Paris umgezogen war. Er hätte eine undefinierte, unheilbare Krankheit und nach wissenschaftlichen Berechnungen würde er innerhalb des nächsten Jahres sterben müssen. Nach der Unterhaltung mit dem Arzt schlug dieser vor, dass ich mich, nach allem, was ich ihm erzählt hatte, mit dem

Mann treffen und versuchen sollte, mich mit ihm zu unterhalten, da dieser nichts mehr zu verlieren hätte. Da ich sowieso nach Paris wollte, um meinen dort lebenden Bruder zu besuchen, willigte ich ein.

Ich traf den Mann in einem Café im Quartier Latin. Mein Bruder und auch mein jüdischer Freund waren dabei. Der kranke Mann, den wir trafen, war ein junger Mann. Er war gerade 31 geworden und arbeitete bei einer sensiblen Firma in einer leitenden Position und stand oft in der Öffentlichkeit. Ich werde hier weder die Krankheit noch seinen Beruf nennen, da man ihn sonst schnell erkennen könnte. Aber das sollte aus guten Gründen vermieden werden, um Repressalien zu entgehen. Er war seit fünf Wochen krankgeschrieben, es ging ihm vom Tag zu Tag schlechter und die Ärzte gaben ihm noch höchstens sechs Monate Zeit zu leben, wie er selbst berichtete.

Ich sagte ihm, dass er glaubte, so wie die meisten Europäer, dass das, was die Medizin nicht kann, auch keine andere Therapie schaffen könne. Ich aber glaube daran, dass es viele andere Therapien gibt, die helfen, die wir allerdings mit unserer „kleinen" Intelligenz nicht begreifen können. Er versuchte zuerst, wie ein normaler Europäer, der Rechtsanwalt des Systems zu sein. Dann stellte ich ihm eine einfache Frage:

„Willst du ohne die konventionelle Medizin leben oder mit der konventionellen Medizin sterben? Ich würde leben wollen, egal was mich heilt." Er sagte mir, dass ich ihm 24 Stunden Zeit geben sollte, über mein Angebot nachzudenken. Noch am gleichen Abend rief er meinen Bruder an und teilte mir mit, dass er leben wolle.

Eine Woche später flog er nach Kamerun und lebt auch heute immer noch dort und ist gesund und fit wie ein Turnschuh. Leider darf und kann er nicht sagen, wie er gesund geworden ist. Das spräche gegen das, was sein Job von ihm fordert.

Der zweite Fall handelt von einem Deutschen, den ich in Göttingen getroffen habe. Ich hatte eine Affäre mit seiner Freundin und sie sagte mir, dass er impotent wäre und Tabletten nehmen würde, die ihm aber nicht viel helfen. Sie waren sechs Jahre zusammen und seit 24 Monaten lief nichts mehr. Als er mitbekam, dass ich mit seiner Freundin ausging, suchte er mich auf, aber anstatt sauer auf mich zu sein, meinte er, dass es okay sei, dass seine Freundin mit einem anderen Mann schliefe. Er würde ihn nicht mehr hochbekommen. Ich fragte ihn, wie die Therapie liefe und ob der Arzt mit ihm über seinen Lebensstil und Ernährungsstil geredet habe. Er verneinte und sagte, der Arzt habe nur gefragt, ob er Stress habe und ob er ihm etwas dagegen verschreiben solle. Ansonsten ginge es nur darum, welche Tabletten am besten wären. Als er mir über seine Ernährung und seinen Tablettenkonsum gegen dieses und jenes erzählte, dachte ich nur, dass das doch nicht wahr sein könne. Ich schlug ihm vor, ein paar Änderungen vorzunehmen an seiner Art, zu leben und sich zu ernähren. Das Ergebnis erstaunte selbst den Arzt. Nicht mal zwei Monate später war seine Potenz wieder da.

Ich war ziemlich überrascht, wie man viele Beschwerden durch „Nichts“ beseitigen kann, ohne einen Arzt zu besuchen. Ich kann bis heute nicht verstehen, warum dic meisten Ärzte sich nicht mit der Lebenssituation im Alltag des Patienten und seiner Ernährung auseinandersetzen. Darin findet sich meist die Lösung und das Medikament für zahlreiche Krankheiten.

Nach diesen zwei Beispielen und zahlreichen anderen, bei denen ich nur den Menschen half durch eine logische Art zu denken, beschloss ich, meine Kenntnisse, die ich zum großen Teil während meiner Wissenslehre in Afrika gelernt habe, öffentlich zu machen.

Ich habe einen Dip aus Kräutern geschaffen, der Makoassa-Hot Rotic heißt. Mit der leckeren Sauce kannst du alles essen und sie hat schon vielen Männern bei ihrer Potenz geholfen.

Auch DIFO, Dantse Immun Forte, eine leckere Sauce aus Kräutern, hat vielen Menschen dabei geholfen, ohne Medikamente ihr Immunsystem wiederherzustellen, Darmstörungen zu beseitigen und vieles mehr.

Meine Erfahrung zeigt mir, dass jeder von uns, der sich interessiert, bis zu einem gewissen Grad sein eigener Arzt sein kann und durch seine Ernährung seine Medikamente ohne Chemie und Nebenwirkungen selbst herstellen kann. Heute kommen viele Ärzte und Psychologen zu mir, um Ratschläge zu erhalten. Dabei bin ich weder Arzt noch Heilpraktiker im Sinne der konventionellen Wissenschaft.

Wie viele Menschen würden heute gesünder sein, wenn sie sich trauen würden, einen Blick nach rechts oder links zu werfen?

Mein eigener Fall mit Asthma

Ich selbst bin auch ein Beispiel meiner Methode: Man sagt, dass Asthma kaum heilbar sei. Als Kind litt ich jahrelang sehr an dieser Krankheit. Mit zehn Jahren wurde ich durch eine alternative Methode geheilt – und die Krankheit kam nie wieder.

10. Mein Wissen und meine Bücher schaffen Vorsprung – Meine Lehre kann deine Gesundheit ganzheitlich verändern

Du hast sicher schon gehört, dass jemand sagt: „Ich kann nicht auf Schokolade oder Cola verzichten." Hast du vielleicht gedacht, die Person sagt das nur so, weil sie Hunger hat? Tatsächlich kann sie nicht darauf verzichten. Sie ist abhängig. So funktioniert es mit dem Zucker.

Ich habe Klienten gehabt, die mir sagten, dass sie manchmal um 3 Uhr aufstehen, um etwas Süßes zu sich zu nehmen, sei es eine Cola oder ein Stück Schokolade, ein Milchgetränk, ein paar Nudeln oder ein Stück Brot; eben alles, was direkt oder mit Zucker zu tun hat. In den meisten Fällen glauben sie, dass sie Hunger oder Durst haben. Aber dass sie fremdgesteuert sind und dass diese Gelüste nichts mit Hunger und Durst zu tun haben, bemerken die meisten gar nicht. Erst durch meine Selbstexperimente erkannte ich, und nicht durch einen Anhang von wissenschaftlichen Dissertationen und Studien, was in diesen Menschen vorgeht.

Eine Frau bekam Krämpfe in der Nacht, in der sie sich zum ersten Mal in ihrem Leben widersetzte, abends Cola zu trinken.

Ein Mann, der mir glaubhaft erklären wollte, dass er wirklich nur Hunger habe und deswegen mitten in der Nacht aufstehen müsse, um zu essen, erkannte, dass es kein Hunger war, als er auf meinen

Ratschlag hin ein Experiment durchführte, das ich selbst schon gemacht hatte:

An diesem Abend gab es zu Hause keine Milch, keine Nudeln, kein Brot, keinen Zucker. Stattdessen kochten wir etwas Afrikanisches, das ihm auch sehr gut schmeckte. Es gab Kochbanane, in Wasser gekocht, mit gebratenem Blattspinat. An diesem Abend aß er normal und war zufrieden und gesättigt und wollte auch danach keinen Nachtisch. In der Nacht bekam er Hungergefühle, aber ignorierte sie und schlief weiter. Es wäre nicht so schlimm gewesen, sagte er mir später.

Am nächsten Tag wurden am Abend gegen 19 Uhr Nudeln mit Tomatensauce gekocht, mit Hartkäse darauf zerschmolzen. Er aß zwei Teller mit doppelt so vielen Kalorien, wie den Tag zuvor. Er trank eine Cola, wie er es immer tat. Gegen 21 Uhr hatte er Lust auf etwas Süßes und kurz bevor er ins Bett ging, nahm er sich noch ein paar Nudeln. Nachts stand er tatsächlich auf und aß noch ein paar Nudeln, weil er dachte, er habe **Hunger.**

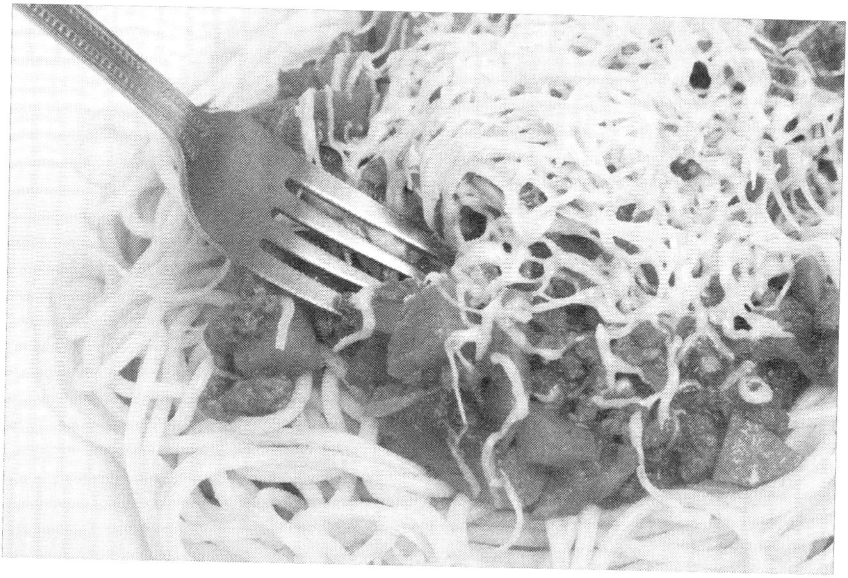

Für den nächsten Tag hatten wir etwas anderes abgemacht. Er aß Nudeln, wie am Vortag, aber es gab keinen Rest. Und das Haus war frei von Milch, Zucker, Weizen. Was es noch zu essen gab, war Kochbanane mit gebratenem Gemüse, was wir in den Kühlschrank stellten, so wie er es immer machte, wenn es Essensreste gab. Der Abend lief genauso, wie die vorigen Abende. Nachts bekam er wieder diesen Hunger, stand auf und sah, dass es nur Kochbanane und Spinat zu essen gab. Sauer ging er dann wieder ins Bett und schlief weiter.

Hast du etwas bemerkt? Wenn es wirklich so starker Hunger gewesen wäre, dann hätte er die Kochbanane gegessen, um den Hunger zu stillen. Es war kein echter Hunger. Es waren vorgetäuschte Hungergefühle, die eigentlich nur Lust auf bestimmte Dinge bedeuteten. Sein Körper brauchte Zuckerhaltiges und sein Bauch übermittelte seinem Gehirn ein falsches Signal, dass der Bauch leer sei, dass er „Hunger" habe, obwohl er genug gegessen hatte. Und dieser Hunger bezog sich nur auf ganz bestimmte Nahrungsmittel. Als er dann sah, dass es diese Lebensmittel nicht gab, war der Bauch auf einmal wieder gesättigt, und nervös und verärgert hatte er keine Lust mehr, zu essen.

Dieses Experiment entstand aus meinen eigenen Erfahrungen, wie zahlreiche andere, die du in diesem Buch finden wirst und mit Erklärungen, warum das so ist. Manche sind wissenschaftlich belegt und bei manchen ist die Wissenschaft noch weit hintendran.

Dieses Buch ist kein wissenschaftliches Buch im Sinne von stets belegten und bewiesenen Fakten. Bei meinen Ratgebern, die seit vielen Jahren vielen Menschen geholfen haben und helfen und im Gegensatz zu „rein wissenschaftlichen Büchern" auch Bestseller waren, nutze ich das **Wissen aus der Natur**, welches ich mir bei meiner Lehre in Afrika angeeignet habe sowie meine eigenen Erfahrungen und Experimente an mir selbst und auch die Erfahrungen aus meinen erfolgreichen Coachings, Erkenntnissen aus zahlreichen selbstorganisierten Umfragen und dem Studieren von zahlreichen wissenschaftlichen Studien. Nicht alles kann wissenschaftlich belegt werden, wie auch Einstein und viele andere große Wissenschaftler erkannten.

Ferner ist im Blick zu behalten, dass etwas nicht gut oder schlecht ist, nur weil es wissenschaftlich erklärt wird oder nicht. Nicht nur, weil die Wissenschaft immer eine Verspätung gegenüber dem Wissen der Natur hat, sondern auch, weil es um ein großes wirtschaftliches Interesse geht! Das ist der Grund, warum es in fast allen Bereichen der Ernährung häufig widersprüchliche Meldungen aus der Wissenschaft gibt, je nachdem, aus welcher Ecke die **Studie** kommt und wer sie **finanziert** hat, welches Labor zu welchen großen Firmen gehört und welche

Wissenschaftler Geld von wem bekommen. **Das verliere nie aus deinem Blick!**

Es ist schwer, die Menschen zu informieren, ohne zu pauschalisieren. Denn die Hürden, die uns gestellt wurden, um etwas zu beweisen, sind zu hoch. Die sogenannten „wissenschaftlichen Studien und Beweise" sind ein großes Geschäft geworden und die Industrie sowie die Politik profitieren mehr davon als das Volk. Wer hat schon die Mittel, um moderne Labore zu errichten? Wer kann in großen Zeitungen und bei internationalen Konferenzen berichten? Wer kann den besten Forschern top Gehälter zahlen? So kann man das Volk nach Belieben verdummen und „verkranken" und es macht selbst sogar aktiv mit. Sobald du etwas anderes schreibst als das, was die großen Studien besagen, wird dir vorgeworfen, Angst zu schüren, hysterisch zu sein oder Verschwörungstheorien zu verbreiten.

Ich werde öfter gefragt, ob ich wissenschaftliche Beweise für dieses oder jenes habe. Wo die Quelle meiner Behauptungen ist usw. Obwohl es viele Beweise dafür gibt, dass nicht alles, was wissenschaftlich bewiesen ist, auch wissenschaftlich wahr ist, sind wir so damit aufgewachsen, nur dem Wissenschaftlichen zu glauben, dass wir selten Studien in Fragen stellen. Es ist eine Art, uns selbst nicht in Frage zu stellen, damit wir uns ohne schlechtes Gewissen zerstören können, nur weil wir keine Verantwortung übernehmen und keine schweren Entscheidungen treffen möchten.

Brauche ich eine wissenschaftliche Quelle, wenn ich auf Zucker verzichte und dann keine Kopfschmerzen mehr habe, sobald ich aber wieder Zucker zu mir genommen habe, wurden Kopfschmerztabletten meine besten Freunde? Lieber verzichte ich auf wissenschaftliche Studien und habe dafür keine

Kopfschmerzen mehr - und das ohne Medikamente mit größtenteils schlimmen Nebenwirkungen.

Wenn ich auf A verzichte und Beschwerde B verschwindet, was will ich mehr? Was hilft es mir, was eine Studie dazu sagt oder nicht sagt?

Jeder muss für sich selbst sorgen, anstatt Rechtsanwalt von Ideologien und Prinzipien zu sein, die einem aber selbst nichts bringen.

Wer sich nur auf wissenschaftliche Studien stützt, um seine Gesundheit zu schützen, schadet ihr langfristig. Hast du dich schon einmal gefragt, warum etwas heute wissenschaftlich bewiesen ist und toll für den Körper sein soll, aber 25 Jahre später, wenn die Patente abgelaufen sind und ein neues Produkt entstanden ist, plötzlich vor dem alten Produkt gewarnt wird, das man jahrelang als hervorragend angepriesen hat? Stattdessen wird nun auf das neue Produkt verwiesen: Als wissenschaftlich empfohlen!

Meine Bücher schaffen Vorsprung.
Das ist der Grund, warum sie immer etwas Besonderes sind. Dieses Buch ist eine tolle Synthese aus wissenschaftlichen Tatsachen, afrikanischer Naturlehre, Wissen aus vielen Teilen der Welt, eigenen (Selbst-) Experimenten sowie Forschungen und Erfahrungen aus meinem Coaching. Es hat so vieles in sich wie kein anderes Buch je zuvor und **versorgt dich** mit sehr vielen neuen Erkenntnissen, die du bis heute so nicht in Betracht gezogen hast. Vielleicht hilft dir dieses Buch, die Ursachen einiger deiner Beschwerden zu erkennen und sie richtig zu bekämpfen.

Dieses Buch kann

deine Gesundheit verändern.

Ja, es kann dein Leben verändern,

verbessern und dich glücklich machen.

Das Leben des Autors

Anders sein, anders sehen, anders handeln, damit etwas Erfrischendes hereinkommt.

Mein Name ist Dantse Dantse, ich bin gebürtiger Kameruner und Vater von fünf Kindern, die zum Teil schon studieren. Meine Hobbys sind Schreiben, Joggen, Träumen und Gott und alles, was er gemacht hat, bewundern und lieben.

Als ältester Sohn einer afrikanischen „Truppe" von 8 Kindern meiner Mutter und als Drittältester Sohn und siebtes aller Kinder meines verstorbenen Vaters, der insgesamt 25 Kinder mit drei amtlich verheirateten Frauen hatte, war mein Leben immer ein spannender Film, seit ich ein Kind war. Alle Kinder und alle Frauen wohnten zusammen in einer Anlage, die Kinder in einem Haus und der Vater und seine Frauen in einem separaten Haus. Wir aßen alle zusammen, spielten zusammen. Eine Frau kochte für alle Kinder. Wir Kinder haben immer eine Ansprechpartnerin gehabt, denn jede einzelne Frau war unsere Mutter. Wenn die eigene Mutter verreist war, kümmerte sich die andere Mutter um dich. Diese Erfahrung muss man machen. Das ist etwas Besonderes, man lernt zu teilen, zu lieben, mit 24 gleichwertigen anderen. Automatisch ist die Definition von wichtigen Werten, wie Geben, Teilen, Gefühle, Liebe, Eifersucht, Geduld, Verständnis zeigen uvm., anders als bei Kindern einer sogenannten „normalen" Familie. Wenn du aus solch einer Familie kommst wie ich, erfährst du so viele Sachen, die dich im Leben weiterbringen. Du lernst viel, weil du schnell lernen musst, um nicht runterzufallen.

Mein Leben ging auch im Erwachsenenalter spannend weiter, nicht nur, weil ich Vater von fünf Kindern von unterschiedlichen, schönen Frauen aus unterschiedlichen Kulturen bin, sondern auch, weil ich Grenzerlebnisse hatte, seien sie gut oder schlecht, die mich geformt haben. Ich habe viele Menschen verloren und viele dazu gewonnen. Ich habe so viele schöne Dinge erlebt, aber auch sehr schmerzhafte Erfahrungen gemacht. Ich habe in meinem Leben fast alles probiert, denn ich bin ein Mensch, der ständig das Neue sucht und vor Risiken keine Angst hat, der bereit ist, bis zum Ende zu gehen, um zu wissen, was aus den Dingen wird.

Frauen waren und sind immer meine Leidenschaft gewesen, auch heute noch, wenn auch nicht mehr in diesen Mengen. Ein kleiner Star war ich immer gewesen, mein Star. Ich brauchte nicht den Erfolg von Robbie Willams, um bei den Frauen anzukommen. Frauen haben somit mein Leben sehr geprägt. Wichtig dabei ist, dass ich mich nicht verloren habe, sondern im Gegenteil mich stetig weiterentwickelt habe. Viele kennen mich als jemanden, der unkonventionell denkt und lebt, der sehr positiv ist, der ein guter Vater ist, dem die Freiheit (die innere und die äußere) fundamental wichtig ist, der an das Gute im Menschen glaubt, trotz mancher unschönen Vorfälle, der hilfsbereit ist und gerne verzeiht, kurz, als eine Person, die glücklich ist, wie sie ist, und sich dennoch weiterentwickelt.

Beruflich passierte sehr viel, vom Studium bis heute. Ich habe unterschiedliche Dinge gemacht und dabei habe ich nicht immer die Rahmenbedingungen beachtet, denn die bremsen meistens. Ich lebe und arbeite seit über 25 Jahren in Deutschland und arbeite heute als Erfolgs-Coach und Marketingberater. Ich berate Menschen und Firmen, wenn sie nicht mehr wissen, wie es weitergeht! Vor dem Coaching gab es, wie gesagt, noch vieles anderes: Studium, Geschäftsführer, Außenhandel, Firmengründer, Internet, PR, und, und, und…

Die Idee, zu schreiben, habe ich schon als Kind gehabt, aber erst die Erfahrungen aus meiner Tätigkeit als Berater und Coach brachten mich dazu, mein Hobby in die Tat umzusetzen. Da mein afrikanisch-inspiriertes Coaching gerade immer mehr Deutsche anspricht und ihnen hilft, habe ich mich auf Anraten einer Kundin entschlossen, meine Erfahrungen und Ratschläge in Büchern weiterzugeben.

Meine Begeisterung für alles, was mit Menschen zu tun hat ist fast selbstverständlich:

1. Seit 23 Jahren bin ich Vater und Erzieher von mehreren Kindern aus verschiedenen Kulturkreisen, dem afrikanischen und dem europäischen. Das macht für mich als Vater die Erziehung jedes Kindes anders und spannend, aber auch herausfordernd. Durch diese Kinder habe ich außerdem viele andere Kinder und Eltern kennengelernt.
2. Durch meine Erziehung habe ich gelernt, dass Werte und Persönlichkeit sehr wichtig sind. Mein Vater, der beruflich sehr aktiv war als Politiker und hoher Beamter des Landes, fand immer Zeit am Wochenende, um uns Geschichten zu erzählen und Lieder beizubringen. Wir saßen dann stundenlang im Dunkeln auf der Wiese vor unseren Häusern (dem Haus der Eltern und dem Haus der Kinder) und hörten ihm zu, seine Geschichte hatte immer mit etwas zu tun, was uns beschäftigte oder was uns als Individuum stärken würde. Er konnte aus einem Zitat aus der Bibel eine herzliche Geschichte erzählen. Diese Geschichten sind Jahrzehnte später immer noch in meinem Kopf. In Afrika sagt man, erst ein starker Mensch als Individuum macht eine starke Gesellschaft. Andersherum ist es ungesund. Die Gesellschaft wäre zwar stark, aber die Menschen darin kaputt und krank. Deswegen

sollte jedes Kind seinen eigenen Weg suchen und finden und sich nicht immer dem Diktat der Allgemeinheit beugen. Allein dastehen bedeutet nicht, dass die anderen Recht haben und auf Seite der Wahrheit stehen, nur weil sie viele sind. Du kannst Recht haben und sie alle nicht. Man sollte keine Angst haben, den Weg zu nehmen, den kein anderer nimmt. Man kann es Sonderweg nennen. Dein Weg aber ist der Richtige für dich.

Die Kinder, sagte mein Vater, müssen mit Werten und Liebe zur Selbstständigkeit und Unabhängigkeit erzogen werden. Kinder müssen so erzogen werden, dass sie aus eigener Kraft das Gute vom Schlechten trennen können, erkennen können, was ihnen guttut, damit sie der Gesellschaft auch Gutes tun können. Die Kinder müssen so erzogen werden, dass sie glücklich sind und das Vertrauen haben, dass sie auch nach schwierigen Zeiten, die immer im Leben eines Menschen kommen, trotzdem weiter glücklich sein werden.

Solche Lehren begleiteten mich und mit der Zeit war ich auch immer mehr davon überzeugt, dass das wichtig ist. Wir sehen in den westlichen Ländern, wie stark die Gesellschaft ist, aber viele Menschen schwach und krank sind.

In einer solchen Großfamilie wie in meiner musst du bestimmte Eigenschaften und Strategien entwickeln, um auf dich aufmerksam zu machen, ohne den anderen zu schaden. Vieles, das dich sehr beschäftigt, passiert schon in sehr frühem Alter, unter anderem ist der Kampf um die Gerechtigkeit und Gleichheit zwischen allen Geschwistern gegenüber den Eltern sehr bedeutend. Da die Eltern nicht so viel Zeit für dich haben wie in einer Familie mit nur zwei Kindern, musst du sehr aufmerksam sein und manche deiner Probleme allein lösen.

Das bedeutet, dass du schon als Kind Philosoph, Psychologe und Therapeut bist.

Als ältester Sohn musste ich, nach der afrikanischen Kultur, schon sehr früh praktisch die Funktion eines Erziehers (hier Vater und Mutter) übernehmen. Dafür wurde ich auch speziell geschult. Das Beste dabei war, dass man die ältesten Kinder geschlechtsneutral ausbildete, damit sie gleichzeitig die Funktion von Papa und Mama übernehmen können. Das heißt, dass ich Papa und Mama bin, seitdem ich 10 war. Und heute freue ich mich sehr, diese Erfahrungen gemacht zu haben und dass ich die Chance hatte, meine jüngeren Geschwister mit zu erziehen und viel daraus für mich zu lernen. All das hat mir sehr bei der Erziehung von meinen eigenen Kindern geholfen. Aus diesen Erfahrungen habe ich sehr viel gelernt und viel Wissen gesammelt, das man kaum aus Büchern lernen kann.

3. Als Coach und Berater habe ich viele Menschen, Frauen, Männer, Paare, Kinder aus unterschiedlichen Kontinenten, Kulturen, sozialen und beruflichen Kreisen betreut.

Ich schreibe, wie ich bin. Ich schreibe vielseitig, weil mein Leben auch vielseitig ist und keinen "normalen und üblichen und planmäßigen" Weg genommen hat, wie die Menschen ihn gewohnt sind. Das wollte ich auch nie so haben. Ich war und bin die Art Mensch, die man üblicherweise Lebenskünstler nennt. Unkonventionell, frei in meiner Person und in meiner Denkweise, unabhängig von Etabliertem, das ich aber voll respektiere. Meine Werte sind Liebe, Gerechtigkeit, Verzeihen können, Kulanz, Optimismus, Freigiebigkeit, Verantwortung tragen, Freiheit mit mir selbst und mit anderen und dazu noch ein guter Vater sein.

Fast alle meine Bücher beruhen auf wahren Begebenheiten. Ich schreibe Bücher über moderne Themen, die die Menschen und die

Gesellschaft bewegen, Bücher über schwere Schicksale, Tabuthemen, Ethik und Moral, über Erziehung, über das Glück. Ich schreibe auch Ratgeberbücher und Kinderbücher mit interkulturellem Hintergrund, da meine Kinder in interkulturellen Verhältnissen leben. Ich bringe Erfahrungen aus zwei unterschiedlichen Kulturen mit, die ich vereinen musste, um meinen Kindern das Bestmögliche zu geben.

Dieses Wissen und diese Erfahrungen sind für Menschen, die meinen Rat gesucht haben und suchen, stets eine große Bereicherung.

Meine afrikanisch-inspirierten Tipps und Tricks helfen in allen Lebensbereichen von Kindererziehung über Partnerschaft, Sexualität, Gesundheit, Ernährung bis zum Glücklichsein. Auch noch so harte Nüsse können weichgekocht werden und das alles mit Liebe, Geduld, Konsequenz und Gerechtigkeit. Dafür ist es sehr wichtig, sich selbst zu kennen, sich zu lieben und sich selbst zum Glücklichsein zu erziehen.

Mein Schreibstil ist authentisch und angenehm zu lesen. Die Wortwahl ist einfach, unkompliziert, verständlich, sowie deutlich. Meine Bücher sollen neugierig und nachdenklich machen und Spaß und Lust am Lesen wecken. Ich möchte meinen Stil unbedingt beibehalten, damit die Leser:innen mich so kennen, so akzeptieren und durch ihn auch erkennen, dass ich kein gebürtiger Deutscher bin. Das ist mein Anreiz, auf Deutsch zu schreiben.

Lies meine Bücher, und du wirst verstehen, was ich über mich geschrieben habe. Gerne können wir weiter streiten, diskutieren und ausdiskutieren und Frieden schließen. Gerne lese ich auch dein Lob.

Meine Autorenseite ist:
www.dantse-dantse.com
E-Mail: Leser@dantse-dantse.com

Meine Coachingseite ist:
www.mycoacher.jimdo.com
E-Mail: mycoacher@yahoo.de

Über indayi edition

Aus einem Traum ist eine Idee entstanden und aus der Idee ist ein Verlag geworden: indayi edition, der erste FAIR Verlag!

Fair zu den Autoren

faire Literatur

für eine faire Welt

indayi edition wurde von Dantse Dantse 2015 in Darmstadt gegründet und ist somit der erste Verlag eines Migranten aus Afrika in Deutschland. Dantse kommt ursprünglich aus Kamerun und lebt seit über 25 Jahren in Deutschland, wo er auch studiert hat. Bücherschreiben ist schon lange seine Leidenschaft und mit der Zahl der veröffentlichten Bücher stieg der Wunsch nach einem eigenen Verlag, um seinem Stil und seiner unkonventionellen Art treu bleiben und unabhängig von Verlagsvorgaben und -regeln schreiben und veröffentlichen zu können.

Wir möchten unkonventionelle Literatur fördern. Alles was den Menschen helfen kann, wird bei uns veröffentlicht, auch wenn es gerade kein Trendthema ist, oder sogar tabuisiert wird. Außerdem liegt uns Literatur von Menschen mit Migrationshintergrund am Herzen – deren Erfahrungsberichte, Romane, Erzählungen, Rezepte, der Blick auf die Gesellschaft, auf aktuelle Fragen, auf „die Deutschen", der Humor und deren Kultur. Unser Ziel ist es, Bücher herauszugeben, die der Verständigung zwischen den

Kulturen dienen und die die Menschen dazu bringen, die Welt und sich selbst besser zu verstehen. Gute, unkonventionelle Bücher, die dem Mainstream nicht entsprechen, die aber Themen haben, die der Gesellschaft helfen.

Die Bücher von indayi sind anders

… weil wir Themen nicht oberflächlich behandeln, sondern den Sachen auf den Grund gehen

… weil unsere Autoren authentisch, einfach und leserlich schreiben und auf abgehobene Fachsprache verzichten

… weil wir uns für das Fremde interessieren, und versuchen es so darzustellen, wie es wirklich ist – ungeschönt und ohne Vorurteile, damit die Leser:innen sich fühlen, als seien sie mit dabei

… weil unsere Bücher Probleme lösen und den Menschen Halt, Hoffnung und Motivation geben und ihnen außerdem ein Lächeln schenken

… weil wir Menschen mit Migrationshintergrund eine Stimme geben

… weil wir die deutsche Sprache für Integration und Frieden zwischen den Kulturen nutzen

… weil alle unsere Kinderbücher von Kindern illustriert werden und nicht von Profis – so zeigen wir, wie Kinder die Welt und die Geschichten sehen

Wir wollen denjenigen eine Stimme geben, die sonst keine haben. Die Erfahrungen, Träume, Ideen, Fantasien, Weisheiten von Menschen mit Migrationshintergrund, deren Einblicke in deren Welt eröffnen uns neue, ungewohnte Sichtweisen und bereichern uns, genauso wie die Texte anderer, unkonventioneller, querdenkender Autoren.

indayi will Lustiges, Nachdenkliches, Philosophisches, Erotisches, Hilfreiches, Bewegendes, Berührendes, Wissenswertes, Spannendes, Unterhaltsames, Kontroverses, Streitbares, Erkenntnisreiches, Amüsantes, Erstaunliches veröffentlichen.

Besuche unsere Website: indayi.de

Abonniere unseren Newsletter, um immer auf dem Laufenden zu sein: https://indayi.de/newsletter/

DIFO - DANTSE IMMUN FORTE
Life & health protect energy sauce

Die therapeutische, magische Gesundheits-Sauce aus Ingwer, Knoblauch, Zwiebel, Chili und vielem mehr. Eine Sauce, die körperliche und psychische Krankheiten heilt und magisch schmeckt. Die wunderscharfe Sauce bekämpft sehr wirksam Krankheiten und macht außerdem schlank.

Eine echte Delikatesse zu Fleisch, Fisch, Käse, Weißbrot, Reis, Nudeln etc. Regelmäßig gegessen wirst du ein dauerhaftes Ergebnis und allgemeines Wohlbefinden verspüren. Diese Sauce sollte nicht mehr auf deiner Speisekarte fehlen! Sie wird auch nie mehr fehlen, sobald du sie das erste Mal probiert hast!

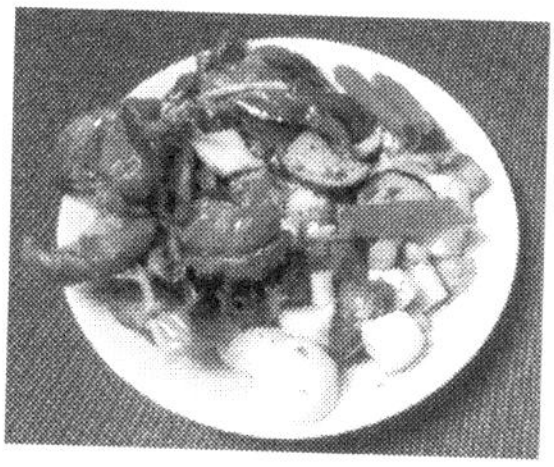
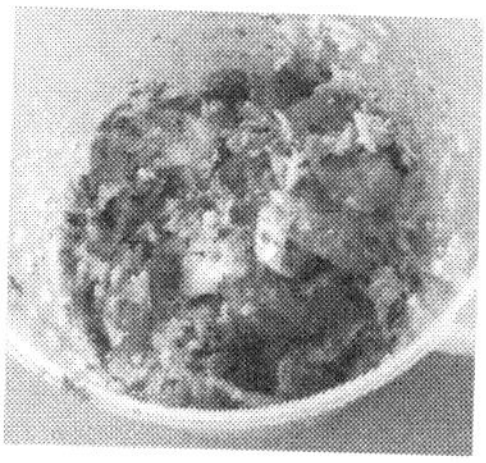
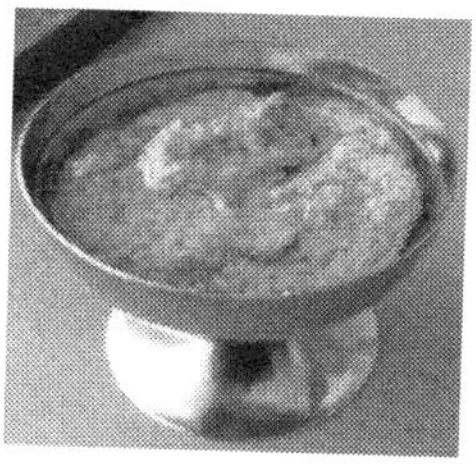

Möchtest du diese Sauce bestellen? Dann gehe auf www.mycoacher.jimdo.com! Mehr Info über DIFO – DANTSE IMMUN FORTE findest du in meinem Buch Würz Dich gesund
(ISBN-13: 978-3-947003-98-3).

Die DIFO-Immun-Formel trägt zur normalen Funktion des Immunsystems bei.
DIFO enthält Vitamine A, B und C außerdem Natrium, Calcium, Kalium, Magnesium, Silizium, Schwefel, Phosphor, Iod, Eisen,

Zink!

DIFO schützt deinen Körper vor Krankheitserregern und hilft dir bei sämtlichen Erkrankungen schneller gesund zu werden.
Damit dein Immunsystem stark bleibt, empfehle ich DIFO®:

- Mit der einzigartigen „Vital-Formel" aus bewährten Pflanzen
- Mit der Kraft der Natur
- Enthält wichtige Mineralien, die Zellen vor oxidativem Stress schützen
- Enthält bereits die Tagesdosis an Vitamin C, A und mehr
- Enthält wichtige Aminosäuren

DIFO, die leckere therapeutische Sauce zur optimalen Stoffwechsel-Harmonisierung

Quellenangaben

Der größte Teil meiner Quellen ist aus meinen Lehren aus Afrika, meinen eigenen Forschungen, Erfahrungen und Studien.

Aber ich habe auch in vielen Büchern, und Studien weltweit recherchiert, die viele meiner Kenntnisse und Erkenntnisse bestätigten und neuen Erkenntnisse beitrugen. Ich habe Kontakte mit Experten weltweit, die mich versorgen mit Informationen, und Forschungsergebnissen die sie manchmal nicht veröffentlichen dürfen.

Paar Quelle aus der Schulwissenschaft (Quelle aus der Naturwissenschaft, aus meiner Wissens-schule sind nicht belegbar aber bis jetzt noch nie widersprochen)

Ovulation detection in the human: https://pubmed.ncbi.nlm.nih.gov/6821195/

https://www.nature.com/articles/s41598-019-50410-x

Gajer, P., Brotman, R., Bai, G., Sakamoto, J., Schutte, U., Zhong, X., Koenig, S., Fu, L., Ma, Z., Zhou, X., Abdo, Z., Forney, L. und Ravel, J. (2012). Zeitliche Dynamik der menschlichen vaginalen Mikrobiota. *Science Translational Medicine,*4(132), S.132ra52-132ra52.

Pendergrass, P., Reeves, C., Belovicz, M., Molter, D. und White, J. (2000). Vergleich von Vaginalformen bei afroamerikanischen, kaukasischen und hispanischen Frauen mit Vinyl-Polysiloxan-Casting. *Gynecol Obstet Invest*, 50(1), S.54-59.

Ravel, J., Gajer, P., Abdo, Z., Schneider, G., Koenig, S., McCulle, S., Karlebach, S., Gorle, R., Russell, J., Tacket, C., Brotman, R., Davis, C., Ault, K., Peralta, L. und Forney, L. (2010). Vaginales Mikrobiom von Frauen im gebärfähigen Alter. *Proceedings of the National Academy of Sciences,*108(Supplement_1), S.4680-4687.

https://www.scientificamerican.com/article/decoding-the-vaginal-microbiome/

Borgdorff H, Tsivtsivadze E, Verhelst R, Marzorati M, Jurriaans S, Ndayisaba GF, et al. Lactobacillus-dominierte zervikovaginale Mikrobiota, die mit einer reduzierten HIV / STI-Prävalenz und genitalen HIV-Viruslast bei afrikanischen Frauen assoziiert ist. ISME J. 2014;8(9):1781-93

Kirjavainen, P. V., Pautler, S., Baroja, M. L., Anukam, K., Crowley, K., Carter, K. & Reid, G. 2009. Abnormales immunologisches Profil und vaginale Mikrobiota bei Frauen, die zu Harnwegsinfektionen neigen. Clin. Impfstoff Immunol. 2009; 16, 29-36.

Townsend MK, Curhan GC, Resnick NM, Grodstein F. Oral contraceptive use and incident urinary incontinence in premenopausal women. J Urol. 2009;181(5):2170–2175. doi: 10.1016/j.juro.2009.01.040. - DOI - PMC - PubMed

Steinauer JE, Waetjen LE, Vittinghoff E, Subak LL, Hulley SB, Grady D. Postmenopausal hormone therapy: does it cause incontinence? Obstet Gynecol. 2005;106:940. doi: 10.1097/01.AOG.0000180394.08406.15. - DOI - PMC – PubMed

Scarpellini E, Ianiro G, Attili F, Bassanelli C, De Santis A, Gasbarrini A. Die menschliche Darmmikrobiota und das Virom: mögliche therapeutische Implikationen. Dig Leber Dis. (2015) 47:1007–12. doi: 10.1016/j.dld.2015.07.008

PubMed Abstract | CrossRef-Volltext-| Google Scholar

Quaranta G, Sanguinetti M, Masucci L. Fäkale Mikrobiota-Transplantation: ein potenzielles Werkzeug zur Behandlung von Erkrankungen des menschlichen weiblichen Fortpflanzungstraktes. Front Immunol. (2019) 10:2653. Doi: 10.3389/fimmu.2019.02653

Mitra A, MacIntyre DA, Marchesi JR, Lee YS, Bennett PR, Kyrgiou M. Die vaginale Mikrobiota, die Infektion mit dem humanen Papillomavirus und die zervikale intraepitheliale Neoplasie: Was wissen wir und wohin gehen wir als nächstes? Mikrobiom. 2016;4(1):58

The NIH Human Microbiome Project (2019). Available online at: https://www.ncbi.nlm.nih.gov/pmc/articles/PMC2792171/ (accessed January 19, 2020).

Berufsverband der Frauenärzte e.V.: Weiblicher Zyklus – Wann sind die fruchtbaren Tage? URL: https://www.frauenaerzte-im-netz.de/familienplanung-verhuetung/natuerliche-familienplanung/weiblicher-zyklus-wann-sind-die-fruchtbaren-tage/ (19.03.2021).

Lloyd-Price J, Abu-Ali G, Huttenhower C. The healthy human microbiome. Genome Med. (2016) 8:51. 10.1186/s13073-016-0307-y - DOI - PMC – PubMed

Deutscher Apotheker Verlag Dr. Roland Schmiedel GmbH & Co. KG: Auf den Ausfluss achten! URL: https://www.deutsche-apotheker-zeitung.de/daz-az/2018/daz-15-2018/auf-den-ausfluss-achten (22.02.2021).

Amabebe E, Anumba DOC. The Vaginal Microenvironment: The Physiologic Role of Lactobacilli. Front Med (Lausanne). 2018 Jun 13;5:181. doi: 10.3389/fmed.2018.00181 (24.02.2021).

Datcu R. Characterization of the vaginal microflora in health and disease. Dan Med J. 2014 Apr;61(4):B4830.
URL: https://pubmed.ncbi.nlm.nih.gov/24814599/ (24.02.2021).

Deutscher Apotheker Verlag Dr. Roland Schmiedel GmbH & Co. KG: Auf den Ausfluss achten! URL: https://www.deutsche-apotheker-zeitung.de/daz-az/2018/daz-15-2018/auf-den-ausfluss-achten (22.02.2021).

).

Medizinisches Versorgungszentrum Institut für Mikroökologie: Vaginale Probleme und ihre Vorbeugung.
URL: https://www.mikrooek.de/fileadmin/user_upload/Vaginale_Probleme.pdf (22.02.2021).

Deutscher Apotheker Verlag Dr. Roland Schmiedel GmbH & Co. KG: Auf den Ausfluss achten! URL: https://www.deutsche-apotheker-zeitung.de/daz-az/2018/daz-15-2018/auf-den-ausfluss-achten (22.02.2021).

A Framework for Human Microbiome Research (2019). Available online at: https://www.nature.com/articles/nature11209 (accessed January 19, 2020).

Aagaard K, Petrosino J, Keitel W, Watson M, Katancik J, Garcia N, et al. . The human microbiome project strategy for comprehensive sampling of the human microbiome and why it matters. FASEB J. (2013) 27:1012–22. 10.1096/fj.12-220806 - DOI - PMC - PubMed

The Human Microbiome Project Consortium . Structure, function and diversity of the healthy human microbiome. Nature. (2012). 486:207–14. 10.1038/nature11234 - DOI - PMC – PubMed

Berufsverband der Frauenärzte e.V.: Wechseljahre & Wechseljahresbeschwerden. URL: https://www.frauenaerzte-im-netz.de/koerper-sexualitaet/wechseljahre-klimakterium/ (23.02.2021).

Deutscher Apotheker Verlag Dr. Roland Schmiedel GmbH & Co. KG: Auf den Ausfluss achten! URL: https://www.deutsche-apotheker-zeitung.de/daz-az/2018/daz-15-2018/auf-den-ausfluss-achten (22.02.2021

https://de.wikipedia.org/wiki/Vagina

https://www.msdmanuals.com/de/heim/gesundheitsprobleme-von-frauen/das-weibliche-fortpflanzungssystem/%C3%A4u%C3%9Fere-weibliche-geschlechtsorgane

https://de.wikipedia.org/wiki/Geb%C3%A4rmutter

https://www.allergosan.com/de/blog/die-gebaermutter-ist-doch-nicht-keimfrei-bakterien-beeinflussen-die-empfaengnis/

https://www.frauenaerzte-im-netz.de/koerper-sexualitaet/weibliche-geschlechtsorgane/

https://www.google.com/search?client=firefox-b-d&q=Woher+kommt+der+Begriff+Vagina%3F

https://www.google.com/search?client=firefox-b-d&q=Was+ist+der+Unterschied+zwischen+der+Vagina+und+der+Vulva%3F

https://www.google.com/search?client=firefox-b-d&q=Wo+befindet+sich+die+Vagina%3F

https://www.google.com/search?client=firefox-b-d&q=Funktion+der+Vagina

Von Sci-img - Eigenes Werk, Gemeinfrei, https://commons.wikimedia.org/w/index.php?curid=8676743

Von Omega658 - Eigenes Werk, CC BY-SA 4.0, https://commons.wikimedia.org/w/index.php?curid=98369867

https://de.wikipedia.org/wiki/Vaginamuseum

https://de.wikipedia.org/wiki/Geb%C3%A4rmutter

By https://zealthy.in/en - https://zealthy.in/en/topic/hysterosalpingography-test, CC BY-SA 4.0, https://commons.wikimedia.org/w/index.php?curid=94806216

https://www.google.com/search?client=firefox-b-d&q=Was+ist+die+Geb%C3%A4rmutter%3F

https://www.krebsgesellschaft.de/onko-internetportal/basis-informationen-krebs/krebsarten/andere-krebsarten/gebaermutterkoerperkrebs/aufbau-und-funktion.html

https://www.google.com/search?client=firefox-b-d&q=Wo+befindet+sich+die+Geb%C3%A4rmutter%3F

https://www.netdoktor.de/anatomie/gebaermutter/

https://de.wikipedia.org/wiki/Endometrium

https://babygest.com/de/fehlbildungen-im-uterus/

https://www.google.com/search?client=firefox-b-d&q=Krankheiten+der+Geb%C3%A4rmutter

https://www.helios-gesundheit.de/kliniken/herzberg-osterode/unser-angebot/unsere-fachbereiche/gynaekologie/erkrankungen-der-gebaermutter-und-der-eierstoecke/

https://www.coopgyn.at/blutungsanomalien

https://www.albertinen.de/gesundheit-medizin/albertinen-krankenhaus/kliniken-zentren-institute/gynaekologie/ihre-behandlung/genitale-fehlbildungen-der-frau-des-maedchens/erscheinungsbilder/

https://www.google.com/search?client=firefox-b-d&q=Dysplasie+geb%C3%A4rmutter

https://www.gemeinschaftskrankenhaus.de/fachabteilungen/gynaekologie/dysplasiesprechstunde/

http://www.gesundheitsberater-berlin.de/krankheiten/myome-gutartige-gebarmuttertumore

https://www.tk.de/techniker/gesundheit-und-medizin/behandlungen-und-medizin/gynaekologische-und-urologische-erkrankungen/was-sind-eine-gebaermuttersenkung-und-ein-gebaermuttervorfall-2017328

https://www.google.com/search?client=firefox-b-d&q=Ist+eine+geb%C3%A4rmuttersenkung+ein+geb%C3%A4rmuttervorfall%3F

https://www.google.com/search?client=firefox-b-d&q=Uterusatonie

https://www.google.com/search?client=firefox-b-d&q=Pyometra

https://flexikon.doccheck.com/de/Pyometra

https://de.wikipedia.org/wiki/H%C3%A4mometra

By Gray38.png: User Magnus Manske on en.wikipediaderivative work: Hic et nunc (talk) - Gray38.png, Public Domain, https://commons.wikimedia.org/w/index.php?curid=10641233

https://de.wikipedia.org/wiki/Physometra

https://www.netdoktor.de/krankheiten/endometriose/

https://www.allergosan.com/de/blog/die-gebaermutter-ist-doch-nicht-keimfrei-bakterien-beeinflussen-die-empfaengnis/

https://www.elle.de/vagina-typen

https://www.kindergynaekologie.de/fachwissen/korasion/2001/vulvaveraenderungen-im-kindes-und-jugendalter/

https://www.ob.de/veraenderungen-der-pubertaet

https://arbeitsblaetter.stangl-taller.at/JUGENDALTER/Koerper-Sexualitaet-Entwicklung.shtml

https://www.brigitte.de/liebe/sex-flirten/sexualitaet--wie-veraendert-sich-die-vagina-mit-20--30-und-40-jahren-10017854.html

https://www.google.com/search?client=firefox-b-d&q=Richtige+Pflege+der+Vagina

https://www.brigitte.de/beauty/haare/pro-busch--8-gruende--warum-wir-unsere-schamhaare-nicht-rasieren-wollen--10014312.html

https://www.fizimed.com/blog/de/beckenboden/

https://www.apotheken-umschau.de/Gebaermutter/Gebaermuttersenkung-Das-hilft-107573.html

https://taz.de/Kulturwissenschaftlerin-ueber-Klitoris/!5564998/

https://www.apotheken.de/krankheiten/hintergrundwissen/4762-aufbau-und-funktion-der-weiblichen-geschlechtsorgane

https://www.frauenaerzte-im-netz.de/koerper-sexualitaet/weibliche-geschlechtsorgane/aeussere-genitalien/

https://www.prodecopharma.com/de/symptome-und-linderung/weibliche-urogenitaltrakt

https://www.familienplanung.de/kinderwunsch/fortpflanzung-und-geschlechtsorgane/weibliche-geschlechtsorgane/

https://www.netdoktor.de/anatomie/schamlippen/

https://www.elle.de/anti-aging-tipps-vagina

https://de.wikipedia.org/wiki/Scheidenflora

https://www.netdoktor.at/gesundheit/frauen/scheidenflora-5313

https://www.google.com/search?client=firefox-b-d&q=Vagina-Flora+zusammensetzung

https://flexikon.doccheck.com/de/Milchs%C3%A4urebakterien

https://www.allergosan.com/de/blog/zusammenhang-zwischen-unfruchtbarkeit-und-vaginaler-flora/

https://soundnes.ru/de/what-to-do-if-a-bad-smear-is-a-gynecologist-bacteriological-study-with-thrush/

https://www.wissenschaft.de/gesundheit-medizin/mikrobiom-auch-in-gebaermutter-und-co/

https://www.netdoktor.de/anatomie/darmflora/

https://www.google.com/search?client=firefox-b-d&q=Vagina-Flora+und+Hormone

https://www.netzwerk-frauengesundheit.com/was-die-kranke-scheide-mit-dem-darm-zu-tun-hat/

https://www.glamour.de/beauty/artikel/vagina-food

https://www.netdoktor.de/krankheiten/scheidenkrebs/

https://www.sexmedpedia.com/weibliche-sexualitaet-vom-gehirn-zu-den-genitalien/

https://www.doktorstutz.ch/hier-kommt-der-vaginale-orgasmus/

https://www.womenshealth.de/health/beschwerden/wenn-ihre-vagina-essen-bestellen-koennte/

https://www.meine-pille.de/schon-gewusst/geruch-vagina

https://www.naturheilpraxis-warnke.de/Gesundheitstipps/

https://www.google.com/search?client=firefox-b-d&sxsrf=ALeKk01JPiL53hG4NPVxADQr_JXW_Q8mIA%3A1612949615765&ei=b6gjYKmOLongU42ZhJgH&q=Vagina-Flora+und+Ern%C3%A4hrung&oq=Vagina-Flora+und+Ern%C3%A4hrung&gs_lcp=CgZwc3ktYWIQAzoHCAAQRxCwA1CMnAFYkqwBYLKuAWgBcAJ4AIABVYgBmQaSAQIxMZgBAKABAaoBB2d3cy13aXrIAQjAAQE&sclient=psy-ab&ved=0ahUKEwjpgY3Hgd_uAhUJ8BQKHY0MAXMQ4dUDCAw&uact=5

https://www.kadefungin.de/scheidenflora/

https://www.google.com/search?client=firefox-b-d&q=Vagina+und+Zigaretten

https://www.pileje.ch/de/gesundheitsrevue/auf-sein-vaginales-mikrobiom-acht-geben

https://www.bildderfrau.de/gesundheit/krankheiten/article207210355/Bakterielle-Vaginose-Scheidenflora-aus-dem-Gleichgewicht.html

https://www.google.com/search?client=firefox-b-d&q=Vaginalflora-Bakterien

https://www.kadefungin.de/scheidenflora/

https://erdbeerwoche.com/meine-regel/was-ist-die-scheidenflora-und-wie-kann-ich-sie-richtig-aufbauen/

https://www.google.com/search?client=firefox-b-d&q=Vagina-Flora+und+Gesundheit

https://www.google.com/search?client=firefox-b-d&q=Vaginismus

https://www.gesundheit.gv.at/krankheiten/sexualorgane/sexuelle-funktionsstoerungen/vaginismus

https://www.google.com/search?client=firefox-b-d&q=Vagina-Infektionen

https://www.google.com/search?client=firefox-b-d&q=Allergien+vagina

https://www.gesundheitstrends.com/a/allergie/allergie-vagina-22160

https://www.gesundheitsinformation.de/pilzinfektion-der-scheide-scheidenpilz.html

https://www.kadefungin.de/bakterielle-vaginose/was-ist-bakterielle-vaginose/?gclid=Cj0KCQiAyJOBBhDCARIsAJG2h5fDO_bqFMMiUTq88ytzikzcAL8pX6_xjazqDTtrrFXrN1ge149Mk94aAjTGEALw_wcB

https://www.zavamed.com/de/kolpitis.html

https://www.krebsgesellschaft.de/onko-internetportal/basis-informationen-krebs/krebsarten/andere-krebsarten/scheidenkrebs.html

https://www.krebsgesellschaft.de/onko-internetportal/basis-informationen-krebs/krebsarten/andere-krebsarten/scheidenkrebs/definition-und-haeufigkeit.html

https://www.netdoktor.de/krankheiten/bakterielle-vaginose/

https://www.schwabe.at/scheidenflora/

https://www.mikrooek.de/patienten/gesundheits-blog/brauche-ich-eine-vaginalflora-untersuchung/

https://www.stoffwechsel-rosenheim.de/sos-intimbereich-notruf-gestoerte-vaginalflora-ursache-chronisch-wiederkehrende-vaginalinfektionen

https://www.t-online.de/gesundheit/krankheiten-symptome/id_87545198/-bakerielle-vaginose-ursachen-symptome-und-behandlung.html

https://www.google.com/search?client=firefox-b-d&q=Vaginalflora+und+Unfruchtbarkeit

https://link.springer.com/article/10.1007/s00129-016-4022-y

https://www.deutsche-apotheker-zeitung.de/daz-az/2017/daz-28-2017/geheimnisvolle-bakterienwelt https://www.pfizermed.at/condition/gynaekologie/stoerungen-der-vaginalflora-vulvovaginale-infektionen/ueber-stoerungen-der-vaginalflora-vulvovaginale-infektionen

https://www.jolie.de/leben/uebersaeuerung

https://www.deutsche-apotheker-zeitung.de/daz-az/2009/daz-34-2009/orales-probiotikum-fuer-eine-gesunde-vaginalflora

https://cara.care/de/erkrankungen/unterbauch/dysbiose/

https://gesundescheide.at/tipps/scheidenflora-und-diabetes

https://www.deutsche-apotheker-zeitung.de/daz-az/2018/daz-15-2018/auf-den-ausfluss-achten

https://www.freundin.de/lifestyle-vaginal-dusche-krebs

https://link.springer.com/article/10.1007/s00129-018-4349-7

https://www.probioticbrain.de/probiotika-fuer-dein-liebesleben/

https://soundnes.ru/de/what-to-do-if-a-bad-smear-is-a-gynecologist-bacteriological-study-with-thrush/

https://www.apotheken-umschau.de/Darm/Wie-Darmbakterien-uns-beeinflussen-510759.html

https://de.wikipedia.org/wiki/Geb%C3%A4rmutterhals

https://www.apotheken.de/krankheiten/4772-gebaermutterhalskrebs

https://www.krebsgesellschaft.de/onko-internetportal/basis-informationen-krebs/krebsarten/andere-krebsarten/gebaermutterhalskrebs/anatomie-und-funktion/articles/onko-internetportal-basis-informationen-krebs-krebsarten-andere-krebsarten-gebaermutterhalskrebs-anatomie-und-funktion.html

https://trackle.de/zyklus/zervixschleim/

https://www.lifeline.de/medizinwissen/urogenitalsystem/uterus-gebaermutter-id35253.html

https://www.uksh.de/frauenklinik-kiel/F%C3%BCr+Patienten/Ihre+Operation/Informationen+zu+verschiedenen+Operationen/Bauchspiegelung/Unterbauchschmerzen.html

https://www.apotheken-umschau.de/endometriose

https://fruchtbarkeitsmassage.ch/die-zwei-herzen-einer-frau/

https://www.wicker.de/kliniken/wicker-klinik/behandlungsschwerpunkte/erkrankungen-a-z/gynaekologische-psychosomatik/

https://www.deutschesgesundheitsportal.de/2018/05/11/der-einfluss-der-frauengesundheit-auf-das-risiko-fuer-herz-kreislauf-erkrankungen/

https://www.focus.de/gesundheit/ratgeber/frauenmedizin/symptome/brust-gebaermutter-oder-lunge-der-frauen-krebsatlas-an-diesen-tumorarten-sterben-frauen-am-haeufigsten_id_4843617.html

https://www.barmherzige-schwandorf.de/gynaekologie-und-geburtshilfe/unser-behandlungsangebot/gynaekologie/gebaermutter-uterus/endometriose.html

https://www.netdoktor.de/krankheiten/gebaermutterkrebs/

https://www.antiagingnews.net/wie-eine-gesunde-gebaermutter-mit-dem-gedaechtnis-zuammenhaengt/

https://www.zentrum-der-gesundheit.de/artikel/frauenbeschwerden/myome

https://www.tagesschau.de/investigativ/br-recherche/geburtseinleitung-medikament-101.html

https://german.alibaba.com/product-detail/Japanese-Improve-Intestinal-Environment-Mini-Fat-1600119543410.html

https://www.probioticbrain.de/probiotika-fuer-dein-liebesleben/

https://www.apotheken-umschau.de/Gebaermutterkoerperkrebs

https://www.gesundheitsinformation.de/gebaermutterhalskrebs.html

https://de.shepherdsfoldchildcare.com/polovaja-zhizn-posle-kesarevo-sechenija.htm

https://www.sgn-berlin.de/die-hormonellen-veraenderungen-bei-der-frau/

https://de.healthitkenya.com/analiz-18-ginekologija.htm

https://www.womenshealth.de/abnehmen/ernaehrungstipps/diese-hormone-sabotieren-ihren-abnehm-erfolg/

https://www.institutobernabeu.com/foro/de/implantationsfehler-und-wiederholte-felgeburten-behandlung-und-loesungen/

https://www.dggg.de/presse-news/pressemitteilungen/mitteilung/schwangerschaft-die-40-wichtigsten-wochen-im-leben-durch-fetale-programmierung-95/

https://www.thefemalecompany.com/magazin/scheidenflora-wiederherstellen/

https://www.femeda.de/koerper/scheidenflora-aufbauen/

https://erdbeerwoche.com/meine-regel/was-ist-die-scheidenflora-und-wie-kann-ich-sie-richtig-aufbauen/

https://www.omni-biotic.com/de/blog/tipps-fuer-eine-gesunde-vaginalflora/

https://www.bonusan.com/deutsch/neuigkeiten/stressfolgen-ueber-vaginalflora-uebertragbar

https://www.wissenschaft-aktuell.de/artikel/Vaginalkeim_verursacht_wiederkehrende_Harnwegsinfektionen1771015590344.html

https://www.apotheken-umschau.de/Infektion/Wenn-Streptokokken-krank-machen-97403.html

https://www.allergosan.com/de/blog/verhutungsmittel-und-scheidenflora/

https://www.omni-biotic.com/de/produkte/omni-biotic-flora-plus/

https://www.der-niedergelassene-arzt.de/medizin/kategorie/gynaekologie/praevention-durch-vaginalgesundheit-teil-1-psychosomatik-und-verhuetungsmittel

https://de.wikipedia.org/wiki/Klitoris

https://spaetes-mutterglueck.de/deine-scheidengesundheit/

https://analysedeutschland.de/article/intimgesundheit-6-19.html

https://www.kadefungin.de/scheidentrockenheit/

https://www.elle.de/anti-aging-tipps-vagina

https://www.wmn.de/love/selbstliebe/vagina-trainieren-mit-yoni-yoga-id13822

https://www.familie.de/schwangerschaft/die-wahrheit-ueber-die-vagina-nach-der-geburt/

https://cynosure.de/in-the-news/news/13-dinge-die-sie-uber-ihre-vagina-wissen-sollten/

Petrova MI, Lievens E, Malik S, Imholz N, Lebeer S. Lactobacillus Spezies als Biomarker und Wirkstoffe, die verschiedene Aspekte der vaginalen Gesundheit fördern können. Front Physiol. 2015;6:81.

Younes, J. A., Lievens, E., Hummelen, R., van der Westen, R., Reid, G., & Petrova, M. I. Frauen und ihre Mikroben: Die unerwartete Freundschaft. Trends in der Mikrobiologie. 2017;26(1), 16-32.

Chemopreventive effects of rosmarinic acid on rat colon carcinogenesis https://pubmed.ncbi.nlm.nih.gov/24977626/

http://www.tropical.theferns.info/viewtropical.php?id=Tamarindus+indica

http://www.africanplants.senckenberg.de/

Selected Antimicrobial Essential Oils Eradicate Pseudomonas spp. and Staphylococcus aureus Biofilms:
https://www.ncbi.nlm.nih.gov/pmc/articles/PMC3346404/

Antimicrobial profile of essential oils extracted from wild versus cultivated Origanum ehrenberjii against enteric bacteria.
https://pubmed.ncbi.nlm.nih.gov/25313614/

Development of an oregano-based ointment with anti-microbial activity including activity against methicillin-resistant Staphlococcus aureus.
https://pubmed.ncbi.nlm.nih.gov/20514796/

Fenugreek: a naturally occurring edible spice as an anticancer agent:
https://pubmed.ncbi.nlm.nih.gov/19197146/

Chemopreventive activities of Trigonella foenum graecum (Fenugreek) against breast cancer.
https://pubmed.ncbi.nlm.nih.gov/?term=Chemopreventive+activities+of+Trigonella+foenum+graecum+(Fenugreek)+against+breast+cancer

Sarao Carol. „Papaya for digestion“
http://www.zentrum-der-gesundheit.de/pdf/papaya_06.pdf

„Papaya Extract Thwarts Growth of Cancer Cells in Lab Tests“
http://www.zentrum-der-gesundheit.de/pdf/papaya_07.pdf

http://voceuniversale.myblog.it/archive/2013/07/27/la-pianta-che-combatte-il-cancro-e-di-cui-nessuno-parla-5535319.html

plantesmedicinals de coted´ivoire : http://horizon.documentation.ird.fr/exl-doc/pleins_textes/pleins_textes_5/pt5/travaux_d/06894.pdf

http://www.afriquebio.com/pages/des-remedes-par-maladie/plantes-contre-cancer-et-leucemie.html

http://asso-arec.fr/le-manioc-une-plante-meconnue/

http://www.foretcommunale-cameroun.org/download/fichetechdjansang.pdf

http://www.plantes-et-sante.fr/article/encyclopedie-phytotherapie-le-sorgho.html

http://www.zentrum-der-gesundheit.de/

http://www.zentrum-der-gesundheit.de/alzheimer-naturheilverfahren-ia.html#ixzz3OvOJTmvW

http://www.zentrum-der-gesundheit.de/oelziehen.html

– http://scholar.lib.vt.edu/theses/available/etd-72198-18137/unrestricted/Body.pdf

– http://preventdisease.com/news/13/021213_The-7-Most-Prescribed-Drugs-In-The-World-And-Their-Natural-Counterparts.shtml

– http://www.cdc.gov/homeandrecreationalsafety/rxbrief/

http://www.guide.mboa.info/gastronomie/les-aliments/fr/visiter/rubrique/2350,la-kola-la-noix-aux-effets-miracles/1476,top-visiter.html

https://de.lifestyle.yahoo.com/avocado-ist-sie-ein-lebensretter-083000953.html

Clinical efficacy of a specifically targeted antimicrobial peptide mouth rinse: targeted elimination of Streptococcus mutans and prevention of demineralization. http://www.ncbi.nlm.nih.gov/pubmed/21860239

http://www.ms-life.de/ms-leben/alltag/ernaehrung/enzuendungshemmend/

http://www.aerzteblatt.de/nachrichten/27670/Fettarme-Milch-als-Fertilitaetsrisiko

Dr. Dietmar Kowertz http://www.fid-gesundheitswissen.de/loewenzahn-tut-derer-haut-gut/105010383/

Viuda-Martos M et al., "Antioxidant activity of essential oils of five spice plants widely used in a Mediterranean diet" Flavour and Fragrance Journal Vol 25, Issue 1, pages 1319, January/February 2010
Universitätsklinikum Ulm "Hämochromatose-Ambulanz"
Alqareer A et al., "The effect of clove and benzocaine versus placebo as topical anesthetics." J Dent. 2006 Nov;34(10):747-50. (Der Effekt von Gewürznelken und Bezocain im Vergleich zu einem Placebo als Schmerzmittel)
Pinto E et al., "Antifungal activity of the clove essential oil from Syzygium aromaticum on Candida, Aspergillus and dermatophyte species."J Med Microbiol. 2009 Nov;58(Pt 11):1454-62. (Antifungale Wirkung von Gewürznelken-l auf Candida, Aspergillus und dermatophyte Spezies)
Ahmad N et al., "Antimicrobial activity of clove oil and its potential in the treatment of vaginal candidiasis." J Drug Target. 2005 Dec;13(10):555-61. (Antimicrobielle Wirkung von Gewürznelken-öl und sein Potenzial bei der Behandlung von vaginaler Candidase)
Fu Y et al., "The antibacterial activity of clove essential oil against Propionibacterium acnes and its mechanism of action." Arch Dermatol. 2009 Jan;145(1):86-8. (Die antibakterielle Wirkung von Gewürznelken-l gegen Propionibacterium acnes und dessen Wirkmechanismus)

Gräber R. „Entzündungen: Ursachen, Symptome, Therapien und Hausmittel" http://www.naturheilt.com/Inhalt/Entzuendung.allg.htm

„Inflammation: The Real Cause of All Disease and How to Reduce and Prevent It"
http://bodyecology.com/articles/inflammation_cause_of_disease_how_to_prevent.php#.VOHQRSy9HzY

„Health Benefits of Coconut Oil"
https://www.organicfacts.net/health-benefits/oils/health-benefits-of-coconut-oil.html

Mann, Denise. „Berries May Contain Potent Weapon vs. Parkinson's"
http://www.webmd.com/parkinsons-disease/news/20120405/berries-may-contain-potent-weapon-vs-parkinsons?page=2

http://www.pflanzenfreunde.com/heilpflanzen/rosmarin.htm

„10 Top Foods that Cause Inflammation in Your Body“ http://bodyecology.com/articles/top_ten_foods_that_prevent_inflammation.php #.VLgtayuG8y8

http://www.whfoods.com

http://webmd.com

http://mercola.com

http://drugwatch.com

http://faostat3.fao.org/home/E

„Anti-hypertensive substances in fermented soybean, natto” http://link.springer.com/article/10.10072FBF01088165

http://www.focus.de/gesundheit/ratgeber/herz/ernaehrung/scharfes-wirkt-wie-medizin-chili-schuetzt-das-herz-zweifach_aid_729720.html

http://www.dr-feil.com/Kräuter und Gewürze/chili.html

https://www.ugb.de/serotonin/serotonin-schokolade-fischoel-kohlenhydrate/

Bfr.de

Galab.com

Öko-Test.de

Rapunzel.de

Bfr.de

Würzige Alzheimer-Therapie http://www.wissenschaft.de/home/-/journal_content/56/12054/1110828/

http://salicylatesensitivity.com/about/food-guide/

http://de.wikipedia.org/wiki/Juckbohne

http://www.lepoint.fr/sante/une-plante-africaine-contre-les-maladies-d-alzheimer-et-de-parkinson-10-08-2014-1852738_40.php

Geyer, H. Deutsche Sporthochschule Köln - Institut für Biochemie (Hrsg.): *Ginseng*. http://www.dopinginfo.de/rubriken/07_info/Ginseng.pdf

http://therenegadepharmacist.com/wp-content/uploads/2015/05/coke1hr3.jpg

http://www.blisstree.com/2010/06/23/mental-health-well-being/what-happens-to-your-body-if-you-drink-a-coke-right-now/

Bildnachweise: Palmöl © oneVillage Initiative, via Wikimedia Commons, Zwiebel © Amada44, via Wikimedia Commons, Ingwer © Mgmoscatello, via Wikimedia Commons, Knoblauc © Dubravko Sorić Sora, via Wikimedia Commons

Bücher

Biedinger, Nadja. *Die Welt der Tropenpflanzen.* DuMont, 2000.

Biesalski, H. K., Köhrle, J., Schümann, K. *Vitamine, Spurenelemente und Mineralstoffe. Prävention und Therapie mit Mikronährstoffen.* Georg Thieme Verlag, 2002.

Biesalski, H. K., Fürst, P., Kasper, H. et al. *Ernährungsmedizin. Nach dem Curriculum Ernährungsmedizin der Bundesärztekammer.* Georg Thieme Verlag, 2004.

Davis, William. *Wheat Belly.* Rodale Press, 2011.

Dingermann, T., Hiller, K., Schneider, G., Zündorf, I. *Schneider Arzneidrogen.* Elsevier Verlag, 2004.

Herold, Gerd. *Innere Medizin.* Gerd Herold Verlag, 2008.

Heseker, Helmut und Beate Heseker. **Die Nährwerttabelle**. 2. Aufl. Umschau Buchverlag, 2012.

Hiller, K. und M.F. Melzig. *Lexikon der Arzneipflanzen und Drogen.* Spektrum Akademischer Verlag, 2010.

Königs, Peter. *Das Kokos Buch.*

Leitzmann, C. et al. „Vitamin D" in dies. *Ernährung in Prävention und Therapie.* Hippokrates Verlag, 2009.

Madejsky, M. *Lexikon der Frauenkräuter.* AT Verlag, 2012.

Onwueme, I.C. *The Tropical Tuber Crops.* John Wiley and Sons, 1978.

Richter, W. O., Taschenbuch der Fettstoffwechselstörungen. Wiss. Verlagsges. 2004

Ginseng, the ‚Immunity Boost': The Effects of Panax ginseng on Immune System, pubmed

Biological Activities of Ginseng and Its Application to Human Health, Herbal Medicine: Biomolecular and Clinical Aspects. 2nd edition. Chapter 8, pubmed

A comprehensive review of the therapeutic and pharmacological effects of ginseng and ginsenosides in central nervous system, pubmed

Lenarz Th, Boenninghaus H-G: HNO. Hals-Nasen-Ohren-Heilkunde, 14. Auflage, Berlin Springer Verlag 2012

Rätsch, Christian. *Enzyklopädie der psychoaktiven Pflanzen. Botanik, Ethnopharmakologie und Anwendungen.* AT Verlag, 1998.

Servan-Schreiber, David. *Das Antikrebs-Buch. Was uns schützt: Vorbeugen und Nachsorgen mit natürlichen Mitteln*. Goldmann Verlag, 2012.

Simonsohn, Barbara. *Papaya – Heilen mit der Zauberfrucht. Ein ganzheitliches Gesundheitsbuch*. Windpferd Verlag, 2011.

A review on the medicinal potentials of ginseng and ginsenosides on cardiovascular diseases, Chang Ho Lee1 and Jong-Hoon Kim, pubmed

Stekovics, E., J. Kospach, P. Angerer. *Atlas der erlesenen Chilis und Paprika*. Löwenzahn Verlag, 2014.

Tannis, Allison. *Feed Your Skin, Starve Your Wrinkles: Eat Your Way to Firmer, More Beautiful Skin*. Fair Winds Press, 2009.

Walker, Norman W. *Frische Frucht- und Gemüsesäfte: Gesund und lecker!* Natura Viva Verlag, 2001.

The effects of Panax ginseng on quality of life, Coleman CI1, Hebert JH, Reddy P., pubmed

: [1] Pandya MD (2020) Plos I Pathogens. Neurochemischer Einfluss von Darmbakterien auf das menschliche Verhalten. Band 14. Ausgabe 21

[2] Criaan MD; Dynan (2017) Nature Reviews Neuroscience. Mikrobiota und Gehirnverhalten. Bd. 12

Watzl, Bernhard und Claus Leitzmann. *Bioaktive Substanzen in Kräuter und Gewürzen*. Hippokrates Verlag, 2005.

Wissenschaftliche Artikel

Ahmad N **et al.** „Antimicrobial Activity of Clove Oil and its Potential in the Treatment of Vaginal Candidiasis" *J Drug Target*,13(10): 555-61, 2005.

Akbalary, T.N. et al. „Dietary Pattern and Depressive Symptoms in Middle Age" *Br J Psychiatry*, 195(5): 408-13, 2009.

Bhui, K. et al. „Bromelain inhibits nuclear factor kappa-B translocation, driving human epidermoid carcinoma A431 and melanoma A375 cells through G(2)/M arrest to apoptosis" *Mol Carcinog*, 51(3): 231-43, 2012.

M. Bousquet, M., et al. „Beneficial Effects of Dietary Omega-3 Polyunsaturated Fatty Acid on Toxin-Induced Neuronal Degeneration in an Animal Model of Parkinson's Disease" *FASEB J*, 22(4): 1213-25, 2008.

Fink, W. und G. Haidinger. „Die Häufigkeit von Gesundheitsstörungen in 10 Jahren Allgemeinpraxis" *Z Allg Med*, 83(200): 102–108, 2007.

Gómez-Pinilla, F. „Brain foods: the effects of nutrients on brain function" *Nat Rev Neurosci*, 9(7): 568-78, 2008.

Graßmann, Johanna, Renate Spitzenberger, Susanne Hippeli, Renate Vollmann, Erich F. Elstner. „Etherische Öle aus der Latschenkiefer" *Naturwissenschaftliche Rundschau*, 58(3): 127–133, 2005.

Hahn, A. und A. Ströhl. „Omega-3-Fettsäuren" *Chemie in Unserer Zeit*, 38: 310-18, 2004.

Haidvogl, M., Schuster, R., Heger, M. „Akute Bronchitis im Kindesalter. Multizentrische-Studie zur Wirksamkeit und Verträglichkeit des Phytotherapeutikums Umckaloabo" *Zeitschrift für Phytotherapie*, 17: 300-313, 1996.

He, J. et al. „Effect of Soybean Protein on Blood Pressure: A Randomized, Controlled Trial“ *Ann Intern Med*, 143(1): 1-9, 2005.

König, I. „Naturnahe Atemwegstherapie: Von der Umckloabo-Droge zur Therapie von Atemwegsinfektionen“ *Therapiewoche*, 19: 1123-1126, 1995.

Lee, V. et al. „Vitamin D Rejuvenates Aging Eyes by Reducing Inflammation, Clearing Amyloid Beta and Improving Visual Function” *Neurobiol Aging*, 33(10): 2382-9, 2012.

Morales, E. **et al.** „Maternal Vitamin D Status in Pregnancy and Risk of Lower Respiratory Tract Infections, Wheezing, and Asthma in Offspring“ *Epidemiology*, 23(1): 64-71, 2012.

Paul, G. **et al.** **„**Vitamin D and Asthma” *Am J Respir Crit Care Med*, 135(2): 124-32, 2012.

Salvatore, M.F., et al. „**Helicobacter Pylori Infection Induces** Parkinson**'s Disease Symptoms in Aged Mice“** Presentation at the 111th General Meeting for the American Society for Microbiology. May 22, 2011, New Orleans.

Stringham, J.M. et al. „The Influence of Dietary Lutein and Zeaxanthin on Visual Performance” *J Food Sci*, 75(1): R 24-9, 2010.

Vogiatzoglou, A., Smith, A.D., Nurk, E. et al. **„Dietary Sources of Vitamin B-12 and Their Association With Plasma Vitamin B-12 Concentrations in the General Population: The Hordaland Homocysteine Study”** *Am J Clin Nutr*, 89(4): 1078-87, 2009.

Leber:

http://www.ncbi.nlm.nih.gov/pubmed/19895471

http://www.ncbi.nlm.nih.gov/pubmed/23603008

http://jcb.rupress.org/content/20/3/497.abstract

Quelle:

https://de.wikipedia.org/wiki/Immunsystem , 5. August 2020

https://www.immunsystem-ratgeber.com/immunsystem-bedeutung-funktion.html?gclid=CjwKCAjw1K75BRAEEiwAd41h1MZCD4tM8H-lEsAXHluLNjuLRjcMD8kMflNtQcv2kUpMev5dL9uINRoCfa4QAvD_BwE&gclsrc=aw.ds , 5. August 2020

https://www.immundefekt.com/primaerer-immundefekt/immunsystem/ , 5. August 2020

https://www.laborpraxis.vogel.de/wie-immunsystem-und-gehirn-zusammenhaengen-a-605716/ , 5. August 2020

https://www.simplyscience.ch/teens-liesnach-archiv/articles/die-beziehung-zwischen-darm-und-gehirn.html , 5. August 2020

https://www.hohenzollern-apotheke.de/service/wissenswertes/darm-immunsystem-darmflora-verbessern/#:~:text=%20Die%20Darmflora%20mit%20Nutrimmun%20aufbauen%20%201,psychisch%20belastenden%20Situationen%20f%C3%BCr%20mehr%20Leistungskraft.%20More%20

https://www.darmflora-ratgeber.de/darmgesundheit-tipps.html

https://www.focus.de/gesundheit/ernaehrung/gesundessen/darm-welche-lebensmittel-den-darm-zerstoeren-und-was-ihn-schuetzt_id_10285956.html

https://www.brigitte.de/gesund/gesundheit/abwehr-staerken--25-tipps-fuers-immunsystem-10144286.html

https://www.defendyl.at/immunoblog/artikel/titel/5-symptome-eines-schwachen-immunsystems/

https://www.immunsystem-ratgeber.com/schwaches-immunsystem-und-infektanfaelligkeit.html?gclid=CjwKCAjwsan5BRAOEiwALzomXxNuZRGMUzM3HKYP9UYxLiNC4o1dBTn-OaUYQMRURfjamQBERf_8LhoCPOYQAvD_BwE&gclsrc=aw.ds

https://www.pharmazeutische-zeitung.de/inhalt-25-2004/meran16-25-2004/

https://www.kinderblutkrankheiten.de/content/erkrankungen/immundefekte/primaere_immundefekte/

https://www.ukw.de/medizinische-klinik-i/nephrologie/schwerpunkte/nierenerkrankungen-und-nierenfunktionsstoerungen/autoimmunerkrankungen/

https://www.dw.com/de/das-immunsystem-im-kampf-gegen-corona/a-52995923

https://www.immundefekte.info/immundefekt/aktuelles/meldungen/2020-03-17-corona-virus-immundefekt.php

https://www.lungenaerzte-im-netz.de/krankheiten/covid-19/symptome-krankheitsverlauf/

https://www.google.com/search?client=firefox-b-d&q=Covid-19

https://pubmed.ncbi.nlm.nih.gov/26788875/ Hyaluronic acid and vitamins are effective in reducing vaginal atrophy in women receiving radiotherapy

Weitere Bücher bei indayi edition (Auszug)

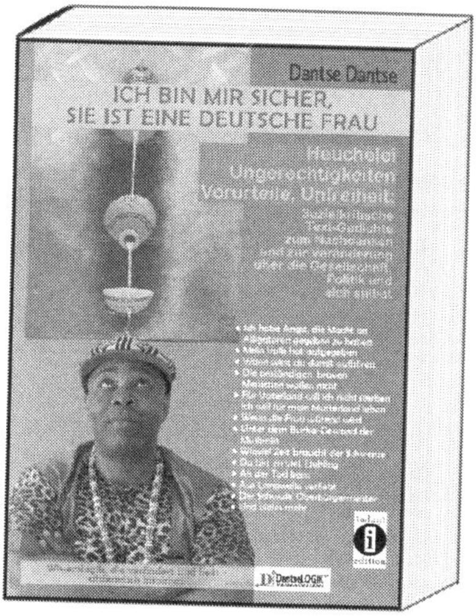

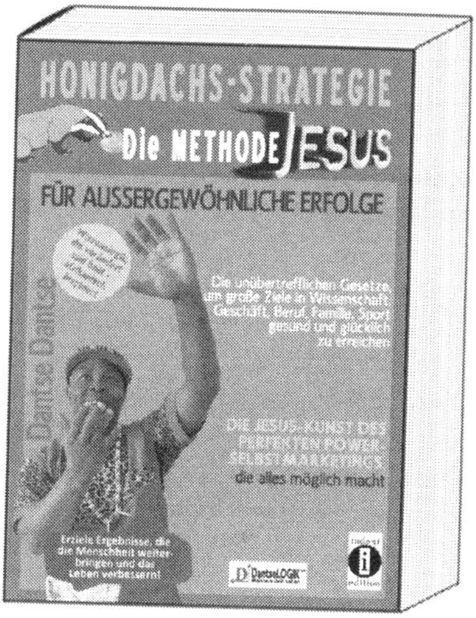

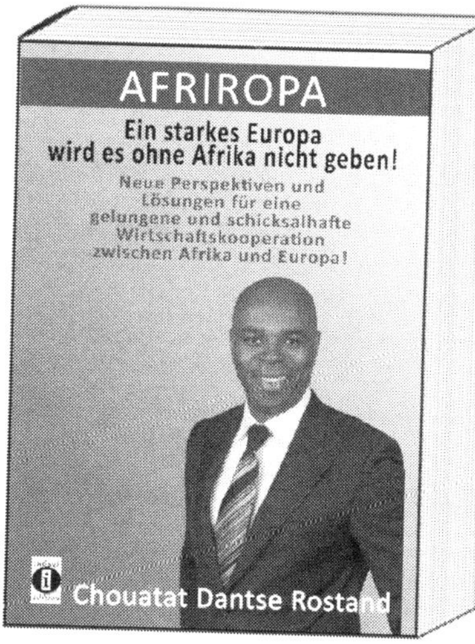

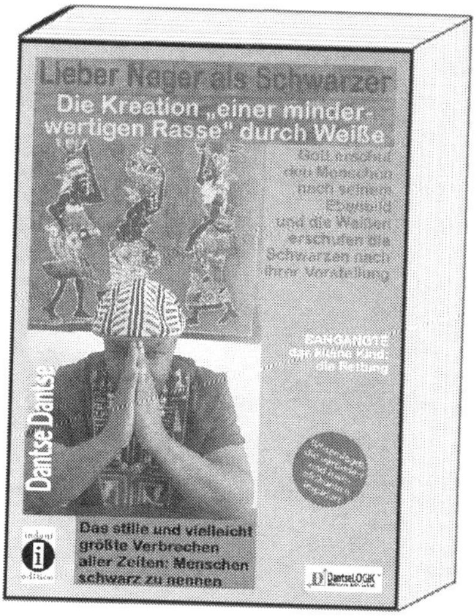

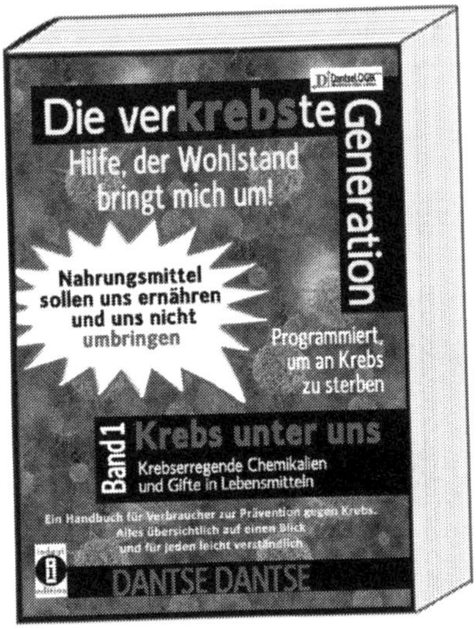
Die verkrebste Generation
Hilfe, der Wohlstand bringt mich um!
Nahrungsmittel sollen uns ernähren und uns nicht umbringen
Programmiert, um an Krebs zu sterben
Band 1 Krebs unter uns
Krebserregende Chemikalien und Gifte in Lebensmitteln
Ein Handbuch für Verbraucher zur Prävention gegen Krebs.
DANTSE DANTSE

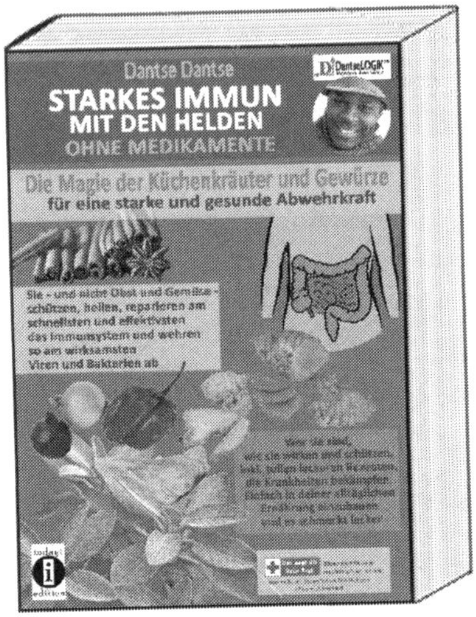
Dantse Dantse
STARKES IMMUN MIT DEN HELDEN
OHNE MEDIKAMENTE
Die Magie der Küchenkräuter und Gewürze
für eine starke und gesunde Abwehrkraft

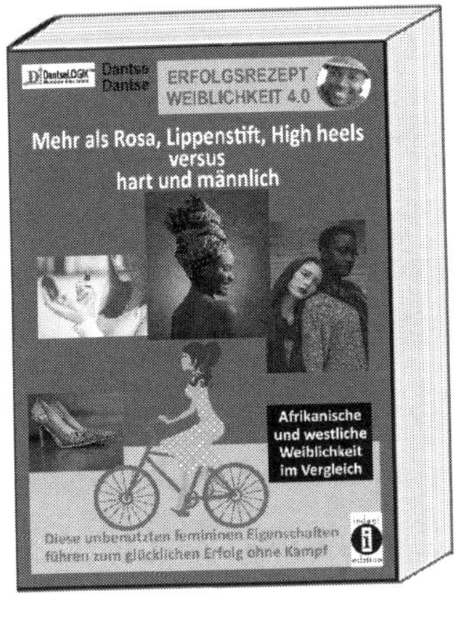
Dantse Dantse
ERFOLGSREZEPT WEIBLICHKEIT 4.0
Mehr als Rosa, Lippenstift, High heels versus hart und männlich
Afrikanische und westliche Weiblichkeit im Vergleich
Diese unbenutzten femininen Eigenschaften führen zum glücklichen Erfolg ohne Kampf

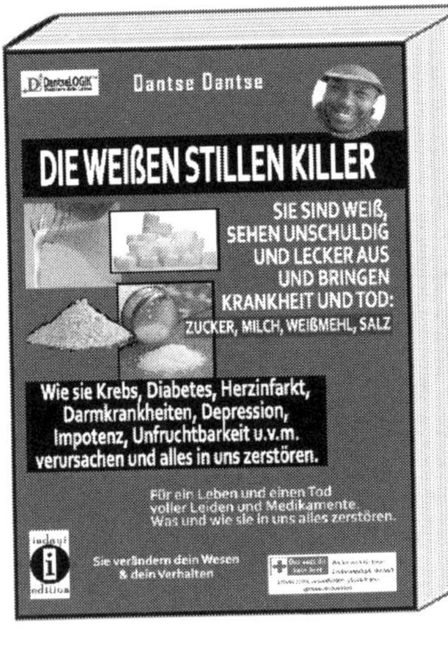
Dantse Dantse
DIE WEIßEN STILLEN KILLER
SIE SIND WEIß, SEHEN UNSCHULDIG UND LECKER AUS UND BRINGEN KRANKHEIT UND TOD:
ZUCKER, MILCH, WEIßMEHL, SALZ
Wie sie Krebs, Diabetes, Herzinfarkt, Darmkrankheiten, Depression, Impotenz, Unfruchtbarkeit u.v.m. verursachen und alles in uns zerstören.
Für ein Leben und einen Tod voller Leiden und Medikamente.
Was und wie sie in uns alles zerstören.
Sie verändern dein Wesen & dein Verhalten

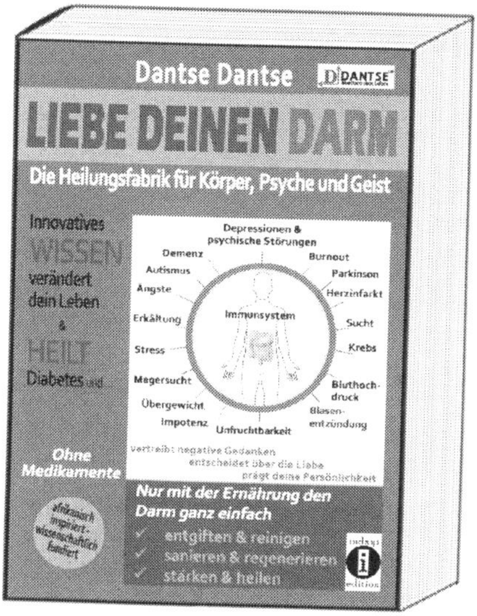
Dantse Dantse
LIEBE DEINEN DARM
Die Heilungsfabrik für Körper, Psyche und Geist
Innovatives WISSEN verändert dein Leben & HEILT Diabetes
Depressionen & psychische Störungen
Demenz
Burnout
Autismus
Parkinson
Ängste
Herzinfarkt
Immunsystem
Erkältung
Sucht
Stress
Krebs
Magersucht
Bluthochdruck
Übergewicht
Blasenentzündung
Impotenz
Unfruchtbarkeit
Ohne Medikamente
Nur mit der Ernährung den Darm ganz einfach
entgiften & reinigen
sanieren & regenerieren
stärken & heilen

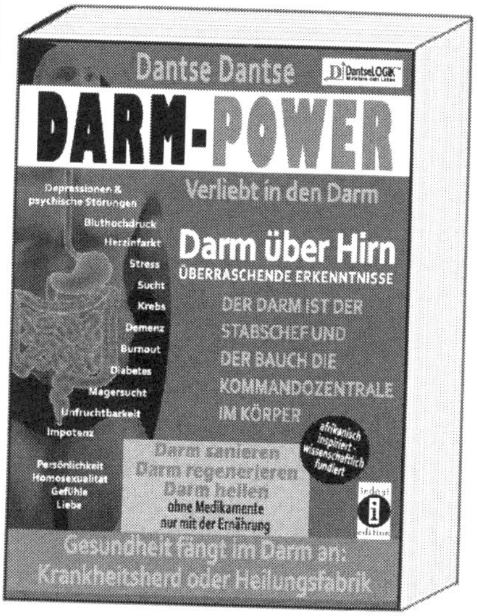
Dantse Dantse
DARM-POWER
Verliebt in den Darm
Darm über Hirn
ÜBERRASCHENDE ERKENNTNISSE
DER DARM IST DER STABSCHEF UND DER BAUCH DIE KOMMANDOZENTRALE IM KÖRPER
Depressionen & psychische Störungen
Bluthochdruck
Herzinfarkt
Stress
Sucht
Krebs
Demenz
Burnout
Diabetes
Magersucht
Unfruchtbarkeit
Impotenz
Persönlichkeit
Homosexualität
Gefühle
Liebe
Darm sanieren
Darm regenerieren
Darm heilen
ohne Medikamente
nur mit der Ernährung
Gesundheit fängt im Darm an:
Krankheitsherd oder Heilungsfabrik

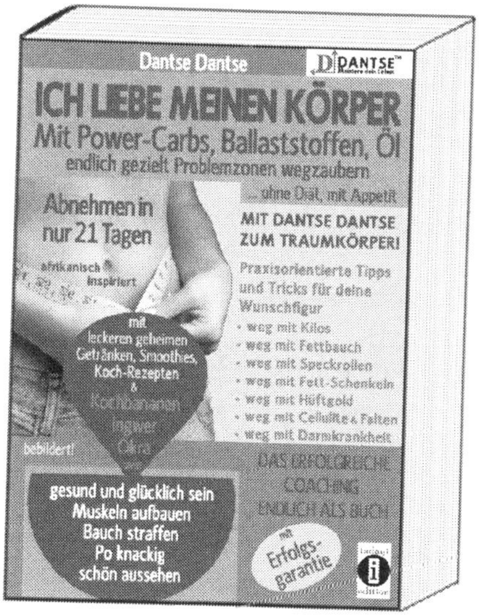
Dantse Dantse
ICH LIEBE MEINEN KÖRPER
Mit Power-Carbs, Ballaststoffen, Öl
endlich gezielt Problemzonen wegzaubern
... ohne Diät, mit Appetit
Abnehmen in nur 21 Tagen
MIT DANTSE DANTSE ZUM TRAUMKÖRPER!
Praxisorientierte Tipps und Tricks für deine Wunschfigur
weg mit Kilos
weg mit Fettbauch
weg mit Speckrollen
weg mit Fett-Schenkeln
weg mit Hüftgold
weg mit Cellulite & Falten
weg mit Darmkrankheit
mit leckeren geheimen Getränken, Smoothies, Koch-Rezepten & Kochbananen Ingwer Okra
bebildert!
DAS ERFOLGREICHE COACHING ENDLICH ALS BUCH
gesund und glücklich sein
Muskeln aufbauen
Bauch straffen
Po knackig
schön aussehen
mit Erfolgsgarantie

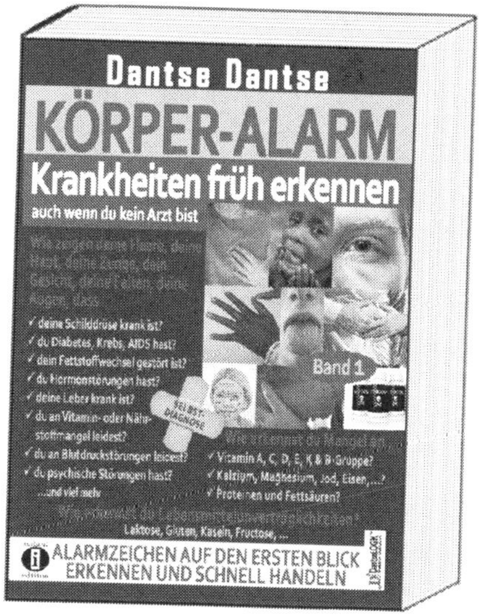
Dantse Dantse
KÖRPER-ALARM
Krankheiten früh erkennen
auch wenn du kein Arzt bist
Band 1
deine Schilddrüse krank ist?
du Diabetes, Krebs, AIDS hast?
dein Fettstoffwechsel gestört ist?
du Hormonstörungen hast?
deine Leber krank ist?
du an Vitamin- oder Nährstoffmangel leidest?
du an Blutdruckstörungen leidest?
du psychische Störungen hast?
...und viel mehr
Vitamin A, C, D, E, K & B-Gruppe?
Kalzium, Magnesium, Jod, Eisen, ...?
Proteinen und Fettsäuren?
Laktose, Gluten, Kasein, Fructose, ...
ALARMZEICHEN AUF DEN ERSTEN BLICK ERKENNEN UND SCHNELL HANDELN

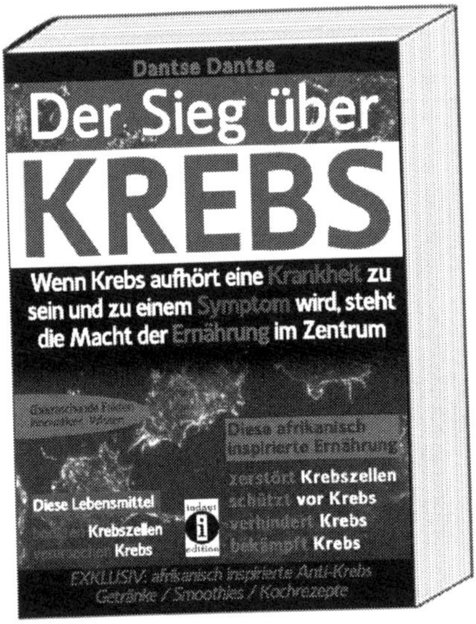
Dantse Dantse
Der Sieg über
KREBS
Wenn Krebs aufhört eine Krankheit zu sein und zu einem Symptom wird, steht die Macht der Ernährung im Zentrum
Diese afrikanisch inspirierte Ernährung
zerstört Krebszellen
schützt vor Krebs
verhindert Krebs
bekämpft Krebs
Diese Lebensmittel
Krebszellen
Krebs
indayi edition
EXKLUSIV: afrikanisch inspirierte Anti-Krebs Getränke / Smoothies / Kochrezepte

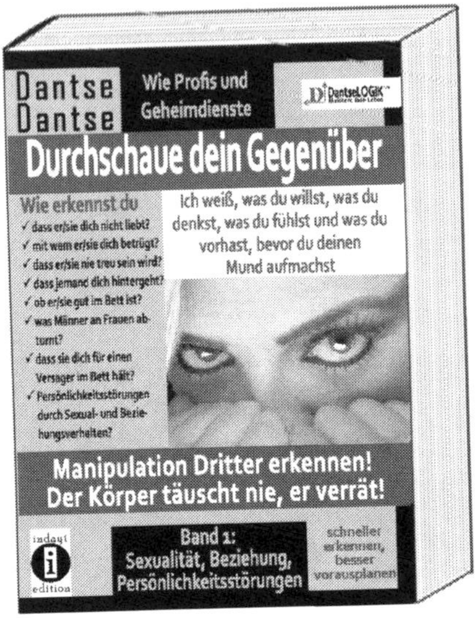
Dantse Dantse
Wie Profis und Geheimdienste
DantseLOGIK
Durchschaue dein Gegenüber
Wie erkennst du
✓ dass er/sie dich nicht liebt?
✓ mit wem er/sie dich betrügt?
✓ dass er/sie nie treu sein wird?
✓ dass jemand dich hintergeht?
✓ ob er/sie gut im Bett ist?
✓ was Männer an Frauen abturnt?
✓ dass sie dich für einen Versager im Bett hält?
✓ Persönlichkeitsstörungen durch Sexual- und Beziehungsverhalten?
Ich weiß, was du willst, was du denkst, was du fühlst und was du vorhast, bevor du deinen Mund aufmachst
Manipulation Dritter erkennen!
Der Körper täuscht nie, er verrät!
indayi edition
Band 1:
Sexualität, Beziehung, Persönlichkeitsstörungen
schneller erkennen, besser vorausplanen

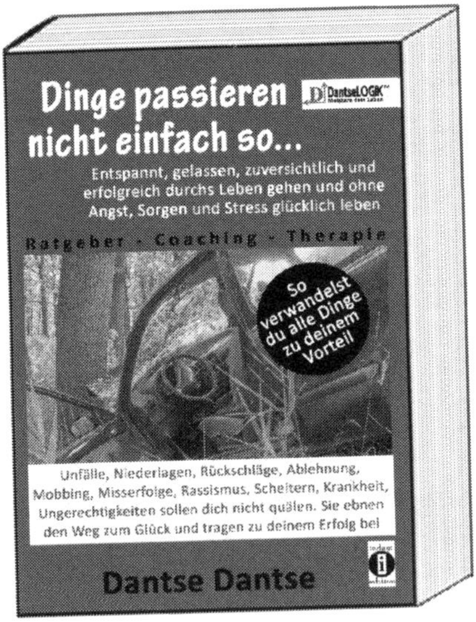
Dinge passieren nicht einfach so...
DantseLOGIK
Entspannt, gelassen, zuversichtlich und erfolgreich durchs Leben gehen und ohne Angst, Sorgen und Stress glücklich leben
Ratgeber - Coaching - Therapie
So verwandelst du alle Dinge zu deinem Vorteil
Unfälle, Niederlagen, Rückschläge, Ablehnung, Mobbing, Misserfolge, Rassismus, Scheitern, Krankheit, Ungerechtigkeiten sollen dich nicht quälen. Sie ebnen den Weg zum Glück und tragen zu deinem Erfolg bei
Dantse Dantse
indayi edition

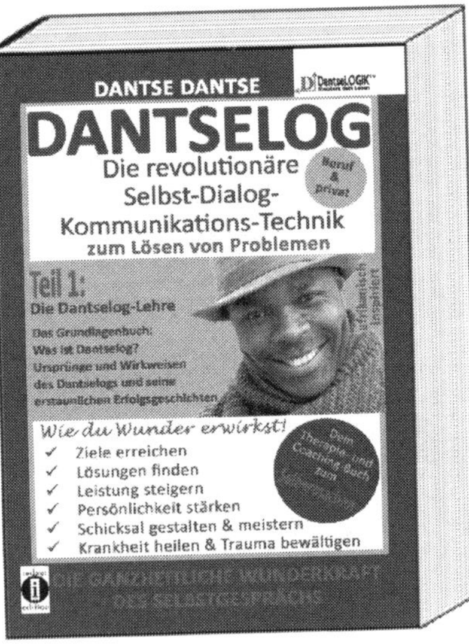
DANTSE DANTSE
DantseLOGIK
DANTSELOG
Die revolutionäre Selbst-Dialog-Kommunikations-Technik
zum Lösen von Problemen
Beruf & privat
Teil 1:
Die Dantselog-Lehre
Das Grundlagenbuch:
Was ist Dantselog?
Ursprünge und Wirkweisen des Dantselogs und seine erstaunlichen Erfolgsgeschichten
afrikanisch inspiriert
Wie du Wunder erwirkst!
✓ Ziele erreichen
✓ Lösungen finden
✓ Leistung steigern
✓ Persönlichkeit stärken
✓ Schicksal gestalten & meistern
✓ Krankheit heilen & Trauma bewältigen
indayi edition
DIE GANZHEITLICHE WUNDERKRAFT DES SELBSTGESPRÄCHS

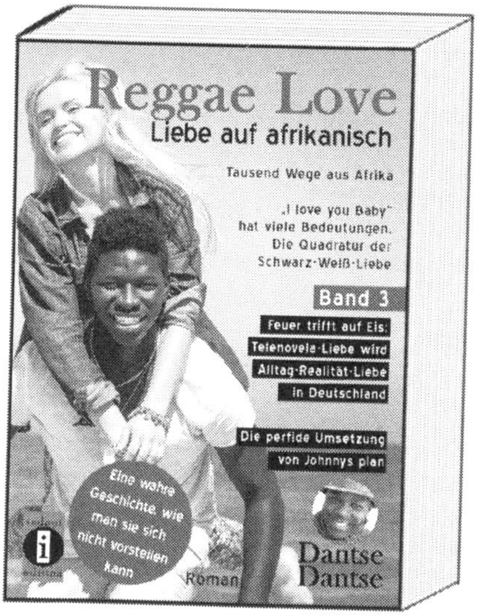
Reggae Love
Liebe auf afrikanisch
Tausend Wege aus Afrika
„I love you Baby" hat viele Bedeutungen. Die Quadratur der Schwarz-Weiß-Liebe
Band 3
Feuer trifft auf Eis: Telenovela-Liebe wird Alltag-Realität-Liebe in Deutschland
Die perfide Umsetzung von Johnnys plan
Eine wahre Geschichte, wie man sie sich nicht vorstellen kann
Roman
Dantse Dantse

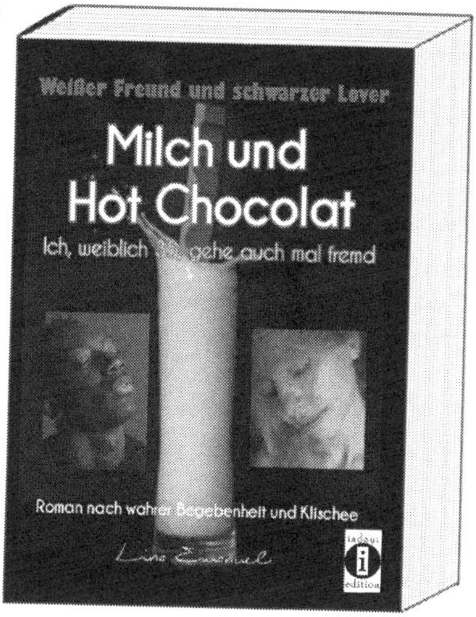
Weißer Freund und schwarzer Lover
Milch und Hot Chocolat
Roman nach wahrer Begebenheit und Klischee
indayi edition

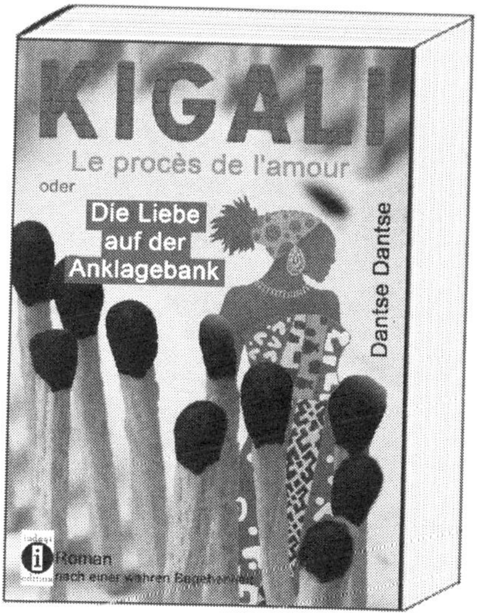
KIGALI
Le procès de l'amour
oder
Die Liebe auf der Anklagebank
Dantse Dantse
Roman

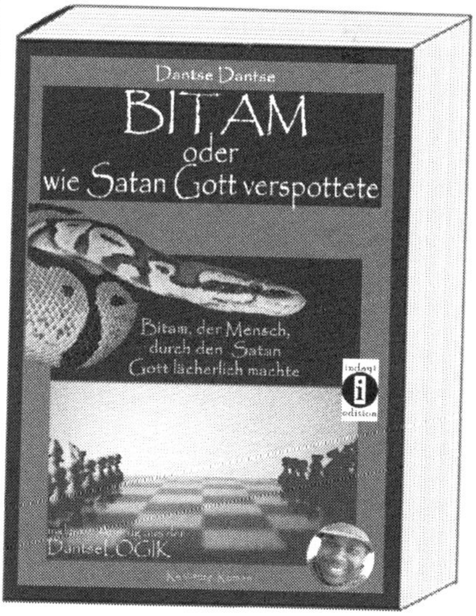
Dantse Dantse
BITAM
oder
wie Satan Gott verspottete
Bitam, der Mensch, durch den Satan Gott lächerlich machte
indayi edition

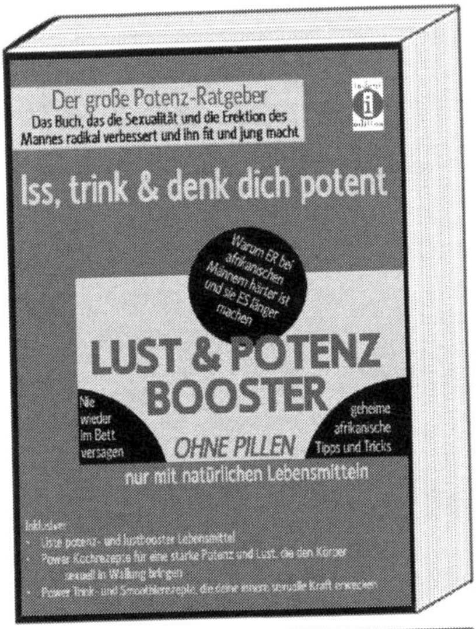
Der große Potenz-Ratgeber
Das Buch, das die Sexualität und die Erektion des Mannes radikal verbessert und ihn fit und jung macht
Iss, trink & denk dich potent
Warum ER bei afrikanischen Männern härter ist und sie ES länger machen
LUST & POTENZ BOOSTER
Nie wieder im Bett versagen
OHNE PILLEN
geheime afrikanische Tipps und Tricks
nur mit natürlichen Lebensmitteln

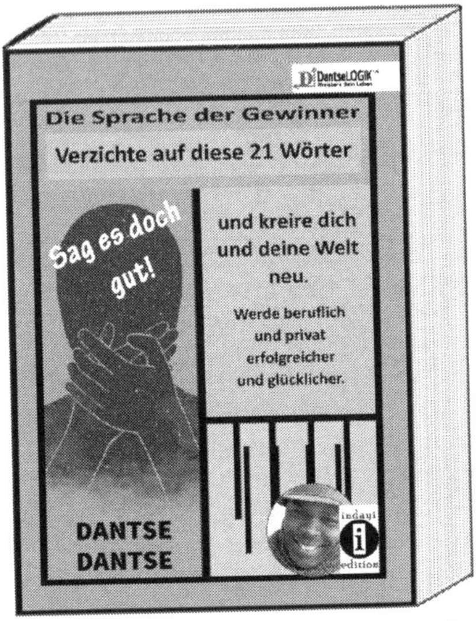
Die Sprache der Gewinner
Verzichte auf diese 21 Wörter
Sag es doch gut!
und kreire dich und deine Welt neu.
Werde beruflich und privat erfolgreicher und glücklicher.
DANTSE DANTSE

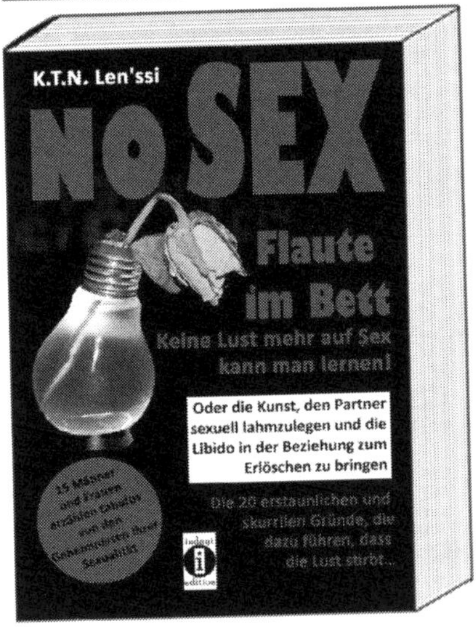
K.T.N. Len'ssi
No SEX
Flaute im Bett
Keine Lust mehr auf Sex kann man lernen!
Oder die Kunst, den Partner sexuell lahmzulegen und die Libido in der Beziehung zum Erlöschen zu bringen
Die 20 erstaunlichen und skurrilen Gründe, die dazu führen, dass die Lust stirbt…

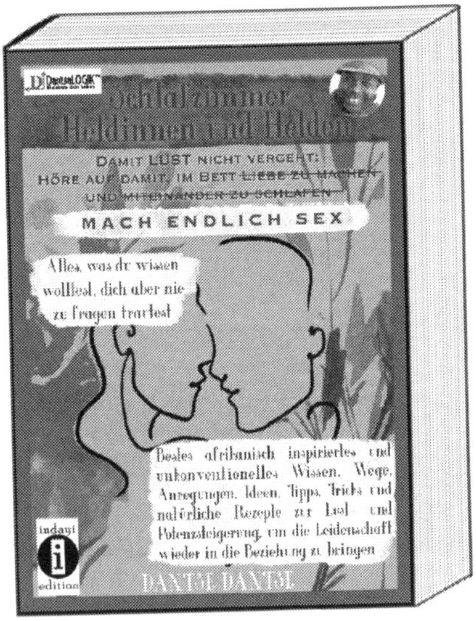
Schlafzimmer-Heldinnen und Helden
Damit Lust nicht vergeht: Höre auf damit, im Bett Liebe zu machen und miteinander zu schlafen
MACH ENDLICH SEX
Alles, was du wissen wolltest, dich aber nie zu fragen trautest
Bestes afrikanisch inspiriertes und unkonventionelles Wissen, Wege, Anregungen, Ideen, Tipps, Tricks und natürliche Rezepte zur Lust- und Potenzsteigerung, um die Leidenschaft wieder in die Beziehung zu bringen
DANTSE DANTSE

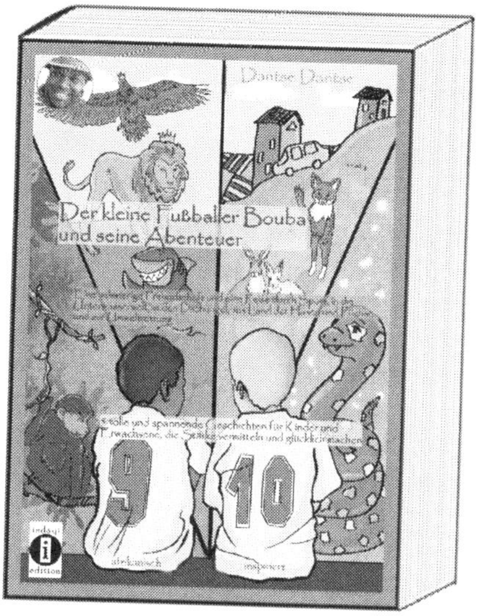
Dantse Dantse
Der kleine Fußballer Bouba
und seine Abenteuer
9
10
indayi
edition

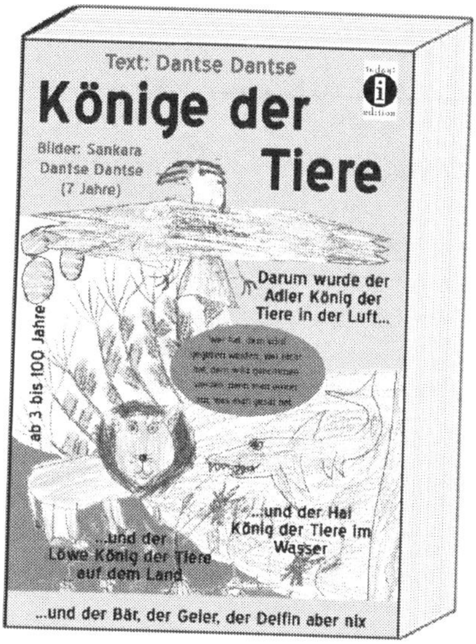
Text: Dantse Dantse
Könige der
Tiere
Bilder: Sankara
Dantse Dantse
(7 Jahre)
Darum wurde der
Adler König der
Tiere in der Luft...
ab 3 bis 100 Jahre
...und der
Löwe König der Tiere
auf dem Land
...und der Hai
König der Tiere im
Wasser
...und der Bär, der Geier, der Delfin aber nix
indayi
edition

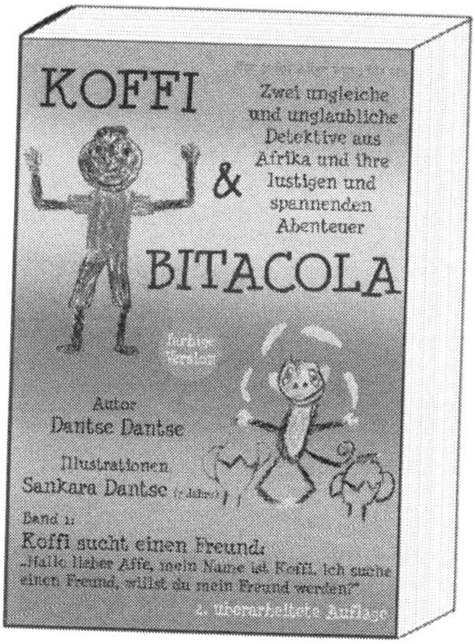
KOFFI
&
BITACOLA
Zwei ungleiche
und unglaubliche
Detektive aus
Afrika und ihre
lustigen und
spannenden
Abenteuer
farbige
Version
Autor
Dantse Dantse
Illustrationen
Sankara Dantse
Band 1:
Koffi sucht einen Freund:
„Hallo lieber Affe, mein Name ist Koffi. Ich suche
einen Freund, willst du mein Freund werden?“
4. überarbeitete Auflage

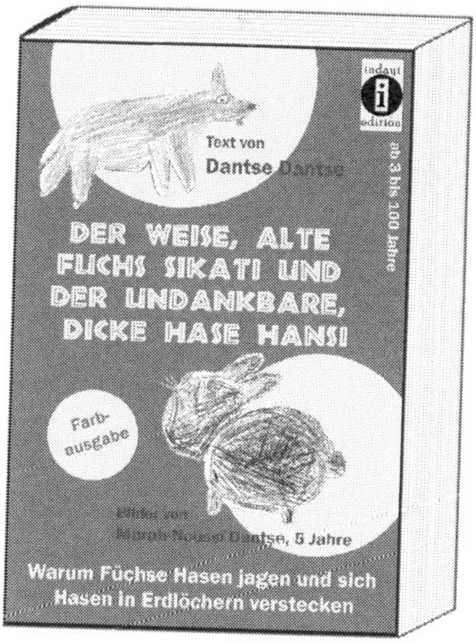
indayi
edition
Text von
Dantse Dantse
ab 3 bis 100 Jahre
DER WEISE, ALTE
FUCHS SIKATI UND
DER UNDANKBARE,
DICKE HASE HANSI
Farbausgabe
Warum Füchse Hasen jagen und sich
Hasen in Erdlöchern verstecken

Made in the USA
Monee, IL
05 November 2026

67807960R00323